AF752719

Kaiser · Gärtner · Preißler
Hoffmann · Norda

Schmerzen lindern –
Praktische Selbsthilfe
für ein aktives Leben

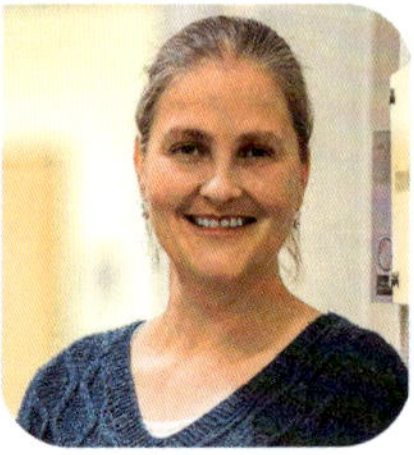

PD Dr. rer. nat. Dipl.-Psych. Ulrike Kaiser ist Psychologische Psychotherapeutin Verhaltenstherapie und war wissenschaftliche Projektleiterin an der Klinik für Anästhesiologie und Intensivmedizin, Universitätsklinikum Schleswig-Holstein in Lübeck. Darüber hinaus war sie Präsidentin des Deutschen Schmerzkongresses 2022 und wird ab 2027 Präsidentin der Deutschen Gesellschaft für Psychologische Schmerztherapie und -forschung e.V. Sie hatte die wissenschaftliche Projektleitung von PAIN2020 (01NVF17049) sowie von PAIN2.0 (01NVF20023) inne. Bei beiden Projekten handelt es sich um eine Initiative der Deutschen Schmerzgesellschaft e.V. und der Barmer Krankenkasse, die durch den Innovationsfonds zwischen 2018 und 2025 gefördert wurde.

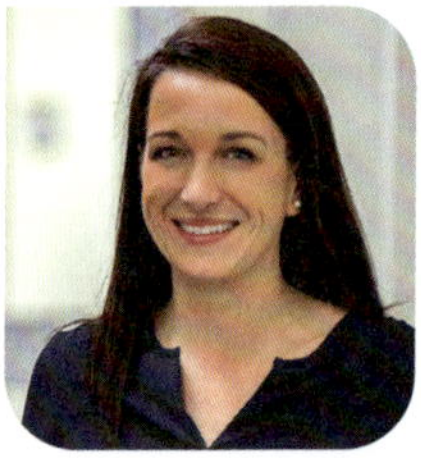

Dr. rer. medic. Dipl.-Psych. Anne Gärtner ist Psychologische Psychotherapeutin und in eigener Praxis tätig. Als wissenschaftliche Mitarbeiterin ist sie am UniversitätsSchmerzCentrum am Universitätsklinikum Carl Gustav Carus an der Technischen Universität Dresden angestellt. Sie wirkte am Projekt PAIN2020, einer Initiative der Deutschen Schmerzgesellschaft e.V. und der Barmer Krankenkasse, sowie als Projektleitung im Folgeprojekt PAIN2.0 mit.

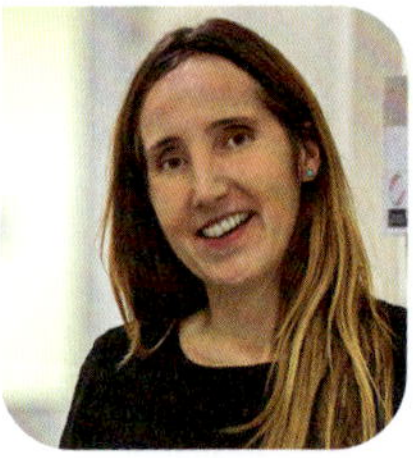

Dr. med. Anke Preißler ist Fachärztin für Anästhesiologie und Spezielle Schmerztherapie am UniversitätsSchmerzCentrum am Universitätsklinikum Carl Gustav Carus an der Technischen Universität Dresden. Sie wirkte am Projekt PAIN2020 und am Folgeprojekt PAIN2.0, einer Initiative der Deutschen Schmerzgesellschaft e.V. und der Barmer Krankenkasse, mit.

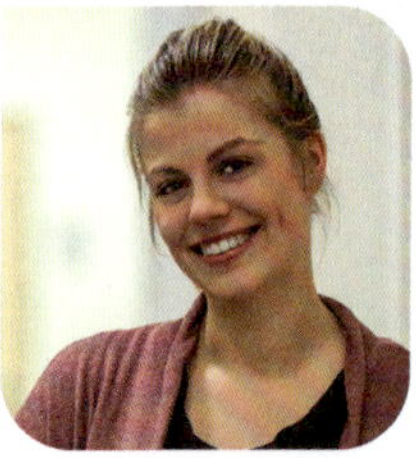

Greta Hoffmann, B.Sc., ist Physiotherapeutin am UniversitätsSchmerzCentrum am Universitätsklinikum Carl Gustav Carus an der Technischen Universität Dresden. Sie wirkte am Projekt PAIN2020, einer Initiative der Deutschen Schmerzgesellschaft e. V. und der Barmer Krankenkasse, mit und ist auch im Folgeprojekt PAIN2.0 beteiligt.

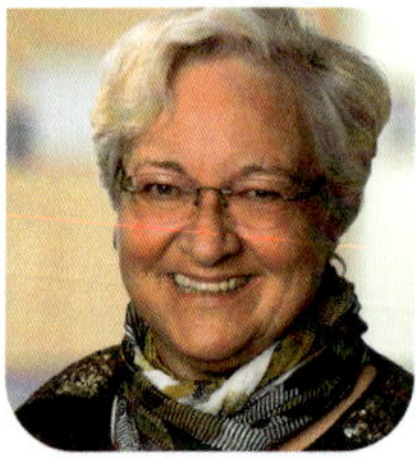

Heike Norda ist Vorsitzende des Selbsthilfevereins UVSD SchmerzLOS e. V. Mehr erfahren Sie unter: www.uvsd-schmerzlos.de

PD Dr. rer. nat. Ulrike Kaiser · Dr. rer. medic. Anne Gärtner
Dr. med. Anke Preißler · Greta Hoffmann · Heike Norda

Schmerzen lindern – Praktische Selbsthilfe für ein aktives Leben

Der interdisziplinäre Ansatz aus Medizin, Psychologie, Physiotherapie und Betroffenenperspektive

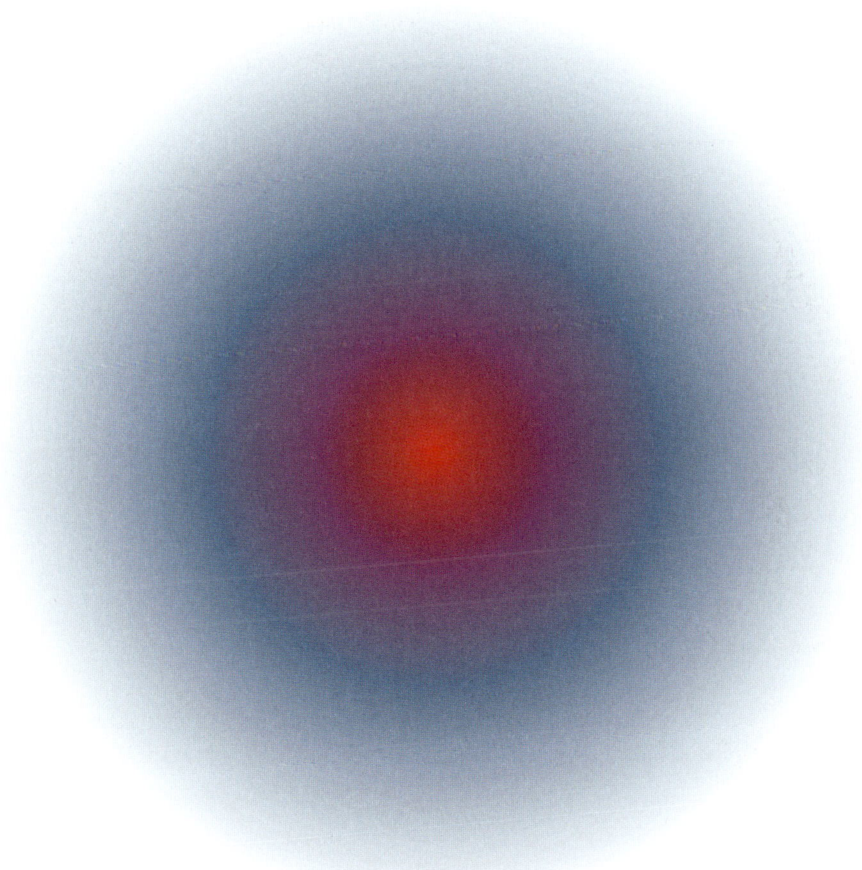

TRIAS

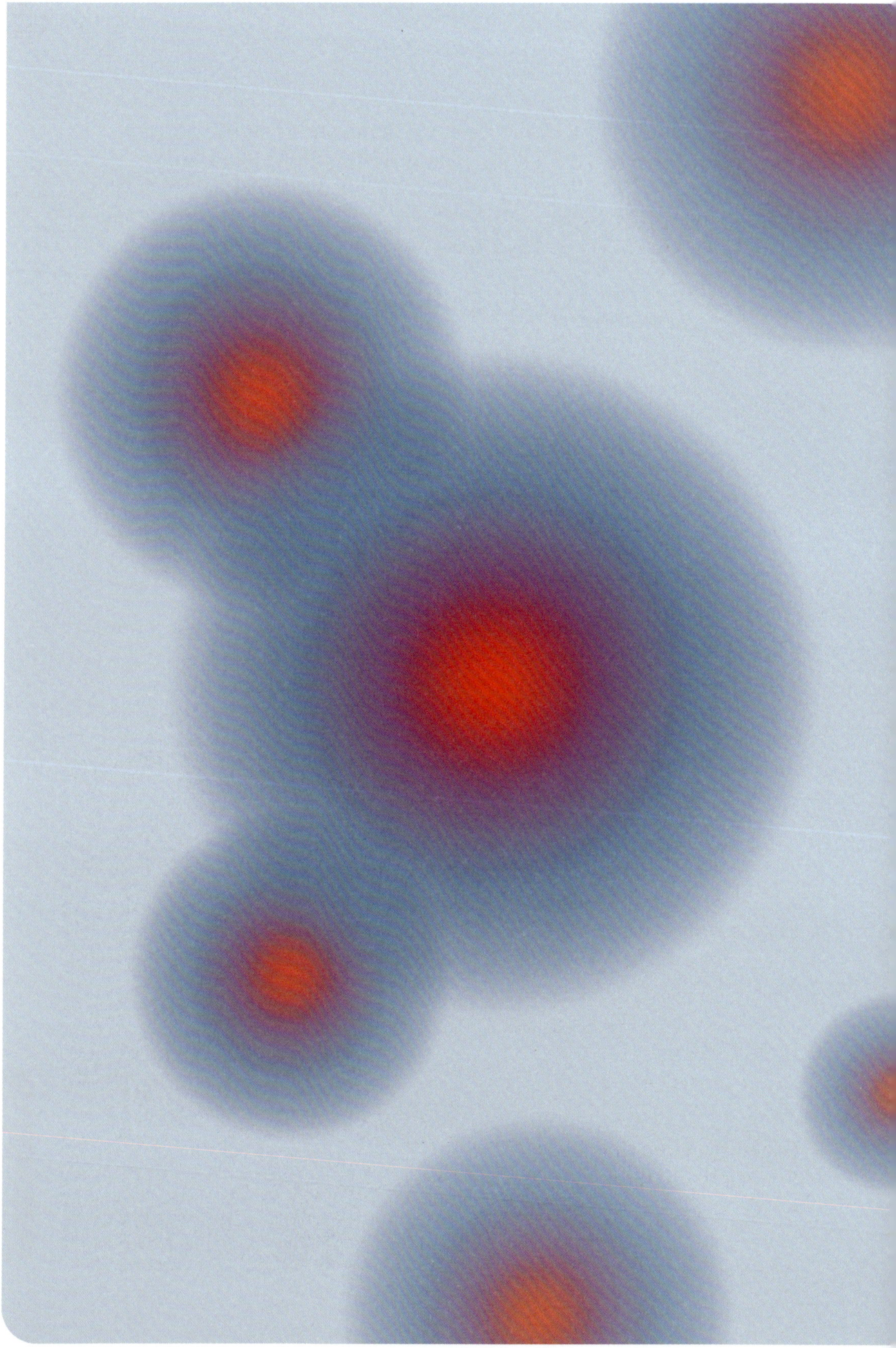

Exkurse

Schmerz beiseite! oder: Wie man (wieder) wird, wer man ist.

Wir sind als Personen einer Gesellschaft, die Phänomene wie Burn-Out oder Multi-Tasking kennen, gewöhnt, mit einer permanenten Mehrfachbelastung im vielschichtigen Alltag umzugehen. Auch die noch so komplexe Herausforderung schlägt uns so schnell nicht in die Flucht. Der chronische Schmerz aber in seiner unnachgiebigen Art, in seiner Stetigkeit und Ausdauer – dieser lange Atem, den dieser zeigt, kann mit der Zeit Gefühle von Ohnmacht und Ratlosigkeit erzeugen. Es verwundert daher nicht, dass es zu diesem Thema auf dem Markt viele gebundene »Ratgeber« gibt, mit mehr oder weniger tauglichen Verhaltenshinweisen und Tipps. Ist das vorliegende Buch nur noch ein weiterer Patientenratgeber?

Nach eigener Betroffenheit und meinen nunmehr jahrelangen Lektüren vieler solcher Bücher lassen sich die Besonderheiten des vorliegenden Werks auf unterschiedlichen Ebenen feststellen. All das, was die Leser*innen in diesem Buch erfahren, ist auch für viele andere Lebensbereiche nützlich. Daher adressiert es alle Interessierten, Betroffenen, Angehörigen, Schmerzbegleiter oder einfach Wissbegierige. Anders als andere Bücher zum Thema lädt es ein, den Inhalt als Leser*in mitzugestalten und darin zu schmökern, zu stöbern, darüber nachzudenken, sich Notizen zu machen, gemeinsam zu lesen und auszuprobieren.

Sie finden zunächst die Darstellung der vielfältigen Dimensionen des chronischen Schmerzes. Dazu bieten die Kapitel gut recherchierte und wissenschaftlich belegte Informationen, aber auch Übungen und Arbeitsblätter für die eigene Schmerzbewältigung sowie viele verständliche Antworten auf dabei häufig aufkommende Fragen. Die Übungen und Hinweise stammen aus 20 Jahren therapeutischer Begleitung von chronischen Schmerzpatient*innen und wurden von eben diesen konstruktiv auf ihre Nützlichkeit reflektiert. Das chronologische Lesen des Buchs bietet Ihnen einen roten Faden durch das Thema, ist aber kein Muss. Für die Fülle der Informationen, Hinweise und Übungen empfiehlt es sich, zwischenzeitlich eine Lesepause einzulegen, um Kennengelerntes zu durchdenken, auszuprobieren und für sich anzupassen. Eine besondere Beachtung verdient das Kapitel »Nebenwirkungen der Lektüre«, welches für das selbstreflektierte Vorgehen der Autorinnen spricht.

Speziell für Betroffene stellt es ein ungewöhnliches Angebot dar, sich auf eine kleine Reise einzulassen, hin zu einem Leben, in dem Schmerz vielleicht noch eine Rolle spielt, aber nicht die wesentliche. Sie werden schnell feststellen, dass dieses nicht zum Ziel hat, uns zu belehren oder in der Rolle als Patient zu professionalisieren. Die Autorinnen möchten vielmehr die Botschaft vermitteln: Werden Sie nicht mehr Patient, sondern weniger davon! Ein Buch als Wegbegleiter, um all das wiederzufinden, was Betroffene häufig durch das Schmerzerleben verloren glaubten. Das Buch ist gedacht als Handreichung und Hilfestellung auf Ihrem Weg zurück zu sich selbst (und damit ein bisschen weniger Patient). Schmerz beiseite und »Spot on« auf das, was Sie als Person ausmacht – was oder wer Sie ohnehin schon sind. Bei dieser Reise bleibt die Landkarte ganz in Ihrer Hand. Sie bestimmen selbst, welches Ziel Sie letztlich ansteuern. Erachten Sie dieses Buch als Ihren Taschenfreund, den Sie dazu jederzeit hervorholen können. Berichte von Betroffenen geben hilfreiche Hinweise und vermitteln Mut, den ersten Schritt zu wagen, ganz im Sinne Nietzsches: Etwas Gesundheit ab und zu ist das beste Heilmittel des Kranken.

Ich erlaube mir zum Ende des Geleitworts eine kurze persönliche Anekdote. Dann und wann wird jemand, der schmerzerfahren ist, für Vorträge oder Diskussionsrunden von Ärzt*innen, Therapeut*innen und anderen Versorgern im Gesundheitswesen angefragt, um die Perspektive eines Betroffenen einzubringen. Einer solchen Einladung folgend, unterlief mir in der Vorbereitung eines Tages ein bedeutsamer Fehler: Für das Ende meines Vortrags hatte ich mir einen fulminanten Satz überlegt, der bei den Zuhörenden im Gedächtnis bleiben sollte. Angesichts gewohnt rascher Tippmanier am Computer, verlas ich letztlich den nicht intentionierten Satz: Patienten werden ihre eigenen Scherzmanager! Ein Lapsus mit nachhaltiger Wirkung und ein Meilenstein auf meiner Reise.

Ihre
Britta Lambers
(UVSD SchmerzLOS e. V.: unabhängige Vereinigung
aktiver Schmerzpatienten in Deutschland)

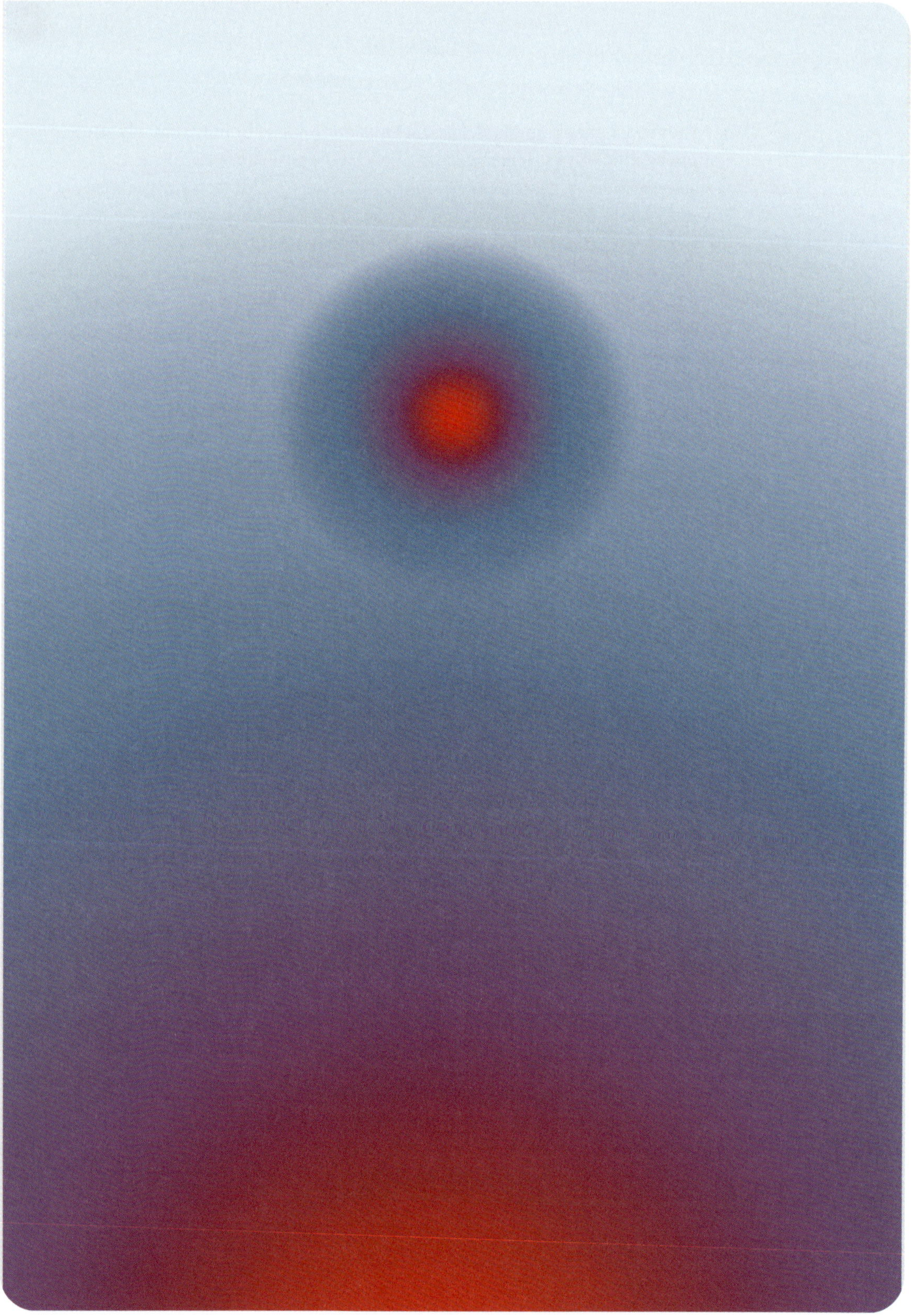

Herzlich willkommen!

Sie haben dieses Buch in die Hand genommen: Wir vermuten, dass Sie wiederkehrende Schmerzen haben (oder jemanden kennen, dem das widerfährt). Die Schmerzen empfinden Sie oder Ihre Bekannten als störend. Sie gehen nicht weg und beginnen, sich in Ihrem oder im Leben Ihrer Bekannten einzurichten.

Sie sind wahrscheinlich neugierig. Sie haben Fragen. Sie suchen etwas, das Ihnen Orientierung zu Schmerzen und zum Umgang mit ihnen geben kann. Vielleicht fühlen Sie Leiden, Gereiztheit. Vielleicht auch Verzweiflung. Wenn diese Vermutungen auf Sie zutreffen, sind Sie hier genau richtig.

Wir Autorinnen stammen aus sehr unterschiedlichen Fach- und Lebensbereichen: aus der Medizin, aus der Physiotherapie, aus der Psychologie und sind auch selbst Betroffene.

Wir Behandlerinnen arbeiten schon seit vielen Jahren mit Betroffenen – die wir als Patienten und Patientinnen kennengelernt und die bereits viele Jahre chronische Schmerzen haben, die sich in Fachgesellschaften engagieren und mit denen zusammen wir neue Ansätze für die Betreuung von Betroffenen mit wiederkehrenden Schmerzen entwickelt haben.

Diese Erfahrungen möchten wir gerne mit Ihnen teilen.

Ihre
Ulrike Kaiser,
Anne Gärtner,
Anke Preißler,
Greta Hoffmann und
Heike Norda

Was will dieses Buch?

Aus unseren Erfahrungen in der Arbeit mit Menschen, die unter Schmerzen leiden bzw. aus eigenen Erfahrungen mit chronischen Schmerzen, sowie aus unserer wissenschaftlichen Zusammenarbeit entstand die Idee zu diesem Buch.

Zur Nutzung des Buches

Wir möchten Sie dazu anregen, mit sich in Kontakt zu treten, um Ihre Schmerzen zu verstehen und aus diesem Verständnis Strategien zu entwickeln, wie Sie diesen begegnen und mit ihnen umgehen können. Dazu haben wir uns entschieden, einen sehr aktiven und interaktiven Zugang zu wählen. Wir ahnen, dass dies ein eher ungewöhnlicher Weg sein kann, um ein Buch zu schreiben. Wir glauben allerdings daran, dass wir Ihnen Anregungen geben können – den Weg zu Ihrem Schmerz und den Möglichkeiten, mit diesem ein zufriedenstellendes Leben zu führen, können nur Sie allein für sich finden.

Was Sie also nicht in diesem Buch finden, sind schnelle Ratschläge. Sie finden auch keine Tricks oder Kniffe, um den Schmerz schnell verschwinden zu lassen. Manchmal gehen die Schmerzen tatsächlich weg. Manchmal aber bleiben sie. Und hin und wieder kehren sie zurück, um uns zu erinnern, dass wir etwas vergessen haben. Wir hoffen aber, dass wir Ihnen Anregungen geben können, die verhindern, dass die Schmerzen die Kontrolle über Ihr Leben übernehmen.

Wir nutzen unsere klinische und persönliche Erfahrung. Wir nutzen auch unsere Kenntnisse zum wissenschaftlichen Forschungsstand. Wir nutzen viele Anregungen von Seiten Betroffener und von sehr erfahrenen klinisch tätigen Kollegen und Kolleginnen. Wir haben uns das meiste nicht allein ausgedacht, sondern haben die Inhalte aus vielen intensiven Gesprächen und anderen Büchern zusammengesammelt und für dieses Buch aufbereitet.

Wir wollen Sie in unsere Mitte nehmen – wir und Sie schreiben dieses Buch gemeinsam. Sie dürfen markieren, streichen, kommentieren, Gedanken festhalten, Widerspruch hineinschreiben und die Arbeitsblätter ausfüllen. Sie dürfen es eine Weile liegen lassen, von hinten nach vorn lesen oder sich einzelne Kapitel aussuchen und andere vergessen. Es ist Ihr Buch, es ist Ihre Auseinandersetzung, es ist Ihr Weg.

Wir wünschen uns, dass Sie viel über Schmerzen lernen. Dass Sie wissen, woher Sie verlässliche Informationen erhalten, die bei Interesse zusätzlich gelesen werden können. Dass Sie verstehen, was der Schmerz mit Ihnen und Ihrem Leben zu tun hat. Dass Sie Ideen entwickeln, was Sie tun können, um besser mit ihm zurechtzukommen.

Deshalb haben wir die Inhalte, Gliederung und auch die Arbeitsblätter von Betroffenen prüfen und ergänzen lassen. Was Sie lesen und bearbeiten werden, haben also Menschen mit ähnlichen Erfahrungen unterstützt.

Aufbau der Kapitel

Die Kapitel bauen sich im Wesentlichen gleich auf, um Ihnen eine Orientierung und ein mögliches späteres Zurückkehren zu erleichtern.

Welche Fragen Sie haben könnten: Dieses Kapitel soll Fragen aufgreifen, die sich viele Betroffene in der jeweiligen Phase üblicherweise stellen. Wir hoffen, dass dies Ihnen hilft, zu prüfen, ob das Folgende für Sie gerade relevant ist. Wir hoffen, Ihnen zu helfen, Ihre Erwartungen an das jeweilige Kapitel zu prüfen und Ihnen damit einen guten Einstieg in die dort behandelten Themen zu ermöglichen.

Informationen, die Ihnen weiterhelfen: Wir fassen die wichtigsten Informationen zusammen, von denen wir ausgehen, dass Sie diese benötigen, um die folgenden Aufgaben und Arbeitsblätter für die jeweilige Phase zu bearbeiten. Leider sind Bücher immer begrenzt: Da wir uns entschieden haben, dass wir Sie in den Austausch mit sich selbst bringen wollen, haben wir uns entschieden, diese Informationen so kurz wie möglich zu halten. Wir werden nicht auf besondere Schmerzformen wie Rückenschmerz oder Kopfschmerz eingehen können. Aber glücklicherweise brauchen wir das auch nicht, weil es für diese speziellen Schmerzformen bereits sehr gute Selbsthilferatgeber gibt.

Kapitel, die mit »Ihre persönliche*s« beginnen: Hier werden wir Sie nun auf die Reise zu sich und Ihrem Schmerz schicken. Hier werden Sie die Übungen, Arbeitsblätter und Anregungen zum Selbsttun finden. Am Ende verschiedener Kapitel stellen wir Ihnen das Fischernetz zur Verfügung, wo Sie alles, was Ihnen beim Lesen und Üben ein- und aufgefallen ist, festhalten können.

Wo Sie weitere nützliche Informationen finden können: Wir wollen uns auf ein Buch beschränken. Wir wissen aber auch, dass die Auseinandersetzung mit Schmerz mehrere Bände füllen könnte und wir mit unserer Beschränkung viele Informationen an Sie nicht weitergeben können. Wie wir vorher geschrieben haben, ist das nicht schlimm – es gibt bereits sehr viele gute Ratgeber. Daher finden Sie am Ende des Buches – kapitelweise sortiert – weitere Quellen, mit denen Sie Ihr Wissen jetzt oder später bei Interesse vertiefen können.

Ein kleiner Hinweis: Es kann passieren, dass Sie die ersten Kapitel bearbeiten und Ihr Schmerz auf einmal verschwindet. Das wäre großartig. Es kann aber auch sein, dass Sie das gesamte Buch durcharbeiten und Ihr Schmerz an Ihrer Seite bleibt. Sollten Sie das Buch ab einem bestimmten Kapitel nicht mehr benötigen, freuen wir uns mit Ihnen.

Legen Sie es aber nicht zu weit weg, denn falls Ihr Schmerz wieder entscheidet, in Ihr Leben zu treten, können Sie an den Stellen anknüpfen, die Sie bereits bearbeitet haben und die weiteren Kapitel für sich aufschlagen. Mit Ihren Notizen und ausgefüllten Arbeitsblättern ist es so etwas wie ein Wissensspeicher. Heben Sie es gut auf!

» *Dieses Buch ist ein Erkenntnisbuch. Ihr persönliches Arbeitsbuch zum Schmerz.*

Was das Buch nicht kann – über Nebenwirkungen von Lektüre

Bitte beachten Sie: Dieses Buch kann die Ursache Ihrer Beschwerden und Schmerzen nicht diagnostizieren. Das kann auch Dr. Google nicht. Bitte suchen Sie unbedingt einen Arzt oder eine Ärztin auf, wenn Ihre Schmerzen immer wiederkehren. Viele Betroffene versuchen eine sehr lange Zeit, allein mit ihren Schmerzen zurechtzukommen. Aber gerade eine unkontrollierte Selbstmedikation mit frei verfügbaren Medikamenten kann ein Weg in eine Chronifizierung von Schmerzen sein! Ebenso zu viel oder zu wenig Sport oder Bewegung.

Erst, wenn körperlich akute Ursachen bekannt und therapiert sind, die Schmerzen aber weiterhin bestehen bleiben, ergibt es Sinn, sich dieser Situation mit unserem Buch zu stellen. Wir gehen davon aus, dass Ihre behandelnde Ärztin oder Ihr behandelnder Arzt auch einen Kontakt zu einem Physio- oder Ergotherapeuten bzw. -therapeutin herstellen wird, der oder die Sie hinsichtlich Ihrer Aktivität und Leistungsfähigkeit gut beraten kann.

Häufig erleben Betroffene aber auch, dass ihnen durch Behandelnde mitgeteilt wird, dass es entweder keine konkrete Ursache gibt, bzw. dass alle verfügbaren Möglichkeiten ausgeschöpft sind. Dann kann dieses Buch Anregungen geben. Bitte beachten Sie, dass dieses Buch eine interdisziplinäre Schmerztherapie oder eine andere Form von Therapie nicht ersetzen kann! Es kann sie lediglich ergänzen. Vor allem auch in Bezug auf psychische Erkrankungen müssen diese durch Fachpersonal diagnostiziert und behandelt werden. Dass Sie ggf. psychotherapeutische Hilfe benötigen, erkennen Sie daran, dass Sie bei Fragen in der folgenden Tabelle (S. 15) mindestens einmal »ja« vergeben würden.

In einem solchen Fall empfehlen wir Ihnen, sich über die Seiten der Kassenärztlichen Bundesvereinigung über ambulant tätige Psychotherapeutinnen und Psychotherapeuten in Ihrer Nähe zu informieren und zu diesen Kolleg*innen Kontakt aufzunehmen.

Nebenwirkungen einer ausschließlichen Lektüre unseres Buches bestehen im Übersehen ernster, akuter körperlicher oder psychischer Erkrankungen, die unbedingt behandelt werden müssen. Wie im Beipackzettel von Medikamenten legen wir Ihnen daher ans Herz:

» *Bei Risiken und Nebenwirkungen wenden Sie sich bitte an Ärzt*innen und ggf. an Psychotherapeut*innen!*

Fragen zu möglichen psychischen Störungen in Anlehnung an das Strukturierte Interview zur Diagnostik von Psychischen Störungen (SKID).

Nr.	Frage	Ihre Antwort		
1.	Haben Sie in letzter Zeit fünf oder mehr Gläser Alkohol (Bier, Wein oder Likör) auf einmal getrunken?	nein	unsicher	ja
2.	Nehmen Sie Drogen?	nein	unsicher	ja
3.	Fühlen Sie sich von einem ärztlich verschriebenen Medikament abhängig oder nehmen Sie mehr davon ein, als Ihnen verschrieben wurde?	nein	unsicher	ja
4.	Leiden Sie unter Angstanfällen, bei denen Sie ganz plötzlich in panischen Schrecken geraten oder starke Angst haben?	nein	unsicher	ja
5.	Haben Sie Angst, allein das Haus zu verlassen, sich in einer Menschenmenge zu befinden, in einer Schlange anzustehen oder mit dem Zug oder Bus zu fahren?	nein	unsicher	ja
6.	Haben Sie Angst davor oder ist es Ihnen unangenehm, in Gegenwart anderer Menschen zu sprechen, zu essen oder zu schreiben?	nein	unsicher	ja
7.	Gibt es andere Dinge, vor denen Sie besonders Angst haben, wie z. B. in einem Flugzeug zu sitzen, Blut zu sehen, sich in geschlossenen Räumen aufzuhalten, vor bestimmten Tieren oder vor Höhe?	nein	unsicher	ja
8.	Leiden Sie unter Gedanken, die unsinnig sind und immer wieder kommen, auch wenn Sie es gar nicht wollen?	nein	unsicher	ja
9.	Kommt es vor, dass Sie bestimmte Dinge immer und immer wieder tun müssen, wie z. B. sich immer wieder die Hände zu waschen oder etwas mehrmals zu kontrollieren, um sicherzugehen, dass Sie es richtig gemacht haben?	nein	unsicher	ja
10.	Waren Sie in den letzten sechs Monaten besonders nervös oder ängstlich?	nein	unsicher	ja
11.	Kam es in letzter Zeit vor, dass andere Menschen sagten, Sie seien zu dünn?	nein	unsicher	ja
12.	Haben Sie Essanfälle, bei denen Sie das Gefühl haben, Ihr Essverhalten nicht mehr kontrollieren zu können?	nein	unsicher	ja
13.	Leiden Sie seit mehreren Monaten unter körperlichen Beschwerden, für die Ihr Arzt keine eindeutige Erklärung finden konnte?	nein	unsicher	ja
14.	Haben Sie jemals ein ungewöhnlich schreckliches oder bedrohliches Ereignis oder eine ungewöhnlich schreckliche oder bedrohliche Situation erlebt, unter deren Nachwirkungen Sie heute noch leiden?	nein	unsicher	ja
15.	Fühlen Sie sich mit der Bewältigung eines einschneidenden Ereignisses in Ihrem Leben so stark belastet, dass dadurch Ihr Befinden spürbar beeinträchtigt ist?	nein	unsicher	ja

Schmerzen verstehen

Therapeuten und Therapeutinnen, die Menschen mit wiederkehrenden oder chronischen Schmerzen therapieren, sprechen immer von einem biopsychosozialen Schmerzmodell – was ist das?

Das biopsychosoziale Schmerzmodell

Das biopsychosoziale Schmerzmodell geht auf George L. Engel zurück, der die eingeschränkte Sicht der medizinischen Forschung und Behandlung der 1960er Jahre kritisierte. Er formulierte ein Modell, in dem er annahm, dass unser Organismus aus vielen Einheiten und Systemen zusammengesetzt ist, die alle miteinander interagieren. Aus Molekülen werden Molekül-Systeme, die ihrerseits Organteile und auf einer weiteren Ebene Organe bilden. Die Organe bilden eigene Systeme, wie beispielsweise das Atemsystem (bestehend aus Lunge, Luftröhre, Nase und Mund). Alle zusammen formen uns zu Menschen.

Diese Systeme beinhalten aber auch Bereiche wie Gefühle, Gedanken und das Verhalten, die das System Mensch benötigt, um sich selbst in seiner Umwelt am Leben zu erhalten. Sie sind der Motor und das Vehikel, die dafür sorgen, dass wir uns sichere und warme Umgebungen, ausreichend zu essen, unterstützende Beziehungen oder bestimmte Umgebungen suchen, die uns lebensnotwendige Dinge zur Verfügung stellen.

Aus einem Menschen in Beziehung zu einem anderen Menschen wird dann beispielsweise eine intime Beziehung. Das Paar gründet vielleicht eine Familie. Diese lebt in einer Kultur, die von bestimmten Normen und Möglichkeiten bestimmt wird. Wenn wir den Fokus weiter verschieben, dann entstehen größere Kulturbereiche, Staaten, Nationen bis hin zur gesamten Menschheit, die aus vielen Organismen (Menschen) zusammengesetzt sind. Vom Kleinen ins Große wirkt alles in- und aufeinander – das war die Idee von Engel.

So, wie das Kleine ins Große wirkt, so wirkt das Große ins Kleine zurück: In bestimmten Kulturen dürfen Schmerzen nicht gezeigt werden. Das bedeutet, dass Menschen in ihren Gedanken und Gefühlen Strategien oder Muster entwickeln, Schmerz nicht zu erleben oder nicht mitzuteilen. Auch, ob und in welcher Form beispielsweise Leistungsfähigkeit oder Faulheit eine Rolle spielen, wird durch unseren kulturellen Kreis bestimmt – mit Folgen auch in Bezug auf den Umgang mit Schmerz (z. B.: Beiße ich die Zähne zusammen und ignoriere den Schmerz oder hilft er mir dabei, mich einem sehr belastenden Leistungsdruck zu entziehen?).

Der Schmerz löst bei uns häufig Sorge, Angst, Unbehagen oder manchmal Verzweiflung aus. Wenn wir dem biopsychosozialen Schmerzverständnis Glauben schenken wollen, heißt das aber auch, dass Unbehagen, Angst, Sorge oder Verzweiflung selbst Schmerzen auslösen, zumindest aber verstärken können.

Zusammengefasst und deutlich verkürzt besagt das biopsychosoziale Schmerzverständnis also, dass in unser aller Erleben von Schmerz immer sowohl körperliche als auch psychische und soziale Faktoren eine Rolle spielen. Das ist auch bereits dann so, wenn wir Schmerzen empfinden, weil wir uns einen Nagel in den Fuß getreten haben. Später werden wir diesen Zusammenhängen mit Ihnen gemeinsam nachgehen.

Der Gedanke der interdisziplinären Schmerztherapie

Wir als Behandelnde gehen also von einem biopsychosozialen Schmerzverständnis aus. Das bedeutet für uns allerdings, dass ein Fachbereich (beispielsweise der Psychologe oder die Psychologin) nicht ausreicht, wenn wir Menschen mit Schmerzen helfen wollen. Wir müssen zusammenarbeiten. Das nennen wir die interdisziplinäre Schmerztherapie; vielleicht haben Sie sich ja über den Untertitel unseres Buches gewundert, hier wäre die Erklärung.

In der interdisziplinären Schmerztherapie arbeiten in Deutschland vor allem Schmerzmediziner und -medizinerinnen, Psychologen und Psychologinnen, Physiotherapeuten und -therapeutinnen und Pflegende in einem Team zusammen. Der Vorteil aus dieser Form der Zusammenarbeit ist, dass sich alle in ihren Fachbereichen sehr gut auskennen und dieses Wissen aus mindestens vier Köpfen zusammenfließt. Vier Augen sehen bekanntlich mehr als zwei und acht noch mehr als vier.

Die Kollegen und Kolleginnen müssen sich dann auf eine gemeinsame Diagnose oder ein gemeinsames Modell für das Schmerzleiden des oder der Betroffenen einigen. Das ist nicht immer leicht, aber es führt dazu, dass weniger übersehen oder zu schnell auf einen Aspekt hingearbeitet und ein anderer, wichtiger Aspekt Ihres Schmerzleidens übersehen wird. Es führt auch dazu, dass sich das Team einigen muss, welches der vielen Behandlungsangebote für den oder die Betreffende mit Schmerzen von Wichtigkeit ist. Es wird also bereits hier dran gedacht, dass viel möglich wäre, aber nicht alles auf einmal geht. Damit vermeiden wir Überforderungen durch zu viele Empfehlungen. Auch Ihr Tag hat nur 24 Stunden und bereits viele wartende Aufgaben.

Die interdisziplinäre multimodale Schmerztherapie gibt es im Moment in Deutschland vor allem für Menschen mit chronischen Schmerzen, die in Tageskliniken oder auf Stationen angeboten wird. Im Moment bemühen sich wissenschaftliche Projekte darum, solche Angebote auch für Menschen zu entwickeln, die noch keine chronischen Schmerzen (aber das Risiko dafür) haben und die noch nicht in einer Tagesklinik oder auf Station behandelt werden wollen oder können.

Mögliche Phasen in der Bewältigung von Schmerz

Aus unserer Arbeit mit Betroffenen haben wir den Eindruck gewonnen, dass ein guter

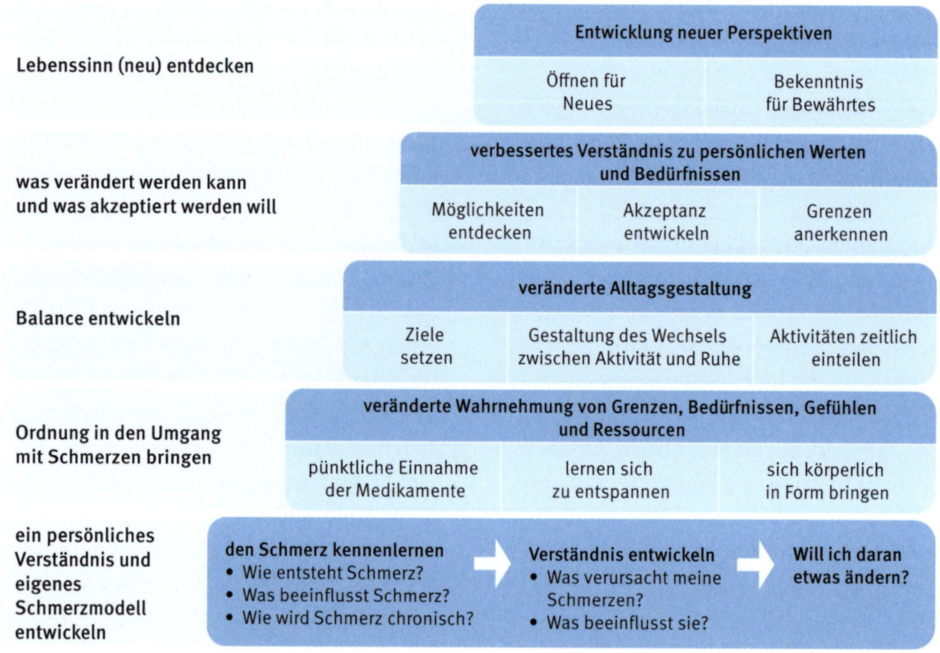

▲ Ein möglicher Weg im Leben mit wiederkehrenden Schmerzen.

Weg im Umgang mit dem Schmerz durch verschiedene Phasen geht, die mehr oder weniger aufeinander aufbauen. Je nach Phase benötigen Betroffene ganz unterschiedliche Dinge.

Phase 1: Verständnis und ein eigenes Schmerzmodell entwickeln

Wie einmal eine Betroffene in einer Gruppentherapie einem anderen Betroffenen erklärte, als dieser erneut fragte, warum wir immer so viel über den Schmerz reden, und Übungen machen würden, die ihn auf den Schmerz hin fokussieren: »Man muss den Feind kennen, um ihn zu schlagen.« In diesem Sinne beinhaltet diese sogenannte erste Phase das Kennenlernen dessen, was ist. Dazu gehören der Schmerz, die Körperregionen, in denen er auftritt, ebenso wie die Situationen, in denen wir ihn am meisten wahrnehmen oder die ihn auslösen bzw. verstärken. Dazu gehört aber auch die Beschäftigung mit Situationen und Faktoren, die ihn lindern. Aus diesen individuellen Beobachtungen gestaltet sich Ihr persönliches, ganz individuelles Schmerzmodell.

In dieser Phase braucht es vor allem Informationen zu Schmerz, den Zusammenhängen zu körperlichen, psychischen und sozialen Faktoren, Untersuchungen in den unterschiedlichsten Bereichen und das zunehmende Verstehen, sowohl auf Ihrer als auch auf der Seite Ihrer Behandelnden. Vergleichbar ist diese Phase mit der Vorbereitung zu einer langen Reise, wenn Sie die

Karte oder den Reiseführer studieren und überlegen, wo Sie entlanggehen und was Sie gerne sehen wollen.

Phase 2: Ordnung in den Umgang mit dem Schmerz bringen

Aus dem in Phase 1 entwickelten Verständnis werden noch einmal alle bisher eingesetzten therapeutischen oder Bewältigungsoptionen geprüft. Hier geht es darum, die Medikation anzupassen, wenn das nötig ist. Es geht darum, eine Aktivierung Ihres Körpers zu finden, die Sie leisten können und die mittel- und langfristig für die Aufrechterhaltung oder gar Steigerung Ihrer Leistungsfähigkeit hilfreich ist. Dabei geht es nicht immer um ein »Mehr an Aktivität«; häufig lernen wir Betroffene kennen, die tatsächlich weniger machen müssten. Zu guter Letzt geht es hier auch um Situationen und Aktivitäten, die Ihrem Körper helfen, zu entspannen. Das fällt den Betroffenen, die wir kennengelernt haben, meist viel schwerer als die Aktivierung. Viele von ihnen müssen überhaupt erst einmal wieder lernen, sich zu entspannen. Viele haben noch nie in ihrem Leben eine aktive Entspannungsübung erlernt. Das wird in dieser Phase wichtig sein. Vergleichbar ist diese Phase mit dem Packen des Rucksacks für Ihre Reise: Haben Sie Proviant? Haben Sie ausreichend Kleidung? Haben Sie auch an Pflaster und Verbandszeug gedacht? Und wo verstauen Sie diese Dinge am besten so, dass Sie diese bei Bedarf schnell wiederfinden?

Phase 3: Balance entwickeln

Nachdem Sie nun alle drei Säulen der Schmerztherapie (Medikation, Aktivität, Entspannung) für sich genommen betrachtet, angepasst und in Ordnung gebracht haben, geht es in dieser Phase nun darum, sie in ein Gleichgewicht zu bringen. Nicht zu jeder Zeit ist Aktivität möglich oder hilfreich: Woran können Sie erkennen, ob Sie jetzt eher Entspannung oder eine intensive körperliche Aktivität brauchen? Was müssen Sie darüber wissen, damit das eine nicht das andere behindert? Es geht aber auch darum, ein Gefühl für eine noch andere Balance zu entwickeln, nämlich die innerhalb Ihrer körperlichen und psychischen Bedürfnisse im Einklang mit Ihrem sozialen Umfeld.

Dies ist eine sehr spannende Phase – auf Ihrer Reise sind Sie nämlich jetzt mitten im Getümmel Ihres Reiseziels – manchmal verstehen Sie die Sprache (vielleicht die Ihres Körpers oder die Ihrer Psyche) nicht richtig, es gibt Missverständnisse. Manchmal sind die gewählten Orte nicht so schön wie im Reiseführer (nicht jeder Mensch mag Autogenes Training), während andere Orte überraschen (vielleicht ist Schwimmen doch viel schöner, als Sie anfangs gedacht hatten). Und immer wieder machen Ihnen das Wetter, das Hotel oder die Leute auf der Straße einen Strich durch Ihre schöne Planung – im Bild unserer Reise könnten das Ihre Partner*innen oder Kolleg*innen sein, die mit den nun durch Sie eintretenden Veränderungen nicht immer ganz einverstanden sind (Beispielsweise, wenn Sie nicht wie gewohnt fraglos alle Aufgaben übernehmen, die Sie früher so selbstverständlich für andere gemacht haben). In jedem Fall ist das die Phase, in der Betroffene berichten, sehr viel über sich und die Beziehungen in ihrem Umfeld gelernt zu haben.

Phase 4: Was verändert werden kann und was akzeptiert werden will

Mit den Erfahrungen aus der vorhergehenden Phase entwickelt sich häufig ein neues Gefühl für sich selbst und die Sie umgebenden Möglichkeiten. Bisher als durch den

Schmerz begrenzt erlebte Aktivitäten, wie beispielsweise nicht mehr Auto fahren zu können, weil lange Strecken in Zwangshaltung so schmerzen, sind auf einmal möglich. Andere Dinge, die Betroffene erhofft hatten, werden nun als Illusion deutlich: der Verlust der Beweglichkeit der rechten Hand nach einem Autounfall, der trotz bester Physiotherapie und Entspannung nicht mehr dasselbe Maß erreicht wie vor dem Unfall und der eine Arbeit als Goldschmiedin nicht mehr ermöglicht.

Diese Phase ist eine der Überraschungen und der Trauer bzw. des Abschieds. Sie ist gekennzeichnet durch emotionale Achterbahnfahrten, die aber genauso wichtig sind, wie die Informationen aus Phase 1, das Entdecken und Üben aus Phase 2 und das Planen aus Phase 3. Erst, wenn Sie Ihre unerfüllten Wünsche betrauert haben, können Sie für neue Ideen und Möglichkeiten offen sein.

In dieser Phase geht es vor allem darum, aus dem Entweder-oder in das Sowohl-als-auch zu finden: aus dem »Entweder ich habe Schmerzen – oder ich bin zufrieden/ein wertvoller Mensch« hin zu »Ich habe sowohl Schmerzen als auch bin ich zufrieden/ein wertvoller Mensch«. Auch wenn sich nicht alle Ihre Hoffnungen erfüllen werden (und können); wir sind uns sicher, dass Sie Ihr Leben zufriedenstellend führen können.

Auf Ihrer Reise werden Sie schöne Erlebnisse haben, an die Sie danach noch lange denken werden. Vielleicht hatten Sie aber von den Menschen vor Ort ganz andere Erwartungen, weil Ihre Nachbarin von einer ähnlichen Reise berichtete, dass alle so sehr freundlich gewesen seien – und Sie stellen nun fest, dass Sie mit Unfreundlichkeit und vielleicht auch Hinterhältigkeit konfrontiert sind. Auch auf Reisen liegen Freude und Leiden nah beieinander.

Phase 5: Lebenssinn (neu) entdecken

Diese Phase wird uns häufig von Betroffenen nach der Therapie berichtet. Sie haben oft viel verändert. Manchmal begegnen wir ehemaligen Patient*innen in der Straßenbahn oder im Bus noch 10 Jahre später und staunen, welche Veränderungen stattgefunden haben. Vergleichbar ist diese Phase mit den kleinen und großen Impulsen, die Sie von einer Reise mitgenommen haben. Manche tragen dann einen Ring zur Erinnerung (als kleine Veränderung). Es gibt aber auch Menschen, die nach einer langen Reise ihr Leben noch einmal komplett ändern, ihren Job bei einer Bank gegen den Job in einem Kinderheim eintauschen. Alles ist möglich. Was davon sein darf, entscheiden letztendlich Sie.

Natürlich sind diese Phasen nicht abgrenzbar wie Räume in einer Wohnung. Sie greifen ineinander und bauen aufeinander auf. An der einen Stelle ist man schneller als an einer anderen. Manchmal muss man auch noch einmal zurück, wenn etwas vergessen wurde oder noch nicht so wichtig schien. Bei Reisen fällt einem hoffentlich noch im Hausflur auf, dass man die Tickets für den Flug oder den Reisepass vergessen hat (und nicht erst am Flughafen …). Uns hilft diese grobe Einteilung jedoch, uns auf Sie und Mitbetroffene in den Therapien einzustellen und die Dinge, die zu erfahren, zu erleben und zu lernen sind, sinnvoll zu ordnen. Aus diesem Grund haben wir diesem Buch diese Gliederung anvertraut.

Ein eigenes Schmerzmodell entwickeln

Welche Fragen Sie haben könnten

- Schmerzen haben für mich immer eine körperliche Ursache und ich gehe damit zum Arzt – warum sollte ich sie zusätzlich selbst verstehen müssen?
- Ich bin meistens einfach nur genervt von den Schmerzen und dadurch gestresst. Ist das »normal«?
- Können meine Schmerzen geheilt werden?
- Meine Schmerzen kommen und gehen – warum sollte ich mich damit beschäftigen?
- Meine Schmerzen werden mit der Zeit nicht besser und ich habe das Gefühl, dass mir die Medikamente immer weniger helfen. Bilde ich mir die Schmerzen daher nur ein?
- Warum unterscheiden meine Behandelnden zwischen akuten und chronischen Schmerzen?
- Woran erkenne ich, ob ich bereits chronische Schmerzen habe?
- Bin ich bereits psychisch krank und bilde mir die Schmerzen nur ein, weil keine Mediziner*in bei mir eine körperliche Ursache finden kann?
- Bin ich psychisch krank, weil ich mich wegen der Schmerzen niedergeschlagen und traurig fühle?
- Warum kann ich wegen der Schmerzen so vieles andere in meinem Leben nicht mehr schaffen? Bin ich selbst schuld daran?

Den Schmerz kennenlernen: der akute Schmerz

Dieses Kapitel erklärt Ihnen Schmerz und seine Entstehung. Es gibt aber auch Erkrankungen, wie Migräne oder Fibromyalgie, für die teilweise abweichende Mechanismen eine Rolle spielen. Wir werden Ihnen am Ende des Kapitels Quellen nennen, wo Sie genauere Informationen erhalten können.

Definition von Schmerz: In der Wissenschaft wird Schmerz als ein unangenehmes Sinnes- und Gefühlserlebnis verstanden, das mit einer tatsächlichen oder drohenden Gewebeschädigung einhergeht oder mit Begriffen einer solchen Schädigung beschrieben wird (Definition der IASP = International Association for the Study of Pain[1]). In eine verständliche Sprache übersetzt heißt diese Definition, dass Schmerz immer beides ist:

eine körperliche (»es tut weh«) und eine gefühlsmäßige (»das ist furchtbar«) Erfahrung. Mindestens diese beiden Facetten sind von Beginn an nicht zu trennen, wenn wir Schmerzen erleben.

Schmerz tritt aus verschiedenen Gründen auf: Er kann durch eine Gewebeschädigung hervorgerufen werden, z.B., wenn Sie sich auf Ihrer Reise einen Stachel in den Fuß treten (wir kommen noch darauf zurück). Das wäre die tatsächliche Gewebeschädigung. Er kann aber auch auftreten, wenn wir uns stoßen oder ohne erkennbare Verletzung stechen: Das wäre die drohende Gewebeschädigung.

Die wirklich spannende und seit dieser Definition seit den 1970er Jahren völlig neue Botschaft ist aber, dass Schmerz auch auftreten kann, wenn es keinerlei körperliche Ursache für ihn gibt. Übersetzt heißt das, wenn Sie Schmerzen empfinden, dann haben Sie diese Schmerzen auch – egal, ob ein Behandler oder eine Therapeutin Ihnen glaubt oder nicht.

» *Schmerzen sind eine ausschließlich subjektive Sache: Nur Betroffene wissen, ob und in welchem Ausmaß sie diese haben. Sie sind von außen nicht sichtbar, nicht messbar und auch nicht zu überprüfen. Deshalb ist es häufig schwer, Menschen im Umfeld wie Ehepartner*in oder Behandler*innen über das eigene Schmerzerleben aufzuklären.*

Schmerzen sind wichtig. Sie haben uns in wesentlich gefährlicheren Zeiten gezeigt, wo wir sicher sind und welche Situationen, Zustände oder Gegenstände wir meiden sollten, wenn wir lange leben wollen.

Was passiert bei akutem Schmerz?

Stellen Sie sich vor, Sie laufen im Urlaub barfuß einen Strand entlang und spüren auf einmal einen heftigen Schmerz in Ihrer rechten Fußsohle. Was passiert dabei? Sie ziehen ganz schnell Ihren Fuß zurück, Sie atmen heftig ein und aus, Sie fluchen danach vielleicht leise oder laut. Sie schauen sich die Stelle an und stellen fest, dass Sie in einen Stachel getreten sind. Ihr Herz rast, Sie spüren, dass Ihre Muskulatur angespannt ist und dass Ihr Atem schneller geht. Es hat aber auch wirklich sehr weh getan.

Ihr Körper hat sich in eine Alarmbereitschaft versetzt. Psycholog*innen nennen das auch eine Orientierungsreaktion. Sie dient vor allem dazu, alle verfügbaren Ressourcen unseres Körpers zu nutzen, eine Gefahrensituation zu erkennen, schnell zu analysieren und schnell zu reagieren. Landläufig wird dies auch als Stress bezeichnet.

Unsere Wahrnehmung ist geschärft, wir sehen, hören und riechen möglicherweise viel intensiver als gewöhnlich. Auf diese Weise sollen wir die Umgebung besser wahrneh-

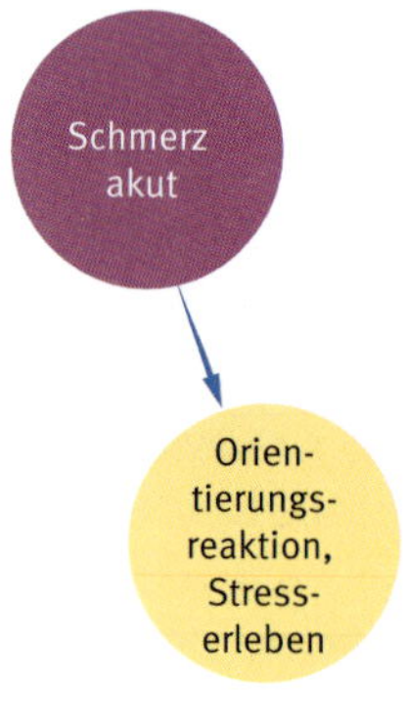

Akute Schmerzen haben für uns ...

- ... eine **Warnfunktion**: Sie signalisieren uns bedrohliche Situationen unseren Körper und dessen Unversehrtheit betreffend. Sie statten uns mit Reaktionsmustern aus, mit denen wir uns aus der Gefahrensituation herausholen können.
- ... eine **Heilungsfunktion**: Sie signalisieren uns, dass wir uns dem betroffenen Körperteil zuwenden sollen. Dabei unterscheiden wir in eine kurzfristige Funktion im Sinne von erster Hilfe (Stachel entfernen, Wunde reinigen) und eine langfristige, die uns erinnert, das betroffene Körperteil so lange zu schonen, bis das Gewebe verheilt ist (Fuß vorsichtig belasten, bis sich die Wunde geschlossen hat).
- ... sowie eine **Lernfunktion**: In Zukunft werden wir versuchen, solche oder ähnliche Konstellationen oder Situationen zu vermeiden (vielleicht nicht mehr barfuß am Strand entlanglaufen, wenn die Umgebung unbekannt ist).

men, um aus den Informationen abzuleiten, ob wir fliehen, uns verteidigen oder besser totstellen sollten. (Das Totstellen kommt noch aus der lange vergangenen Zeit, in der wir Menschen regelmäßig größeren Raubtieren begegnet sind.)

Durch die Erhöhung der Atemfrequenz, die Anspannung der Muskulatur und die Erhöhung der Herzfrequenz werden wir in die Lage versetzt, entsprechend unserer Entscheidung besonders schnell wegzulaufen oder besonders stark bei einem Kampf zu sein. Unser Körper mobilisiert also in dieser Situation alle möglichen Kräfte, um uns ein Überleben zu sichern.

Auch wenn wir heute nun keinen Raubtieren mehr Auge in Auge gegenüberstehen, so sind diese alten Muster (Schmerz-Orientierungsreaktion bzw. Stresserleben) in uns noch immer angelegt und laufen automatisch ab, wenn wir uns einer bedrohlichen Situation ausgesetzt sehen. Schmerz dient dabei als ein Signal, das Gefahren für Leib und Leben anzeigt.

Nachdem Sie nun den Stachel entfernt und die Wunde etwas gereinigt haben, stellen Sie fest, dass es nicht weiter schlimm ist. Sie setzen sich auf einen Stein, atmen tief durch und versuchen, sich erst einmal ein wenig zu erholen, wir nennen das Regeneration. Sie stellen später beim Aufstehen fest, dass Ihr Fuß bei jedem Schritt schmerzt. Sie setzen ihn also vorsichtig auf und gehen etwas

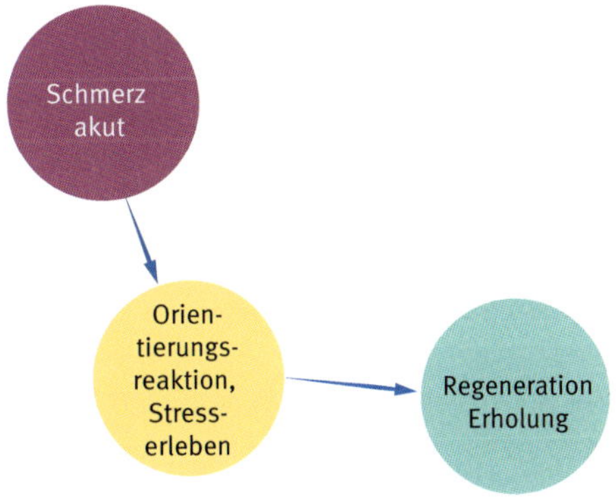

langsamer. In Ihrem Hotel finden Sie ein Pflaster, baden Ihren Fuß noch einmal sorgfältig, um die letzten Schmutzreste aus der Wunde zu entfernen und kleben das Pflaster darauf. Nach drei Tagen haben Sie die ganze Episode vergessen und laufen auch, ohne dass Sie dies bemerken oder bewusst entschieden hätten, wieder ganz normal.

Hier haben wir den akuten Schmerz beschrieben. Diesen Schmerz bzw. solche Situationen erleben wir fast täglich, häufiger in kleinen, weniger bedrohlichen Konstellationen (wie die beschriebenen, wenn wir uns mit dem Hammer auf einen Finger schlagen oder uns beim Einkaufen den Finger einklemmen). Manchmal sind die Ursachen aber auch größer und die Heilung dauert etwas bis deutlich länger. Beispielsweise, wenn wir eine Operation überstanden, wenn wir uns einen Knochen gebrochen oder wenn wir eine Zahnentzündung erlitten haben. Dennoch ist der Ablauf immer so, wie gerade beschrieben.

Im Prinzip haben nur diejenigen unserer Vorfahren überlebt und uns als Personen ermöglicht, bei denen dieses System halbwegs gut funktioniert hat.

Nervensystem und Gehirn spielen eine zentrale Rolle

Akute Schmerzen können verschiedene Ursachen haben:

- Sie können durch thermische Reize entstehen: Wenn Sie sich an der heißen Herdplatte verbrennen.
- Sie können durch mechanische Reize entstehen: Wenn Sie sich einen Stachel eintreten.
- Sie können durch chemische Reize entstehen: Wenn Sie eine Zahnentzündung oder sich mit Säure verätzt haben.

Diese Reizung (wir nennen sie Nozizeption) wird über Rezeptoren des nozizeptiven Systems erst über die aus dem Körper kommenden Nervenbahnen (peripheres Nervensystem) an das Rückenmark und von dort in das Gehirn (zentrales Nervensystem) geleitet.

Im Gehirn angekommen, wird die Information durch den Thalamus gefiltert und dann an verschiedene Areale des Gehirns weitergeleitet. Diese Areale beschäftigen sich im Allgemeinen mit:

- den **Intensitäten von Sinneseindrücken**: posteriorer cingulärer Kortex, periaquäduktales Grau (PAG)/periventrikuläres Grau (PVG)
- den **Lokalisationen**: somatosensorischer Kortex
- der **Regulation von Aufmerksamkeit**: cingulärer Kortex
- der **Unangenehmheit von Sinneseindrücken**: anteriorer cingulärer Kortex
- den begleitenden **Emotionen**: limbisches System
- dem **Vergleich der aktuellen mit früheren Erfahrungen**: präfrontaler Kortex
- dem **Verhalten**: verschiedene Systeme

Dass sich diese Areale des Gehirns im Allgemeinen um bestimmte Verarbeitungen kümmern, heißt nichts anderes, als dass sie z. B. auch dann zum Einsatz kommen, wenn Sie eine Erdbeere essen:

» oben: Bereiche des Körpers, die über eine Verletzung informieren (Nozizeption) und bei der Entstehung von Schmerz beteiligt sind. unten: Bereiche im Gehirn, die an der Schmerzentstehung beteiligt sind.

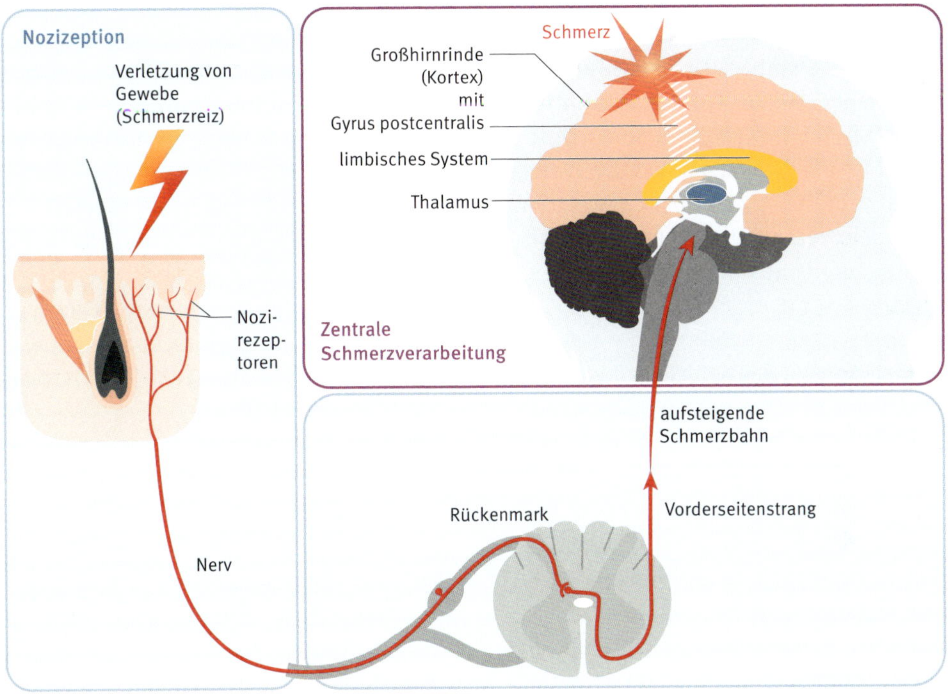
Nozizeption
Verletzung von Gewebe (Schmerzreiz)
Nozi-rezep-toren
Nerv
Schmerz
Großhirnrinde (Kortex) mit
Gyrus postcentralis
limbisches System
Thalamus
Zentrale Schmerzverarbeitung
aufsteigende Schmerzbahn
Rückenmark
Vorderseitenstrang

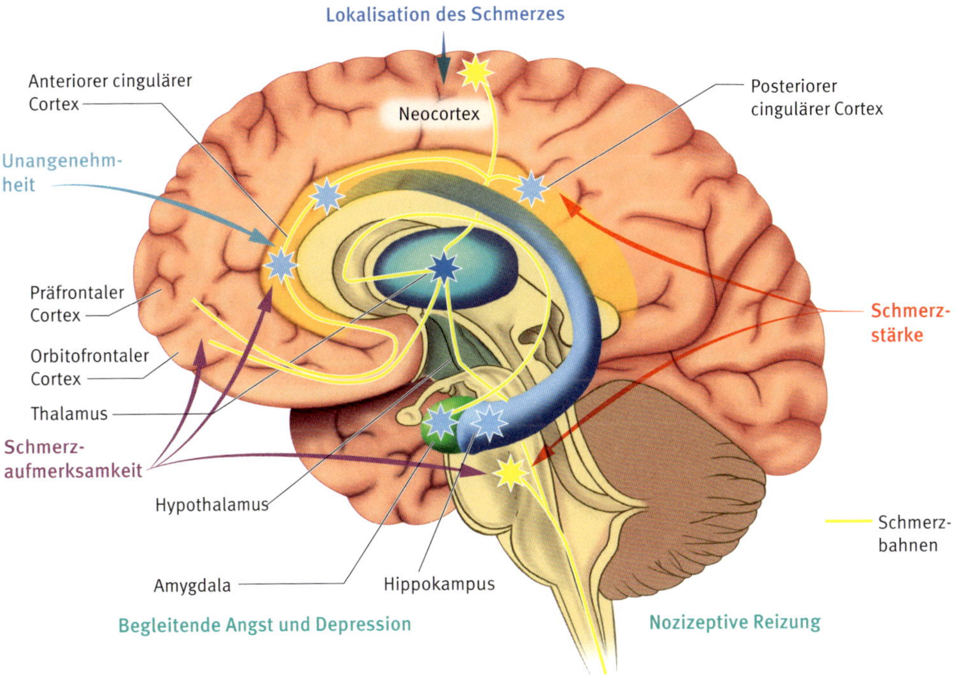
Lokalisation des Schmerzes
Anteriorer cingulärer Cortex
Neocortex
Posteriorer cingulärer Cortex
Unangenehm-heit
Präfrontaler Cortex
Orbitofrontaler Cortex
Thalamus
Schmerz-stärke
Schmerz-aufmerksamkeit
Hypothalamus
Schmerz-bahnen
Amygdala
Hippokampus
Begleitende Angst und Depression
Nozizeptive Reizung

Diese Regionen verarbeiten dann die Intensität des Geschmacks Ihrer Erdbeere, sie bewerten den Geschmack sowie die Farbe, sie »sagen« Ihnen, wo im Mund der Geschmack am intensivsten und ob die Nase am Duft beteiligt ist, sie schenken Ihnen das Wohlgefühl reifen Erdbeergeschmacks und statten Sie mit dem Verhalten aus, gleich nach der nächsten roten und duftenden Erdbeere zu greifen.

In diesen Arealen des Gehirns wird also der noch nozizeptive Impuls (der Stachel bohrt sich in Ihren Fuß) verarbeitet in Bezug auf seine Lokalisation und Intensität (starkes Stechen im Fuß), hinsichtlich der nötigen Aufmerksamkeit (Sie lassen Ihre Tasche fallen, um Ihren Fuß zu untersuchen), der damit einhergehenden Emotionen (Sie ärgern sich und gleichzeitig sind Sie besorgt, weil der Schmerz so groß ist), Vergleiche mit früheren Erfahrungen (das letzte Mal tat es so weh, als Sie sich an einem verrosteten Nagel gestoßen hatten; damals hatten Sie mehrere Wochen mit einer Infektion wegen des Schmutzes in der Wunde zu tun) und dem Verhalten (Sie untersuchen den Fuß, entfernen den Stachel und treten in der Folge langsam und vorsichtig auf).

Wovon das persönliche Schmerzerleben abhängt

Inwieweit der nozizeptive Impuls tatsächlich durch den Thalamus in Ihr Bewusstsein dringt und damit zu Ihrem persönlichen Schmerzerleben wird, hängt im Wesentlichen von drei Systemen ab:

- Das **sensorische System** beurteilt die Art und den Ort des Schmerzes: »Es tut höllisch weh in meiner äußeren Fußsohle.«
- Das **kognitive (gedankliche) System** bewertet die Möglichkeit und die Ausprägung einer Gefahr: »Damals mit dem Nagel hatte ich noch lange zu tun mit der Infektion, da hat mir auch etwas die Haut aufgerissen.«
- Das **emotionale (gefühlsbezogene) System** beurteilt den Schmerz auf der Gefühlsebene: »Ich habe Angst, dass ich mir hier irgendwelche Bakterien in die Wunde hole; ich will mir gar nicht ausmalen, was das für Folgen haben kann, eine Blutvergiftung wäre fatal.«

Diese drei »beratenden Systeme« Ihres Erlebens arbeiten zwar eng untereinander zusammen, aber nicht immer mit Ihnen: Viele der »Entscheidungen« Ihrer »beratenden Systeme« werden Ihnen nicht bewusst; Sie haben darauf also nur bedingt Einfluss. Je nach Ergebnis Ihrer »beratenden Systeme« fällt das Schmerzerleben unterschiedlich intensiv aus. Wenn Sie sich vorstellen, dass Sie mit dem Stachel im Fuß andere Gedanken haben als im Beispiel oben, sagen wir: »So ein Stachel ist klein, was soll da schon passieren« oder andere Gefühle haben, weil Sie zuversichtlich sind, dass Sie mit der Wunde gut umgehen können, wird der Schmerz als Signal einer Bedrohung deutlich geringer ausfallen. Leider spielt an dieser Stelle nicht nur die aktuelle Bewertung, sondern auch Ihre sonstige Stimmung und Gefühlslage mit hinein: Verliebtheit führt wahrscheinlich zu einem »Übersehen« des Schmerzes, während Trauer oder Kränkung diese Wahrnehmung verstärken.

» *Das Gehirn ist also an dieser Stelle nicht nur Adresse von schmerzauslösenden Impulsen, es reguliert und stoppt sie auch selbst aktiv. Schmerz ist eine plastische, vom Gehirn aktiv gestaltete Erfahrung.*

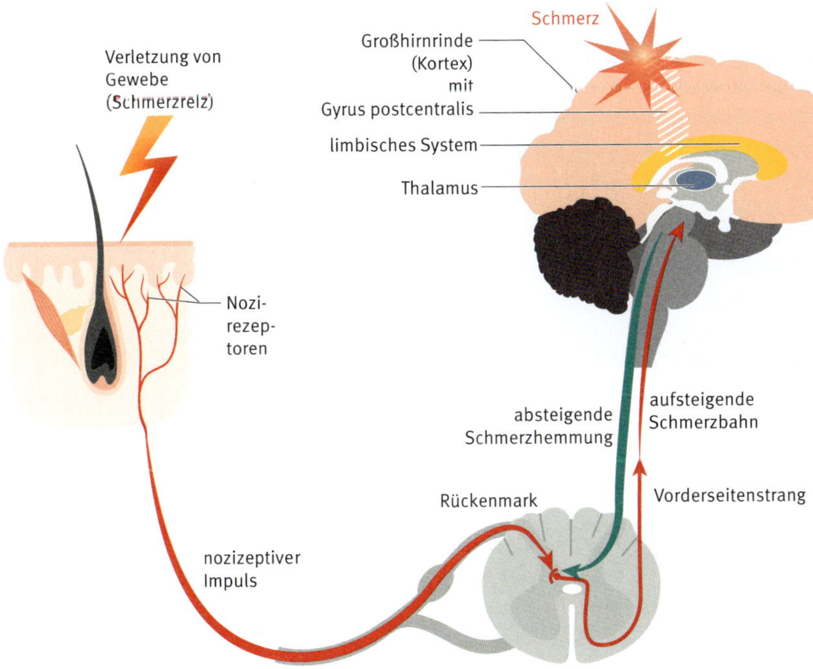

⬆ Das Gehirn kann beides: Signale für die Bildung von Schmerz (rote Linie) empfangen, und Signale blockieren (grüne Linie).

Wie das Gehirn bereits selbst die Schmerzerfahrung beeinflusst

Hinterhorn im Rückenmark: Hier kommen die ersten nozizeptiven Impulse aus Ihrem Körper beispielsweise aus einem Bein oder einem Arm an und werden verschaltet auf eine Bahn zum Gehirn hinauf. An dieser Stelle kann das Gehirn bereits die Signalstärke verändern (reduzieren oder blockieren).

Thalamus im Gehirn: Entsprechend der Beratungsergebnisse Ihrer drei »beratenden Systeme« kann der Thalamus auf Ihr Schmerzerleben auf ganz verschiedene Weise Einfluss nehmen. Er entscheidet, ob ein nozizeptiver Reiz als Schmerz in Ihr Bewusstsein tritt oder ob er ihn blockiert. Die gute Nachricht dabei ist, dass Ihre drei »beratenden Systeme« keine Dickköpfe sind. Sie lassen sich, wenn auch nicht schnell, so doch mittel- bis langfristig durchaus beeinflussen.

Den Schmerz verstehen: der wiederkehrende Schmerz

In dem beschriebenen Beispiel zum akuten Schmerz, bei dem Sie sich einen Stachel in den Fuß traten, ist nach Ihrer Erholung – nach einige Stunden oder Tagen – alles wieder in Ordnung. Da Sie aber dieses Buch lesen, vermuten wir, dass Sie Schmerzen haben, die immer wiederkommen oder episodisch auftreten, wie beispielsweise eine Migräne oder ein Rückenschmerz, oder dass Sie unter bereits seit längerer Zeit andau-

Schmerzdauer

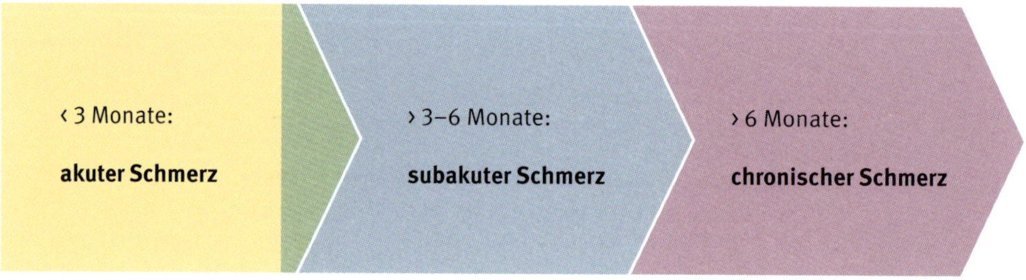

▲ Die Unterscheidung von Schmerzformen in der Behandlung von und Forschung zu Schmerzen.

ernden (chronischen bzw. chronifizierten) Schmerzen leiden.

Schmerzzustände werden anhand ihrer Dauer unterschieden:

- Bei einer Dauer von weniger als 3 Monaten sprechen wir von akutem Schmerz.
- Hält der Schmerz mehr als 3 Monate, aber weniger als 6 Monate an, wird dies als subakuter Schmerz bezeichnet.
- Schmerzen, die länger als 6 Monate bestehen, werden als chronisch bezeichnet.

Dabei haben wir Kliniker*innen gelernt, dass die Zeitdauer nicht alleinig ausschlaggebend ist: Bei einem chronischen Schmerzerleben fühlen Betroffene sich auch zunehmend beeinträchtigt, ihre Lebensqualität und ihre Arbeits- bzw. Leistungsfähigkeit nehmen ab. Meist sind diese Erfahrungen begleitet von zunehmenden Ängsten, Ärger und Traurigkeit. Je länger der Schmerz anhält, desto stärker sind sie auf körperlicher, psychischer und sogar auf sozialer Ebene belastet und eingeschränkt.

Wie kommt es zu einer Schmerzchronifizierung?

Auch beim andauernden Schmerzerleben kennen wir biopsychosoziale Einflussfaktoren, die eine Schmerzchronifizierung unterstützen. Sie sind auf verschiedenen Ebenen angesiedelt, wie die Tabelle auf der nächsten Seite (S. 29) verdeutlicht.

Leider wissen wir ebenfalls, dass die Art und Weise medizinischer oder anderer Behandlungen zu einer Chronifizierung von Schmerzen beitragen können. Dies sind bei wiederkehrenden Schmerzen vor allem das Überwiegen medizinischer diagnostizierender und therapeutischer Maßnahmen, zu schnelle Operationen, die alleinige und manchmal falsche Gabe von Medikamenten. Vor allem interdisziplinäre und psychotherapeutische Angebote werden erst viel zu spät berücksichtigt und eingesetzt.

Die Frage, die sich nun stellt, ist doch, wie ein akuter Schmerz über eine gewisse Zeit chronisch werden kann. Lassen Sie uns

Welche Faktoren fördern eine Chronifizierung des Schmerzes?[2]

biopsychosoziale Risikofaktoren	Beispiele und Erläuterungen
biologische Risikofaktoren	aktuelle Arbeitsunfähigkeit seit 4 Wochen bzw. kumulierte Arbeitsunfähigkeit von mind. 6 Wochen in den vergangenen 12 Monaten bzgl. Lokalisation sich ausbreitende Schmerzen Hinweise auf Somatisierung (z. B. vielfältige körperliche Symptomatik neben den berichteten Schmerzen) erhöhte Somatisierungsneigung (Die Bereitschaft des Körpers, auf Stresserleben verstärkt mit körperlichen Signalen wie Herzrasen, Verstopfung, Völlegefühl, Muskelverspannung und vielen anderen zu reagieren. Diese Neigung ist genetisch angelegt.)
psychologisch kognitiv-behaviorale Risikofaktoren	ausgeprägtes (verbales/non-verbales) Schmerzverhalten schmerzfördernde Schmerzverarbeitung (Fokussierung, Ängste, ...) schmerzfördernde, krankheitsaufrechterhaltende Verhaltensweisen: → ausgeprägtes Schon- und Vermeidungsverhalten → Überforderung, »Durchhalten« → hohes Inanspruchnahmeverhalten im Versorgungssystem, Wunsch nach fortgesetzter Krankschreibung bzw. fortgesetzter Diagnostik
psychologisch-affektive Risikofaktoren	depressive Symptome im Erleben und/oder Verhalten Befindlichkeit geprägt durch Frustration/Ärger dauerhaftes und hohes Stress- und Belastungserleben
soziale Risikofaktoren	Hinweise auf hohe Beanspruchung in Familie, Partnerschaft, sozialem Umfeld oder Beruf

daher zu unserer Abbildung vom Schmerzkreislauf zurückkehren. Nehmen wir an, es war kein Stachel, den Sie sich eingetreten haben, sondern eine akute Blockade Ihrer Rückenmuskulatur, denn auch die kann höllisch weh tun.

Welche Faktoren fördern eine Chronifizierung des Schmerzes?[3]

Der Kreislauf des chronifizierten Schmerzes

Bisher hatten Sie immer wieder Zeiten der Ruhe: Sie haben Medikamente eingenommen und konnten sich (zumindest Ihrem Eindruck nach) zwischen den einzelnen Schmerzschüben gut erholen. Dann auf einmal klappt das nicht mehr (über die Ursachen sprechen wir später). Die Schübe kommen häufiger, Sie nehmen mehr Schmerzmittel ein, um sich am Laufen zu halten. Eine Regeneration findet kaum noch statt und irgendwann, ganz unbemerkt, erleben Sie diese nicht mehr. Sie fühlen sich erschöpft und ausgelaugt.

Zu diesem Zeitpunkt tritt an die Stelle der Regeneration im Schmerzkreislauf eine Erschöpfung. Ab hier kann ein Teufelskreis beginnen: Der Schmerz triggert immer von Neuem, das Stresserleben (die Orientierungsreaktion) setzt zuverlässig ein, und anstelle der Regeneration erleben wir nun eine Resignation und eine Erschöpfung.

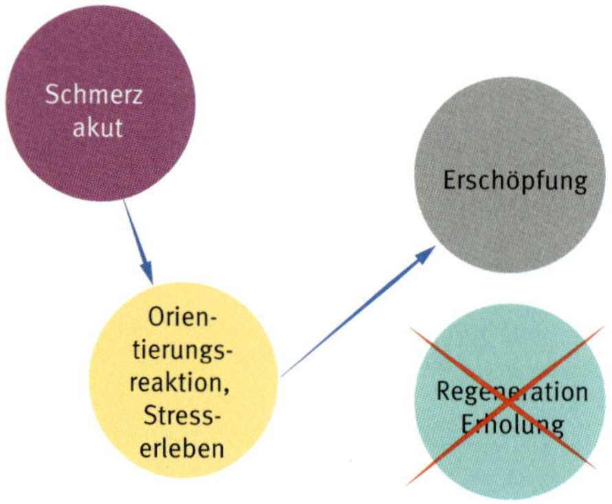

Sie erinnern sich? Unser Gehirn »baut« den Schmerz erst zu einer Erfahrung zusammen. Dazu hat es drei »beratende Systeme«. Es benötigt dafür aber auch noch etwas anderes: nämlich Energie bzw. ausreichende Ressourcen.

Bitte wenden Sie sich einen Moment sich selbst zu und prüfen Sie, ob Ihre Schuhe, die Sie gerade tragen, angenehm sind. Passen Sie Ihnen genau? Oder können Sie tatsächlich jetzt, wo Sie bewusst hinspüren, feststellen, dass gerade auf der linken Seite der Schuh am kleinen Zeh ziemlich drückt? Sind Sie überrascht, dass Ihnen das noch gar nicht aufgefallen ist?

Nun, das ist ganz einfach. Auf unser Gehirn (über unsere Nervenbahnen) strömen zu jeder Sekunde unzählbare Reize, Informationen, Impulse ein. Wenn wir die alle bewusst wahrnehmen würden, wären wir innerhalb von Sekunden wahnsinnig. Um das zu verhindern, setzt unser Gehirn Filter ein, die sowohl die Intensitäten als auch die Inhalte der Informationen vorher aussuchen, bevor sie unserem Bewusstsein zugänglich gemacht werden. Dabei entscheidet das Gehirn, was ihm bedrohlich, relevant, bedeutsam etc. erscheint. Dass es hier nicht selten zu Fehlentscheidungen kommt, kennen wir alle, und daraus strickt sich manche unterhaltsame Anekdote.[4]

Solange Ihre Schuhe passen, meldet Ihnen Ihr Gehirn kein Signal ans Bewusstsein. Wenn Sie sich in einer stressigen Situation befinden, z. B. weil Sie gerade versuchen, in letzter Minute einen Zug zu erreichen, wird Ihr Gehirn Sie ebenfalls nicht über das Befinden Ihrer Füße informieren, selbst wenn Ihre Schuhe zu klein sind und eigentlich drücken. Genau wie in unserer kleinen Übung können Sie aber in einer ruhigen Minute Ihre Aufmerksamkeit bewusst zu Ihren Füßen hinlenken und spüren, wie sie sich eigentlich anfühlen: Sind die Schuhe bequem oder drücken sie irgendwo? Zumindest beim Schuhkauf sollten wir das tun, um herauszufinden, ob die Schuhe angemessen in Größe und Breite sind. Sie kennen das vielleicht: Sie waren beim Schuhkauf nicht bei der Sache und dachten an ein dringendes, unangenehmes Telefonat, das Sie noch führen müssen – in solchen Fällen kaufen wir auch gerne einmal Schuhe, die uns nicht passen, weil wir nicht genau darauf geachtet haben.

Das Beispiel soll Ihnen veranschaulichen, dass wir begrenzte Ressourcen für unsere Aufmerksamkeit haben, die wir gut verteilen müssen. Es soll Ihnen auch veranschaulichen, dass wir mehr Informationen im Gehirn verarbeiten, als uns bewusst ist. Und das ist auch beim Schmerz so! Unfallopfer erleben den Schmerz ihrer Verletzungen meist erst, wenn sie sich oder andere aus der Gefahrenzone befreit haben; Sportler spielen oder laufen unter dem Einfluss der

Gewinnerwartung über ihren Schmerz hinweg, der erst bei Zieleintritt »bemerkt« wird. Die meisten blauen Flecken, die wir erleiden, entstehen wie von allein: Die Ursache, also die Verletzung durch Stoßen oder Schlagen, geht im Alltagsrauschen einer Gartenarbeit oder einer Wanderung unter.

Mit zunehmender Erschöpfung sinkt die Schmerzschwelle

Lassen Sie uns zur Erschöpfung in unserer Abbildung zurückkehren. Diese nimmt, wie wir oben schon gesehen haben, mit der Zeit schleichend zu. Damit erschöpfen wir aber auch unsere drei »beratenden Systeme« sowie unser Gehirn mit seinen dämpfenden, filternden Funktionen. Das haben Sie sicherlich nach einer anstrengenden Zeit vor Ihrem Urlaub festgestellt: Sie sind gereizt, Sie sind lärmempfindlicher und ansonsten auch wenig leidlich. Das ist ein Signal, dass die Ressourcen unseres Gehirns und unseres gesamten Körpers verbraucht sind. Wir filtern schlechter und sind daher schneller überfordert. Das betrifft auch die absteigenden Funktionen unseres Gehirns, Schmerz an verschiedenen Stellen zu regulieren (Hinterhorn im Rückenmark, Thalamus). Wir nennen das in unserem Modell die Schmerzschwelle. Diese sinkt je nach Erschöpfungsgrad – und auf diese Weise erleben wir Schmerzen, die wir vorher nicht bemerkt haben (bspw. ein blauer Fleck, der uns am Abend zufällig auffällt und an dessen Entstehung wir uns normalerweise nicht erinnern können) und Schmerzimpulse, die uns vorher erträglich erschienen, werden zunehmend unerträglich.

Mit dieser Entwicklung gehen weitere einher: Die Erschöpfung führt zur Veränderung unseres Schlafes, der meist schlechter und

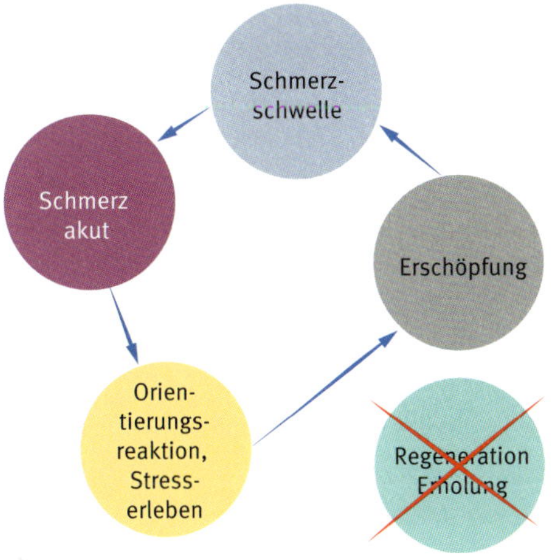

weniger ergiebig wird. Wir entwickeln auf der einen Seite Verspannungen durch Überforderung und andauerndes Stresserleben unserer körperlichen Ressourcen und auf der anderen Seite sinkt unsere allgemeine Leistungsfähigkeit, weil unser Muskelkorsett nicht ausreichend versorgt und oftmals zusätzlich durch mangelnde körperliche Aktivität nicht ausreichend mit Impulsen beansprucht wird. Auf dieses sogenannte Disuse-Syndrom gehen wir später ein.

Was Schmerzempfinden mit Lernen zu tun hat

Darüber hinaus verändern sich Nervenzellen aus der sogenannten Peripherie (also allen Körperbereichen, die nicht zum zentralen Nervensystem gezählt werden, wie Arme, Beine, Bauchbereich etc.). Bei wiederholten nozizeptiven Reizungen werden sie sensibler und können leichter aktiviert werden. Sie selbst kennen das vielleicht vom Kuscheln: Bis zu einem bestimmten Moment ist Streicheln angenehm, über längere Zeit allerdings wird es unangenehm oder sogar schmerzhaft.

Und noch ein Mechanismus unseres Körpers trägt zu einer höheren Schmerzempfindung bei. Dieser Mechanismus hat uns Menschen im Wesentlichen viel Gutes gebracht, aber hier in Bezug auf den Schmerz ist er tatsächlich von großem Nachteil! Unser Gehirn ist eine Leistungsmaschine, die darauf aus ist, alles immer besser und schneller zu machen. Wir müssen es nur oft genug wiederholen.

Wir können schneller Zwiebeln schneiden, wenn wir dies öfter machen; wir können die Geschwindigkeit unseres Laufens steigern, wenn wir oft genug trainieren. Wir nennen das Lernen. Leider können wir, um es so einfach zu formulieren, auch bei zunehmenden Wiederholungen besser und schneller Schmerzen empfinden. Das bedeutet, dass es immer weniger Reize braucht, um immer schneller, besser und zuverlässiger Schmerzen auszulösen.

Klassische Konditionierung: In diesem Zusammenhang kann das Gehirn auch eine Beziehung zu einem wiederkehrenden Schmerz und anderen, an sich schmerzlosen Reizen oder Situationen herstellen. Wir nennen das die klassische Konditionierung. Aus unserer Arbeit sind uns Betroffene bekannt, die während einer psychologisch traumatischen Situation (Gefangenschaft, Kriegserfahrungen, sexueller Missbrauch) immer wieder Schmerzen erleiden mussten; in späterer Sicherheit wurden sie an diese Schmerzen durch Gerüche, bestimmtes Tageslicht oder Orte »erinnert«, mit dem Ergebnis, dass sie diese Schmerzen nun real empfanden, wie damals, als diese tatsächlich eine körperliche Ursache durch Gewalterfahrung hatten.

Darüber hinaus hat unser Umfeld einen großen Einfluss sowohl auf unser Schmerzerleben als auch auf unsere drei »beratenden Systeme«. Wir alle wachsen in einem gewissen Umfeld auf: Sie vielleicht bei Eltern, denen Leistung wichtig war, und Zähne zusammenbeißen Lob und Anerkennung einbrachte. Ihr »beratendes« gedankliches System wird dadurch programmiert auf Durchhalten, das Ziel im Blick behalten. Ihr gedanklicher Berater wird Ihnen einflüstern, dass Sie mit der schmerzenden Hand noch auf jeden Fall den Bericht zu Ende bringen sollten, bevor Sie zum Arzt gehen. Damit laufen Sie aber unter Umständen Gefahr, dass Sie eine Sehnenscheidenentzündung verschleppen, die gerne auch chronische Formen annehmen kann. Bei einem anderen Betroffenen kann das »beratende« emotionale System in einer Familie programmiert worden sein, die sich schnell und leicht bedroht fühlte. Die Welt nahm sie als fortwährende Gefahr wahr. Das führte dazu, dass sich diese Familie immer die schlimmsten Folgen ausmalte, unabhängig davon, wie wahrscheinlich diese waren. Das »beratende« emotionale System wird bei unserem Beispiel mit dem Stachel im Fuß lauten Alarm (bis hin zu Panikgefühlen und Verzweiflung) schlagen, weil eine Blutvergiftung eine mögliche Gefahr ist. Mag sie noch so unwahrscheinlich sein.

Beide Beispiele sind sicherlich überpointiert. Sie sollen Ihnen aber zwei weitere Lernmodelle aufzeigen, die uns in unserem Schmerzerleben und in unserem Umgang mit Schmerzen prägen: die operante Konditionierung und das Modell-Lernen.

Die operante Konditionierung beschreibt den Lernprozess, mit dem das Umfeld uns Menschen formt. Es beinhaltet Mechanismen wie Bestrafung, Belohnung und Löschung. Dies sind alles Reaktionen auf unser

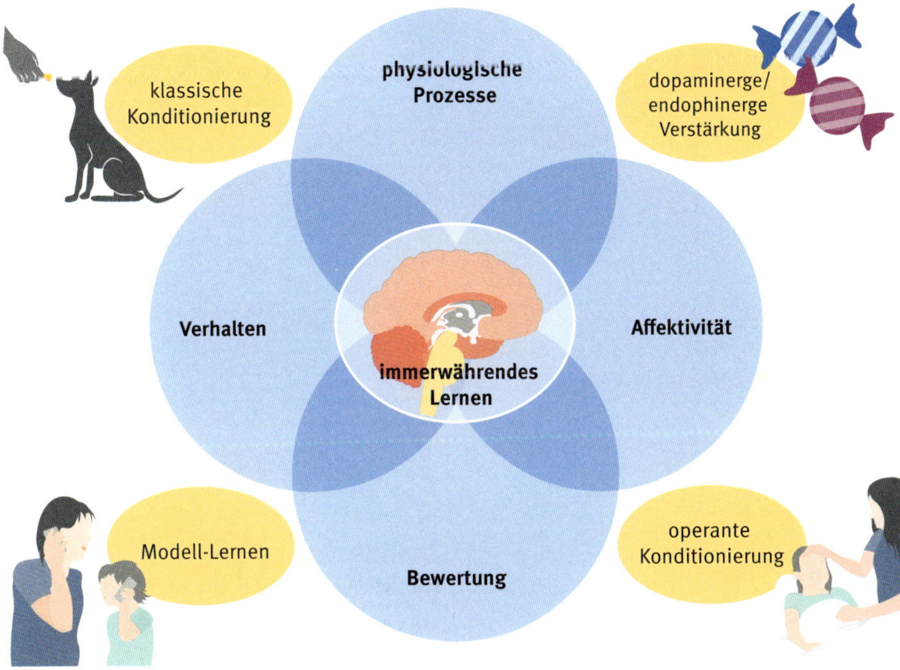

Schmerzerleben wird durch Psyche und Umfeld geprägt.

Verhalten, die uns mitteilen, was in unserem Umfeld (bis hin zur Kultur) erwünscht oder nicht erwünscht ist. Wenn ich für Weinen bestraft werde, weil meine Eltern meinen, dass ich kein Recht auf Schwäche habe oder nicht stören sollte, wird mein »beratendes« gedankliches System mir zuflüstern, bei Schmerzen nur ja den Mund zu halten und still zu sein. Mein »beratendes« gefühlsmäßiges System wird mir raten, ein Auffallen zu vermeiden, um einer Strafe zu entgehen. Hier berät mich sozusagen die Angst vor Bestrafung.

Beim Modell-Lernen werden wir geprägt durch den Umgang, den wir bei anderen beobachten. Ein wesentlicher Bestandteil einer psychologischen Anamnese[5] bei chronischen Schmerzen besteht darin, dass wir das Modell erfragen, wie die Eltern mit eigenen Krankheiten und Krankheiten ihrer Kinder, unserer Patient*innen, umgegangen sind. Häufig sind dies genau die Umgangsweisen, die wir bei unseren Patient*innen beobachten. Wenn die Mutter bei Migräne Tabletten genommen hat, um zur Arbeit zu gehen (statt sich auszuruhen), machen das ihre Kinder als Erwachsene sehr häufig auch.

Die Wirkung von Schmerzmedikamenten – alles biopsychosozial?

Wir erleben sehr oft in unserem therapeutischen Alltag, dass Menschen der Meinung sind, Medikamente seien ein ausschließlich körperlich wirkendes Mittel gegen Schmerzen.

Der Wirkung von Schmerzmitteln wird eine gewisse Objektivität zugeschrieben. Wenn sie wirken, dann sind die Schmerzen nicht eingebildet. Schlimm wird es, wenn sie es nicht (mehr) tun, denn dann bleibt die Frage, ob die Schmerzen doch nur eingebildet sind.

Wir wiederholen gerne: Schmerzen können wir uns nicht einbilden. Wenn Schmerzen erlebt werden, dann sind Schmerzen auch vorhanden. Unabhängig davon, ob eine beschreibbare, konkrete Ursache gefunden wird oder nicht.

Allerdings ist auch die Wirkung von medikamentösen Wirkstoffen biopsychosozial – sie wirken also nicht nur rein körperlich. Denken Sie nur an den sogenannten Placeboeffekt. Ein Placebo ist ein Scheinmedikament, das keinen medikamentösen Wirkstoff enthält. Dennoch übt es einen Effekt aus, den Placeboeffekt. In Bezug auf Schmerzmittel bedeutet der Placeboeffekt eine schmerzreduzierende Veränderung in der Schmerzwahrnehmung, die zusätzlich zur eigentlichen Medikamentenwirkung (fast) immer auftritt. Aus diesem Grund wird in den meisten Studien zur Wirksamkeit von Medikamenten ein neues Medikament gegen ein Placebo getestet. Nur wenn der neue Wirkstoff mehr leistet als das Placebo, wird er als wirksam angesehen. Man geht davon aus, dass in der Wirkung jedes Medikaments mindestens 30 % Placebowirkung steckt.

Was wirkt denn dann aber, wenn es nicht (ausschließlich) die Medikamentenwirkung ist?

Dieser Frage widmet sich inzwischen ein gut etabliertes wissenschaftliches Forschungsfeld. Ausschlaggebend waren die Beobachtungen, dass

- Studienteilnehmer*innen nach der Information, dass ihr Medikament eine 100%ige Wirkung hat, deutlich weniger akute Schmerzen empfanden als Studienteilnehmer*innen, denen eine 50%ige Wirkung vorhergesagt wurde. Beide Gruppen erhielten aber ohne ihr Wissen ein Placebo.
- Studienteilnehmer*innen trotz der Gabe einer opiathaltigen Substanz wenig bis keine

Schmerzreduktion erlebten, wenn sie nicht wussten, dass sie eine solche Substanz erhalten hatten. Dabei ist ein Opiat eines der wirkungsvollsten Schmerzmittel, das in der Schmerztherapie zum Einsatz kommt.
- Studienteilnehmer*innen eine bessere Schmerzreduktion berichteten, wenn sie die Substanz mit Informationen und von einem Menschen in einem weißen Kittel erhielten, als die Studienteilnehmer*innen, die Informationen zur Wirkung und die Substanz von einem Menschen erhielten, der nicht wie ein Arzt oder eine Ärztin aussah. Auch diese Studienteilnehmer*innen erhielten alle Placebos.

Der Placeboeffekt ist also die Wirkung einer an sich wirkungslosen Substanz, für die Schmerzen im Sinne einer Schmerzreduktion. Mit Noceboeffekt wird das Gegenteil bezeichnet, also das Auftreten von Nebenwirkungen (z. B. Schmerzverstärkung), obwohl das Scheinmedikament keinen Wirkstoff enthält.

Wie entsteht die Placebowirkung?

Man geht im Moment davon aus, dass für die Placebowirkung verschiedene Faktoren (wir nennen sie Mechanismen) von Bedeutung sind. In unserem zentralen Nervensystem, also unserem Gehirn, verfügen wir über zwei Systeme, die für die Placeboreaktion verantwortlich gemacht werden. Zum einen verfügen wir über ein körpereigenes Arsenal an Opioiden (endogenes Opioidsystem), das in der Regel an der Regulation unseres Schmerzerlebens beteiligt ist. Darüber hinaus verfügen wir über ein System, das uns mit Wohlbefinden versorgt, wenn wir etwas Positives erreicht oder erhalten haben (dopaminerges System). Dieses springt auch an, wenn wir ein schwieriges Gespräch gemeistert haben oder einen lang vermissten Menschen endlich wiedersehen. Beide Systeme werden durch verschiedene psychosoziale Faktoren angeworfen: Das kann die Erfahrung mit einer früheren, positiv erlebten Situation oder einer Schmerzreduktion durch ein spezielles Medikament sein, die wiederum unsere Erwartung an einen ähnlich positiven Ausgang bestimmt. Deshalb gehen wir im Moment davon aus, dass die Erwartung eines Menschen an ein Medikament ein sehr wichtiger Faktor für dessen Wirkung ist.

Wir erwerben eine entsprechende Erwartung in unserem Leben immer durch Lernen. Drei Mechanismen des Lernens kommen dafür infrage:
1. Die Informationen an sich, also der Wissenserwerb durch Instruktionen, Aufklärung oder Ratgeber wie dieses Buch. Nachdem Sie gelernt haben, dass negativ erlebte Gefühle einen Einfluss auf Ihr Schmerzerleben haben, achten Sie auf Ihr Wohlbefinden auf der Arbeit, indem Sie Ihren Ärger klar äußern – und beobachten, dass Sie zum Feierabend mit weniger Kopfschmerzen heimfahren.
2. Die klassische Konditionierung, also die Verknüpfung von zwei verschiedenen Reizen zu einer gemeinsamen Reaktion. Als Kind hatten Sie eine Operation, nach der Sie starke Schmerzen hatten. In einem sehr verzweifelten Moment trat eine sehr freundliche Ärztin an Ihr Bett, reichte Ihnen ein Gläschen, das Sie austrinken sollten, und streichelte währenddessen Ihren Arm. Sie fühlten sich erleichtert, verstanden und tatsächlich trat auch schnell eine Linderung Ihrer schlimmen Schmerzen ein: Bei Ihnen funktionieren nun tatsächlich Medikamente in flüssiger Form (und am besten durch freundliche weibliche Personen überreicht) am allerbesten. Was sich an sich kein Be-

handler erklären kann, denn die Wirkstoffe der Medikamente, die Sie vorher als Tabletten erhalten haben, sind dieselben.

3. Das soziale Lernen bzw. das Modell-Lernen. Hier lernen wir durch Beobachtung von anderen, was wir besser tun oder lassen sollten. Wenn unsere Mütter mit Medikamenten weiterhin zur Arbeit gegangen sind, werden wir dies (unbewusst) auch tun: Wir kommen oft nicht von selbst auf die Idee, dass das problematisch sein könnte. Leider verhindern wir damit, dass unser Körper ausreichend Ruhe und Ressourcen erhält, um die Substanzen des Medikaments gut in den Kreislauf einzubauen, und die Wirkung wird reduziert. Wir lernen, dass Medikamente bei uns nichts helfen; und es wird mit der Zeit auch durch die abnehmende Erwartung einer Linderung zunehmend so werden. Am Ende steht Frustration, weil in Ihrem Erleben »nichts« mehr hilft.

Fassen wir also zusammen: Auch die Wirkung von Medikamenten ist zu einem gewissen Anteil psychosozial beeinflusst und damit biopsychosozial.

Lassen Sie uns zusammenfassen

Schmerz kann eine beschreibbare Grundursache haben, dies muss er für sein Bestehen allerdings nicht. Schmerzerleben entsteht in vielen Bereichen des Gehirns, die nicht spezifisch für Schmerz sind, sondern alle möglichen Wahrnehmungen (Geschmack, Geruch, Hören etc.) verarbeiten. Es vereint viele Aspekte in sich, die sowohl körperliche als auch psychische Aspekte einschließen (Gedanken, Gefühle, Verhalten). Deshalb nehmen wir an, dass Schmerzerleben aus biologischen, psychischen und sozialen Facetten besteht und durch biologische, psychische und soziale Faktoren beeinflusst wird. Dabei spielt es keine Rolle, ob es sich um einen akuten, einen wiederkehrenden oder einen chronischen Schmerz handelt.

Schmerzerleben ist ein lebenslanger Lernprozess. Es wird durch Anpassung auf biologischer, psychologischer und sozialer Ebene geprägt. Es ist so individuell und subjektiv wie jeder und jede Betroffene, die dieses Buch lesen.

Ihr persönliches Schmerzmodell

Jetzt sind Sie an der Reihe: Lernen Sie Ihren Schmerz kennen und (langsam) verstehen. Füllen Sie das Arbeitsblatt »Meine Schmerzantreiber« (S. 38) und das Arbeitsblatt »Meine Schmerzhemmer« (S. 40) an zwei verschiedenen Tagen aus.

Nachdem Sie beide ausgefüllt haben, wenden Sie sich bitte dem Arbeitsblatt »Mein erstes persönliches Schmerzmodell« (S. 42) zu. Versuchen Sie nun, die wichtigsten Schmerzantreiber und Schmerzhemmer in das Schmerzmodell einzutragen und auch hier eine Ordnung zu finden. Manchmal ist ein und derselbe Antreiber oder Hemmer auf verschiedenen Ebenen anzutreffen – das ist sogar ganz normal. Es gibt kein Richtig und kein Falsch – es gibt nur Ihre Sicht auf die Dinge!

Meine Schmerzantreiber

Ziel dieses Arbeitsblattes

Zielstellung dieser Übung ist es, zu überlegen und zu notieren, welche schmerzverstärkenden Faktoren Sie in Ihrem Alltag, in Ihrer Persönlichkeit und Ihrem Körper kennen bzw. schon wahrgenommen haben. Eine ganz verrückte, aber hilfreiche Frage dazu kann sein: »Was muss ich tun, damit ich auf jeden Fall Schmerzen bekomme oder sich diese verstärken?«

Aufgabe

Nehmen Sie sich das Arbeitsblatt vor und notieren Sie Ihre Schmerzantreiber. Dafür sind 3 Bereiche vorgesehen: sozial, biologisch und psychologisch.

Der **soziale Bereich** meint Ihren Alltag, der umgeben ist von anderen Menschen – sei es Familie, Kolleg*innenteam, Freunde etc., sozial meint auch, was Ihren Alltag strukturiert, füllt und ausmacht, z. B. eingeschränkte berufliche Perspektive, finanzielle Notlagen/Einschränkungen, familiäre Streitigkeiten, etc.

Der **biologische Bereich** meint alles, was mit Ihrem Körper und körperlichem Wohlbefinden zu tun hat, z. B. Völlegefühle, Müdigkeit, Schlafmangel, Gefühl von Schwere, Hautprobleme, Nahrungsmittelunverträglichkeiten, Narben, zurückliegende Verletzungen etc.

Der **psychologische Bereich** meint alles, was mit Ihrer Seele und dem seelischen Wohlbefinden zu tun hat, z. B. Kummer, Sorgen, Traurigkeit, Niedergeschlagenheit, Hilflosigkeit, Konzentrationsprobleme etc.

Nun sind Sie dran! Untersuchen Sie Ihren Alltag, Ihren Körper und Ihre Seele nach möglichen schmerzverstärkenden Faktoren und ordnen Sie diese den einzelnen Bereichen zu! Es gibt hier kein Richtig oder Falsch – dies hier ist der Weg zu Ihrem ganz persönlichen Schmerzmodell!

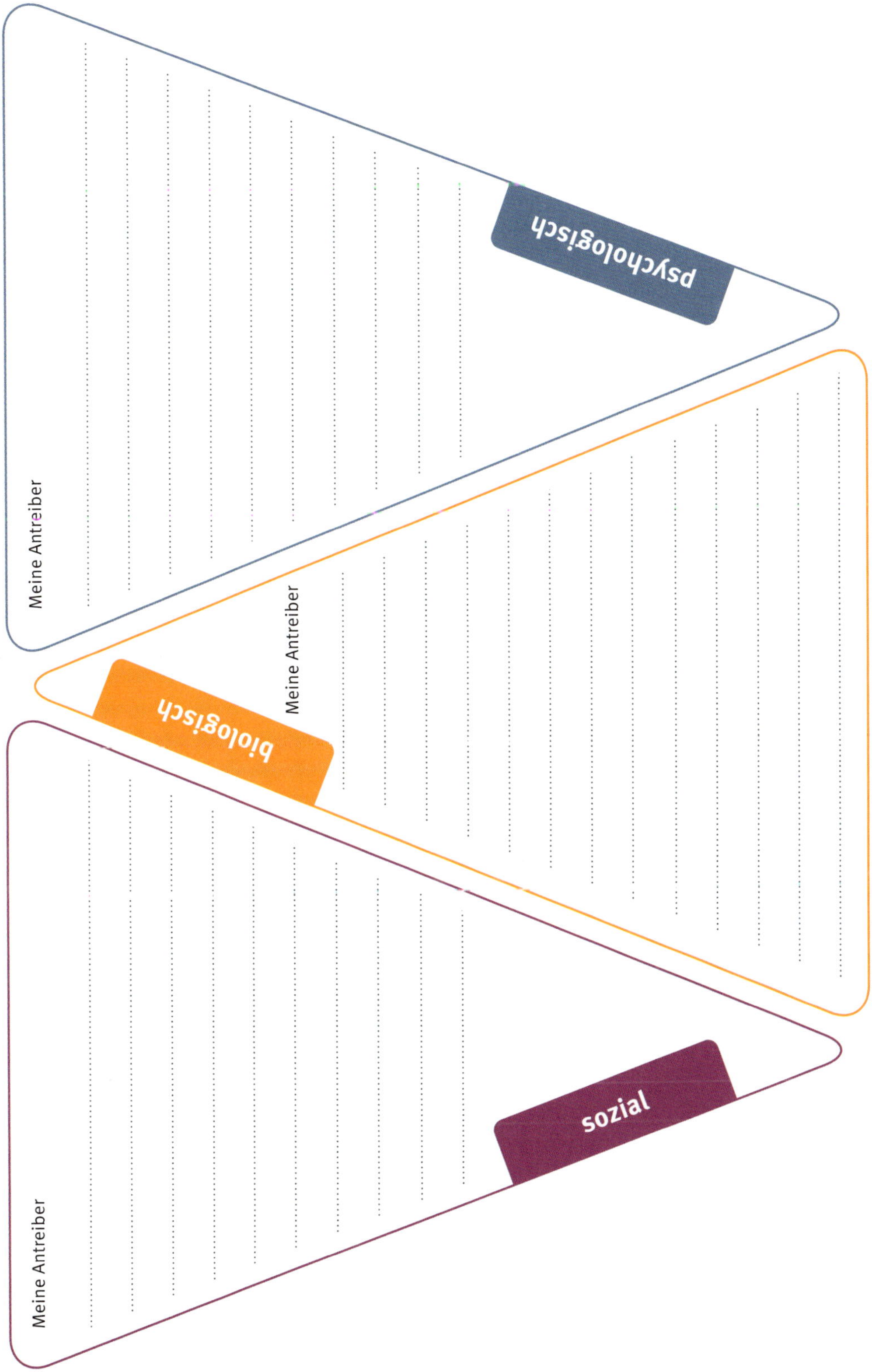
psychologisch
Meine Antreiber
biologisch
Meine Antreiber
sozial
Meine Antreiber

Meine Schmerzhemmer

Ziel dieses Arbeitsblattes

Zielstellung dieser Übung ist es, zu überlegen und zu notieren, welche schmerzlindernden Faktoren Sie in Ihrem Alltag, in Ihrer Persönlichkeit und Ihrem Körper kennen bzw. schon wahrgenommen haben. Eine hilfreiche Frage dazu kann sein: »Was muss ich tun, damit ich keine Schmerzen bekomme oder sich diese lindern lassen?«

Aufgabe

Nehmen Sie sich das Arbeitsblatt vor und notieren Sie Ihre Schmerzhemmer. Dafür sind 3 Bereiche vorgesehen: sozial, biologisch und psychologisch.

Der **soziale Bereich** meint Ihren Alltag, der umgeben ist von anderen Menschen – sei es Familie, Kolleg*innenteam, Freunde etc., sozial meint auch, was Ihren Alltag strukturiert, füllt und ausmacht, z. B. erfüllende berufliche Perspektive, finanzielle Sicherheit, familiäre Unterstützung etc.

Der **biologische Bereich** meint alles, was mit Ihrem Körper und körperlichen Wohlbefinden zu tun hat, z. B. gesunde Ernährung, sich ausgeschlafen fühlen, einen erholsamen Schlaf haben, Bewegung, guter Heilungsverlauf zurückliegender Verletzungen etc.

Der **psychologische Bereich** meint alles, was mit Ihrer Seele und dem seelischen Wohlbefinden zu tun hat, z. B. Freude, Zuversicht, sich angenommen fühlen, Wertschätzung erleben etc.

Nun sind Sie dran! Untersuchen Sie Ihren Alltag, Ihren Körper und Ihre Seele nach möglichen schmerzlindernden Faktoren und ordnen Sie diese den einzelnen Bereichen zu! Es gibt hier kein Richtig oder Falsch – dies hier ist der Weg zu Ihrem ganz persönlichen Schmerzmodell!

psychologisch

Meine Hemmer

biologisch

Meine Hemmer

sozial

Meine Hemmer

Mein erstes persönliches Schmerzmodell

Ziel dieses Arbeitsblattes

Wir laden Sie ein, das bisher Beobachtete und Gelernte in Ihrem persönlichen Schmerzmodell ganz individuell zusammenzufassen.

Aufgabe

Bitte schauen Sie auf die nächste Abbildung, nachdem Sie beide Arbeitsblätter »Meine Schmerzantreiber« (S. 38) und »Meine Schmerzhemmer« (S. 40) ausgefüllt haben. Versuchen Sie nun, die wichtigsten in das unten aufgeführte, zusammengefasste Schmerzmodell einzutragen und auch hier eine Ordnung zu finden. Sortieren Sie bitte jeden einzelnen Antreiber und Hemmer zu dem Feld, wo Sie seinen Einfluss am größten sehen.

- Wirkt Ihr Antreiber oder Hemmer direkt auf das Schmerzempfinden?
- Wirkt Ihr Antreiber oder Hemmer direkt auf Ihr Stresserleben?
- Trägt Ihr Antreiber oder Hemmer unmittelbar zu Erschöpfung oder Regeneration bei?
- Hat Ihr Antreiber oder Hemmer einen direkten Einfluss auf die Schmerzschwelle?

Manchmal ist ein und derselbe Antreiber oder Hemmer auf verschiedenen Ebenen anzutreffen – das ist sogar ganz normal. Es gibt kein Richtig und kein Falsch – es gibt nur Ihre Sicht auf die Dinge!

Sollte Ihnen diese Seite zu klein sein, Sie haben alle Gestaltungsmöglichkeiten, die Ihnen Ihr Haushalt unmittelbar bietet: größeres Papier, Fensterscheiben, Wände (am besten mit Klebezetteln).

Verschaffen Sie sich einen guten Überblick!

Was sind Ihre persönlichen, wichtigsten Erkenntnisse?

Haben Sie Fragen, die Sie gerne mit behandelnden Ärzten oder Ärztinnen, Physiotherapeuten und -therapeutinnen oder Psychologen oder Psychologinnen besprechen möchten? Halten Sie diese gerne in dem Arbeitsblatt »Fischernetz« (S. 44) fest, damit sie nicht verloren gehen!

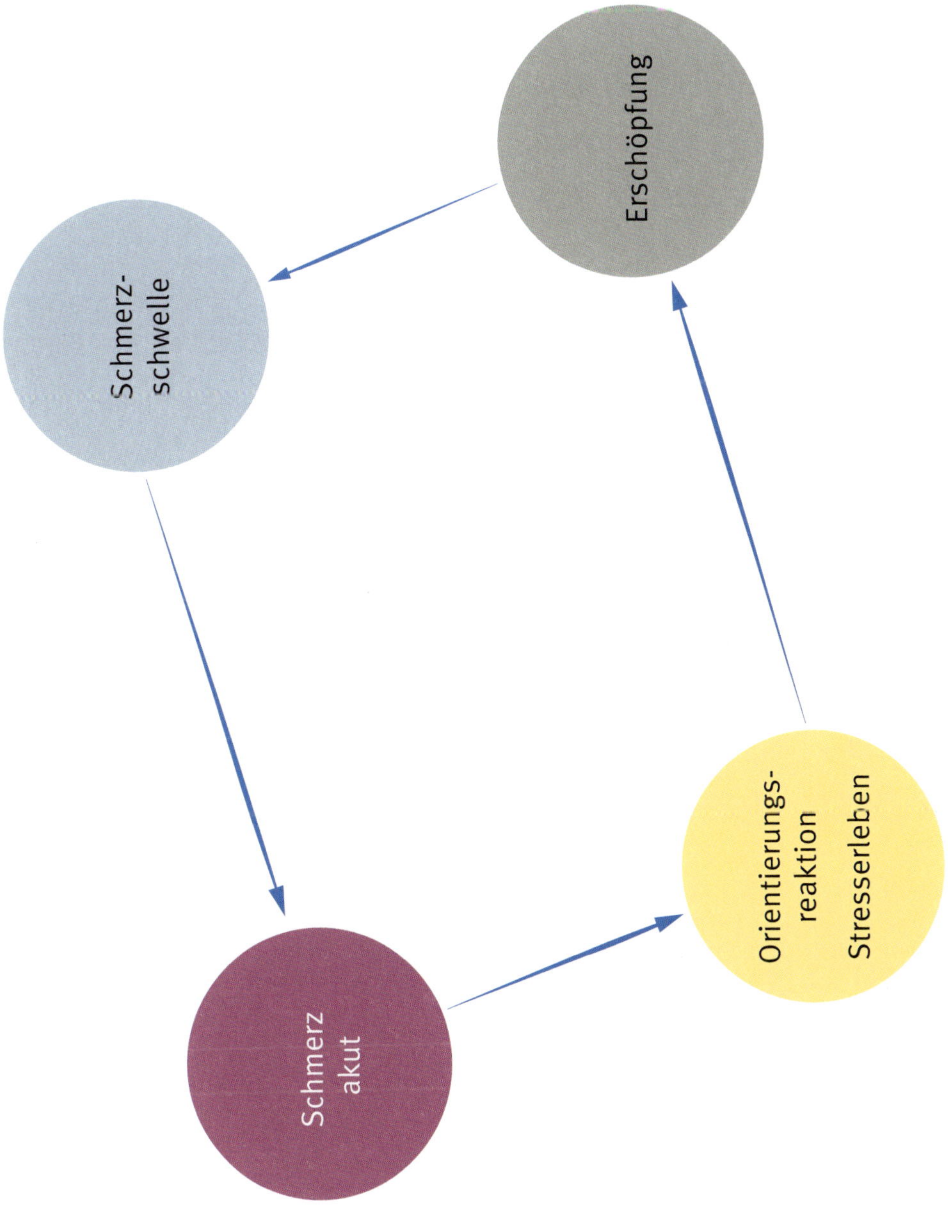
Schmerz akut
Orientierungs-reaktion
Stresserleben
Erschöpfung
Schmerz-schwelle

Fischernetz 1

Das möchte ich mir merken:[6]

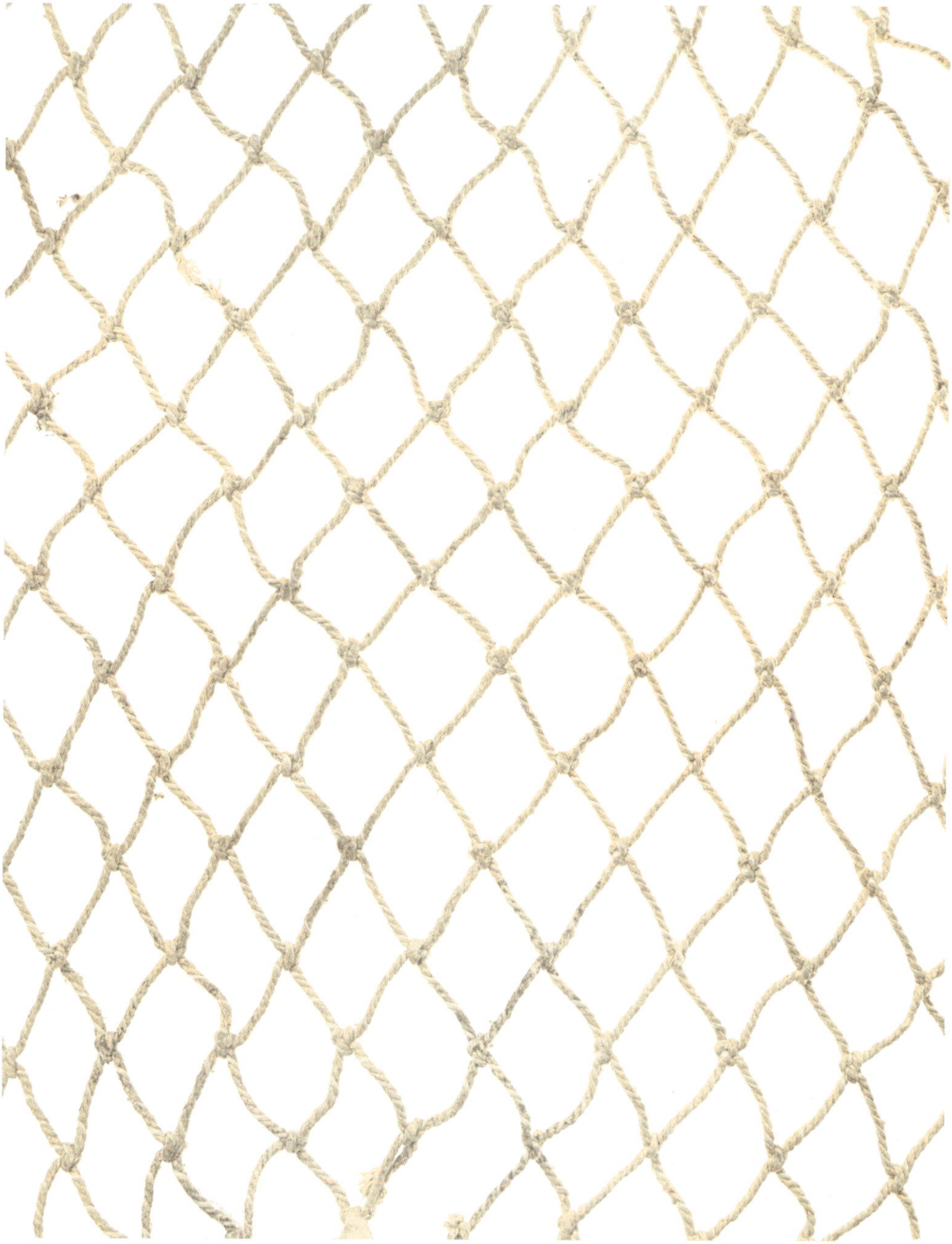

Ordnung in den Umgang mit Schmerzen bringen

Welche Fragen Sie haben könnten:

- Weshalb reicht es nicht, wenn der Arzt bzw. die Ärztin mir Medikamente verschreibt, die gegen meine Schmerzen wirken?
- Was bringt es, wenn ich gegen Schmerzen Antidepressiva einnehmen soll, obwohl ich keine Depressionen habe?
- Muss ich mich nicht bei Schmerzen am Bewegungsapparat schonen?
- Weshalb soll ich Entspannung machen und diese dann noch üben?
- Warum soll ich mich bewegen, wenn es doch so weh tut?
- Welche Medikamente helfen mir überhaupt?
- Wo wirken Medikamente bei Schmerz?

Die drei Säulen der Schmerzbewältigung

Die moderne Schmerztherapie gründet sich auf drei Säulen:

- medikamentöse Ansätze
- eine sinnvolle, regelmäßige körperliche Aktivität
- eine aktiv herbeigeführte und regelmäßige Entspannung

Eine Optimierung aller drei Säulen steht immer am Anfang einer Schmerztherapie bzw. eines bewussten und zielführenden Umgangs mit (wiederkehrenden) Schmerzen.

Schmerzmittel: die erste Säule der Schmerzmedizin

Lassen wir zuerst unsere ärztliche Kollegin zu Ihnen sprechen: Akuten Schmerzen geht in der Regel eine Reizung oder sogar eine Schädigung von körpereigenen Strukturen voraus. Diese kann die Haut, die Muskulatur, Knochen oder Gelenke, aber auch Organe betreffen. Die Ursache der Reizung, ob sie z. B. durch eine Verbrennung, eine Verletzung nach einem Stoß oder durch eine Überlastung beim Sport oder der Gartenarbeit entstand, spielt keine Rolle. Entscheidend sind die Stärke der Reizung und die Kapazität der Körperstruktur, mit dieser Reizung umzugehen.

Schauen wir uns hierzu ein Beispiel an. Stellen Sie sich vor, Sie stoßen mit Ihrem Knie gegen das Tischbein. Ist der Stoß eher leicht und Ihr Knie ist gesund, dann kann im besten Fall der Stoß mit einem Schrecken einhergehen. Der gleiche leichte Stoß jedoch bei einem Knie, welches durch einen Sonnenbrand gerötet und überempfindlich ist, löst einen Schmerz aus. Die Kapazität dieses Knies ist durch den Sonnenbrand eingeschränkt.

Schmerzen infolge einer (Über-)Reizung oder Schädigung von körperlichen Strukturen gehen in der Regel mit Entzündungsreaktionen einher. Bei dieser Reaktion werden Botenstoffe ausgeschüttet, die der Heilung der verletzten Strukturen dienen. Ein Begleiteffekt der Entzündungsreaktion sind damit einhergehende Schmerzen. In dem oben beschriebenen Beispiel des sonnenverbrannten Knies und der Verletzung durch den Stoß, ist die Schmerzreaktion ein durchaus gewünschter Effekt. Denn durch den Schmerz wird das Knie geschont und der Sonnenbrand kann besser abheilen. Schmerzen haben also durchaus eine Funktion, vor allem, wenn sie im Zusammenhang mit einer akuten (Über-)Reizung bzw. Schädigung/ Verletzung stehen. Hier handelt es sich um akute Schmerzen.

» *Fassen wir an dieser Stelle zusammen: Akute Schmerzen können aus Reizungen bzw. Schädigungen körpereigener Struktu-*

Die Säulen der modernen Schmerzmedizin.

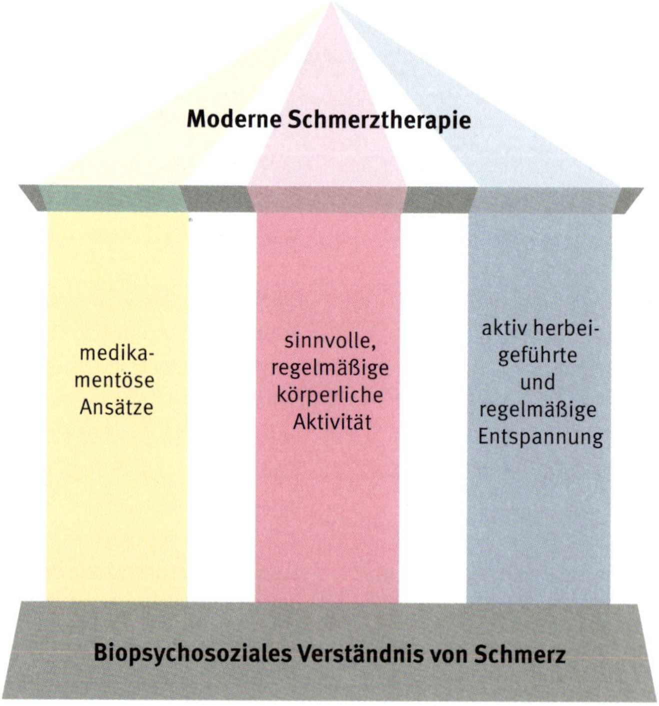

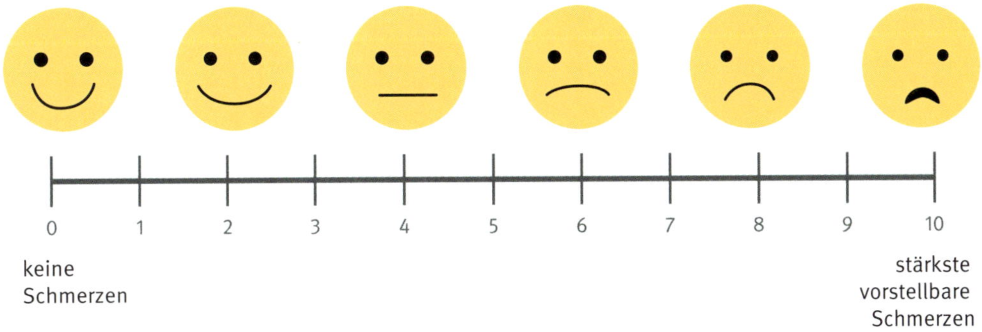

Schmerzen im unteren Zahlenbereich der Schmerzskala (0–4) werden als gering eingestuft.

ren entstehen. Sie gehen oft mit Entzündungsreaktionen einher und unterstützen den Heilungsprozess.

Wenn wir also Schmerzmedikamente (umgangssprachlich auch Schmerzmittel genannt) zu uns nehmen, setzen wir für eine bestimmte Zeit die Funktion des Schmerzes (z. B. das Warnen vor einer Überlastung des Körpers) außer Kraft. Darin liegt eine Gefahr für den Heilungsprozess, der durch nicht angepasstes Verhalten gestört werden kann. Schauen wir uns noch einmal das Knie mit dem Sonnenbrand an. Durch die Einnahme eines Schmerzmedikamentes wird der Schmerz des Sonnenbrandes abgemildert oder gar verdrängt. Es kann sich mit dem Schmerzmedikament sogar so anfühlen, als hätte das Knie keinen Sonnenbrand mehr. Ein nicht angepasstes Verhalten, wie z. B. ein erneutes Sonnenbad, würde in diesem Fall eine weitere Schädigung der Haut nach sich ziehen. Der begonnene Heilungsprozess wird durch die erneute Verletzung der Haut gestört bzw. unterbrochen.

» *Es ist also sehr wichtig bei der Anwendung eines Schmerzmedikamentes, sein Verhalten der noch vorhandenen akuten Schädigung anzupassen.*

Zu Schmerzmedikamenten greift man in der Regel, um den Schmerz zu beenden oder wenigstens in einen erträglichen Bereich zu verschieben, ohne dabei Nebenwirkungen zu erzeugen. Doch was ist erträglich und was sind Nebenwirkungen?

Was ist erträglich?

Erträgliche Schmerzen werden Schmerzen genannt, wenn sie eine geringe Intensität besitzen und die Bewältigung des Alltags bzw. die körperlichen Funktionen nicht bzw. kaum durch sie beeinträchtigt werden. Die Einschätzung, ob Schmerzen erträglich sind, ist immer subjektiv und erfolgt einzig von demjenigen, der diese Schmerzen hat.

Es gibt für die Erfassung von Schmerzintensitäten kein objektives Instrument. In der Regel wird zur Orientierung über die

Schmerzstärke eine numerische (oder auch visuelle) Skala angewendet, mit deren Hilfe man den Schmerz in seiner Stärke einschätzen kann. Besonders häufig wird der Schmerz anhand von Zahlen eingeschätzt (numerische Ratingskala). Dem Schmerz wird ein Wert zwischen 0 (= kein Schmerz) und 10 (= stärkster vorstellbarer Schmerz) zugeordnet. Manchmal werden diesen Zahlen auch Farben oder Gesichter zugewiesen, ein Beispiel finden Sie hier.

Nebenwirkungen

Nebenwirkungen bereiten vielen Menschen Sorgen und Beschwerden. Keiner möchte sie haben; manchmal sind sie der Grund, warum Medikamente nicht eingenommen oder Therapien nicht begonnen werden. Doch was sind Nebenwirkungen eigentlich? Sind sie immer gefährlich? Wie können wir sie vermeiden oder mit ihnen umgehen? Lassen Sie uns versuchen, gemeinsam Antworten auf diese Fragen zu finden.

Zu Beginn: Nebenwirkungen sind nicht per se gefährlich, manchmal erfüllen sie positive Begleiteffekte, die für die Behandlung zusätzlich genutzt werden können. Hierzu fällt mir ein Beispiel ein, mit dem sich das veranschaulichen lässt: Stellen Sie sich vor, schon lange wollten Sie in Ihrer Wohnung ein Regal aufräumen, die Zettel oder Bücher darin sortieren und prüfen, was Sie noch brauchen. Vielleicht kennen Sie solch ein persönliches »Projekt«, das Sie vor sich herschieben.

Doch dann kündigt sich Besuch an. Sie bereiten sich auf Ihren Besuch vor, räumen in der Küche etwas auf und dann nehmen Sie Ihr Bücherregal in Angriff. Sie beginnen zu werkeln, Zeit vergeht und auf einmal sind die Zettel und Bücher im Regal sortiert und alles aufgeräumt. Der Besuch kommt und Sie freuen sich darüber und auch über den schönen Nebeneffekt des aufgeräumten Regals. Ein wenig verhält es sich so auch manchmal mit Nebenwirkungen: Sie können zu Beginn einer Therapie auftreten oder bereits vor der Therapie ängstigen, sich unter der Therapie aber als ein positiver Effekt herausstellen und die Behandlung unterstützen oder verstärken.

Was versteht man unter Nebenwirkungen von Arzneimitteln?

Arzneimittel können neben der beabsichtigten Wirkung auch unerwünschte Wirkungen (unerwünschte Arzneimittelwirkung = UAW) auslösen. Diese unerwünschten Wirkungen werden auch »Nebenwirkungen« genannt. Die Bedeutung der Nebenwirkung für einzelne Betroffene bzw. für die Therapie hängt von verschiedenen Aspekten ab. So z. B. davon, wie häufig bestimmte Nebenwirkungen bei der Behandlung auftreten, oder davon, bei welcher Dosis (Einnahmemenge) sie vorkommen können, und schlussendlich auch davon, ob und welche therapeutische Konsequenz die Nebenwirkungen haben. Die Nebenwirkungen werden auch besser toleriert (heißt: vertragen), wenn sie Erlebensbereiche betreffen, die die Betroffenen nicht oder nur wenig in wichtigen Lebensbereichen einschränken. Lassen Sie uns diese einzelnen Bereiche einmal näher betrachten.

Häufigkeit von Nebenwirkungen

Die Häufigkeit des Auftretens von Nebenwirkungen hängt u. a. von der Dosierung, aber auch den Wechselwirkungen des Arzneimittels im Körper sowie dessen Aufnahme, Verteilung und Abbau im Körper ab. Oft sind es die Abbauprodukte des Arzneimittels, die für die Nebenwirkungen verantwortlich sind; diese hängen daher auch vom individuellen Stoffwechsel ab. Für die Beschreibung der Häufigkeit von Nebenwirkungen gibt es einen gemeinsamen bzw. einheitlichen Sprachgebrauch:

- So meint ein »sehr häufiges« Auftreten einer Nebenwirkung, dass diese voraussichtlich bei mindestens einer von zehn Patient*innen auftritt. Das heißt eine Patient*in ist hiervon betroffen, neun andere haben jedoch keine Beschwerden.
- Bei einem »seltenen« Auftreten einer Nebenwirkung sind dagegen nur 10 Patient*innen von 10.000 betroffen. Entsprechend der Häufigkeit des Auftretens von Nebenwirkungen unterscheidet man folgende Kategorien.

Dosisabhängigkeit von Nebenwirkungen

Hier unterscheidet man das Auftreten von Nebenwirkungen in Abhängigkeit von der Dosierung (dosisabhängig, dosisunabhängig) bzw. der Anwendungszeit und der Dosierung (zeit- und dosisabhängig). Daneben können Nebenwirkungen auch verzögert, nach dem Absetzen oder unerwartet auftreten. Bei Schmerzmedikamenten können Nebenwirkungen bereits mit der ersten Einnahme auftreten. Opioide z. B. werden oft in den ersten Anwendungstagen von Müdigkeit oder einer leichten Benommenheit begleitet. Typisch für die Gruppe der NSAR (s. WHO-Stufenschema S. 62) dagegen sind Nebenwirkungen, die mit Zunahme der Dosierung eintreten. Das Risiko für Magen- und Darmbeschwerden, Herz-Kreislauf-Störungen sowie Einschränkungen der Nierenfunktion steigt zudem, je länger ein NSAR eingenommen wird.

Eine sehr seltene Nebenwirkung metamizolhaltiger Medikamente, die Agranulozytose[7], kann dagegen völlig unabhängig vom Zeitverlauf auftreten. So z. B. nach einer längeren oder wiederholten Anwendung. Sie kann sich aber auch erst nach dem Absetzen des Medikaments ausbilden. Daher ist es bei metamizolhaltigen Medikamenten wichtig, beim Auftreten von wiederholten oder anhaltenden Infekten, Blässe und Abgeschlagenheit und/oder einer erhöhten Neigung zur Bildung von blauen Flecken, den Arzt bzw. die Ärztin aufzusuchen.

Therapeutische Konsequenz

Wie gerade am Beispiel metamizolhaltiger Medikamente beschrieben, können Nebenwirkungen die Gesundheit der Patient*innen so stark beeinträchtigen, dass die Behandlung mit diesem Arzneimittel abgebrochen werden muss. Dies kann z. B. auch der Fall sein, wenn allergische Reaktionen auf

Mögliche Nebenwirkungen von Schmerzmitteln

Wirkstoff	Auswahl möglicher Nebenwirkungen
Ibuprofen Diclofenac Etoricoxib	Appetitlosigkeit, Übelkeit, Magenschmerzen, Magenschleimhautentzündungen, Magen-, Darmblutungen, Herz-, Kreislauferkrankungen, Nieren-, Leberfunktionsstörungen
Paracetamol	Beeinträchtigung der Leberfunktion, Leberschädigung
Metamizol	Blutdruckabfall, Schwitzen, Leberschädigung, allergische Reaktion, Agranulozytose

Medikamente auftreten. Nebenwirkungen können aber auch vorhanden sein, ohne dass sie die Gesundheit gefährden, sodass die Behandlung fortgeführt werden kann. So z. B. das Auftreten von Müdigkeit und Benommenheit bei einer Opioidtherapie oder die leichte Magenverstimmung unter einer NSAR-Therapie. Auch wenn Nebenwirkungen mild sein können und vor allem, wenn diese Symptome anhalten bzw. sich verschlechtern, ist es unbedingt erforderlich, sich bei seinem Arzt bzw. seiner Ärztin vorzustellen.

Was tun, bei Nebenwirkungen?

Wie Sie bereits im vorangegangenen Teil erfahren haben, sind Nebenwirkungen nicht immer auch lebensgefährlich/-bedrohlich. Nebenwirkungen, wie Appetitlosigkeit, leichte Magenverstimmung oder leichte Müdigkeit, können zu Beginn einer Behandlung auftreten. In der Regel bessern sich die Symptome schnell. Halten Sie jedoch an und werden stärker, sollten Sie einen Arzt aufsuchen. Auch häufige oder starke Magenschmerzen, schwarz gefärbter Stuhl, anhaltende Abgeschlagenheit, Blässe und Luftnot bei körperlichen Anstrengungen sollten ärztlich abgeklärt werden.

» *Generell gilt: Treten Symptome auf, die Ihre Gesundheit beeinträchtigen bzw. die Sie verunsichern, kontaktieren Sie Ihren Arzt bzw. Ihre Ärztin und lassen Sie diese Beschwerden abklären.*

Nebenwirkungen vermeiden oder verringern

Nicht alle Nebenwirkungen lassen sich verhindern. Die sachgerechte Anwendung eines Medikamentes aber trägt dazu bei, das Risiko für das Auftreten von Nebenwirkungen zu verringern.

Häufigkeit der Einnahme: NSAR z. B. können lebensgefährliche Nebenwirkungen verursachen. Das Risiko, dass sich diese Nebenwirkungen entwickeln, steigt, je länger man NSAR einnimmt und je stärker die Dosierung ist. Das heißt, eine häufige Anwendung eines NSAR kann das Auftreten von Nebenwirkungen begünstigen.

» *Daher gilt folgende Regel: Ohne ärztlichen Rat sollen Schmerzmittel höchstens 3 Tage am Stück bzw. an 10 Tagen im Monat eingenommen werden.*

Keine vorbeugende Anwendung: Zudem wird empfohlen, Schmerzmittel nicht vorbeugend anzuwenden, z. B. »um den Tag zu überstehen« oder um »an einem Sportereignis teilnehmen zu können«. Die dadurch erzeugte »Mehreinnahme« kann schnell das Auftreten von Nebenwirkungen begünstigen.

» *Außerdem wirken Schmerzmedikamente nicht ursächlich: Sie beseitigen nicht die Ursache des Schmerzes, die z. B. eine Gewebereizung oder -verletzung sein kann. Sie vermindern nur das Symptom Schmerz, während die Ursache hiervon unberührt bleibt.*

Einschleichen ist sinnvoll: Bei bestimmten Medikamenten versucht man, dem Auftreten von Nebenwirkungen durch ein vorsichtiges Einschleichen des Medikaments entgegenzuwirken. Dabei beginnt man die Therapie mit einer sehr geringen, oft noch nicht wirksamen Dosierung. Die Dosis wird langsam gesteigert, entweder nach einigen Tagen oder Wochen, bis zur gewünschten Dosierung bzw. Wirkung. Diese Art der Medikamenteneinstellung wird z. B. bei der Behandlung neuropathischer Schmerzen genutzt.

Manchmal ist eine Nebenwirkung hilfreich: Manchmal nutzt man Nebenwirkungen aber auch als zusätzliche Effekte, wie z. B. die Müdigkeit, um eine begleitende Schlafstörung günstig mit zu beeinflussen.

Medikamente zur Vorbeugung von Nebenwirkungen: Es gibt aber auch die Möglichkeit, mit zusätzlichen Medikamenten Nebenwirkungen zu behandeln bzw. diesen vorzubeugen. So werden z. B. sogenannte Protonenpumpenhemmer (umgangssprachlich auch »Magenschutztabletten«) bei einer Behandlung mit NSAR zum Schutz der Magenschleimhaut eingesetzt.

Welchen Stellenwert haben Schmerzmedikamente?

Schmerzen, so haben wir schon erfahren, haben eine Funktion. So fördern sie Heilungsprozesse, üben eine Warn- und Schutzfunktion aus und spielen eine Rolle bei Lern- und Erfahrungsprozessen. Auf der anderen Seite können Schmerzen massiv das subjektive Wohlbefinden und die Lebensqualität beeinträchtigen. Schmerzen können sich auf den Schlaf, die Regenerationsfähigkeit und die Aktivität bzw. die Belastbarkeit auswirken und diese einschränken. Halten Schmerzen über einen längeren Zeitraum an, können diese Auswirkungen zur Abnahme der Kondition (Disuse), zur Vermeidung von Bewegung und Aktivität, zu Ängstlichkeit bis hin zu depressiven Verstimmungen führen.

Schmerzmedikamente sind in der Regel in der Lage, akute Schmerzen gut zu lindern, d. h. in einen erträglichen Bereich zu verschieben, ohne dabei unerwünschte Nebenwirkungen nach sich zu ziehen. Sie können hierdurch unser Wohlbefinden und unsere Lebensqualität verbessern.

Sie beeinflussen jedoch nicht die Ursache, die zum Schmerz führt. Der Sonnenbrand bleibt der Sonnenbrand, die Verletzung durch den Stachel im Fuß bleibt eine Verletzung, der überlastete Muskel durch die Gartenarbeit bleibt überlastet. Erst durch den Heilungsprozess, der unterschiedlich viel Zeit braucht, kann sich auch die Ursache des Schmerzes: das geschädigte Gewebe, bessern und der Schmerz vergeht.

Nebenwirkungen, Wechselwirkungen und Gegenanzeigen

Das sind drei Begriffe, die gerne verwechselt werden.[8]

- **Nebenwirkungen** sind Beschwerden, die zusätzlich zur Hauptwirkung eines Arzneimittels auftreten, aber nicht erwünscht sind. »Unerwünschten Arzneimittelwirkungen« sind ein Synonym für Nebenwirkungen.
- **Wechselwirkungen** sind gegenseitige Beeinflussungen zweier Arzneimittel oder eines Arznei- und eines Nahrungsmittels. Häufig wird die erwünschte Wirkung abgeschwächt, aufgehoben oder aber unverhältnismäßig verstärkt.
- **Gegenanzeigen** sind Erkrankungen, Beschwerden, Therapien oder Lebensumstände, bei denen das Arzneimittel überhaupt nicht angewendet werden darf.

Der Beipackzettel: Fluch oder Segen?

Wer kennt sie nicht, die Aufforderung: »Zu Risiken und Nebenwirkungen lesen Sie die Packungsbeilage (den Beipackzettel) oder kontaktieren Sie Ihren Arzt oder Apotheker.«

Doch was genau ist ein Beipackzettel und welche Funktion hat er? Geht es Ihnen auch manchmal so, dass Sie die im Beipackzettel aufgeführten Informationen überfordern und verwirren? Nicht selten führen sie dazu, dass ein Medikament nicht eingenommen wird – oft aus Angst vor den im Beipackzettel beschriebenen Nebenwirkungen, Wechselwirkungen und Gegenanzeigen.

Beipackzettel können als »Gebrauchsinformation« eines Medikamentes verstanden werden. Hierzu gibt es auf dem Patientenportal der forschenden Pharmaunternehmen anschauliche Erläuterungen, die wir hier in verkürzter Form wiedergeben:[9]

Beipackzettel enthalten wichtige Informationen über die richtige Anwendung eines Arzneimittels. Pharmahersteller haben wenig Spielraum, den Beipackzettel zu gestalten. Denn das Arzneimittelgesetz (AMG) gibt im Paragraf 11 im Detail vor, wie die Informationen für die Patient*innen auszusehen haben.

Jeder Beipackzettel muss in festgelegter Reihenfolge folgende Informationen enthalten:

1. den Namen des Arzneimittels und die Stoff- oder Indikationsgruppe
2. die Anwendungsgebiete: Bei welchen Krankheiten darf das Medikament eingesetzt werden?
3. Informationen, die vor der Einnahme des Arzneimittels bekannt sein müssen, z. B.
   - Gegenanzeigen: Wann darf das Medikament nicht genommen werden?
   - Vorsichtsmaßnahmen: Darf der Anwender Auto fahren oder Maschinen bedienen?
   - Wechselwirkungen: Gibt es Medikamente (oder Lebensmittel), die die Wirkung des Medikaments verstärken oder herabsetzen können?
4. Anleitungen über die Dosierung und Art der Anwendung: Wann, wie und wie häufig muss das Medikament eingenommen werden?
5. eine Beschreibung der Nebenwirkungen: Welche unerwünschten Wirkungen können

beim Gebrauch des Arzneimittels wie häufig eintreten?

6. einen Hinweis auf das auf der Verpackung angegebene Verfalldatum: Bis wann darf das Medikament verwendet werden?
7. Name und die Anschrift des pharmazeutischen Unternehmers
8. das Datum der letzten Überarbeitung der Packungsbeilage

Es müssen alle Nebenwirkungen aufgelistet werden

Beim Lesen eines Beipackzettels verunsichern den Nutzer insbesondere die Aufführungen von Nebenwirkungen. Aber auch hier gelten gesetzliche Vorgaben.

Jedes Symptom, welches während der Zulassungsstudie[10] aufgetreten ist, muss im Beipackzettel aufgelistet werden. Dies geschieht unabhängig davon, ob dieses Symptom tatsächlich nur allein mit dem Medikament in Zusammenhang steht oder im Zusammenspiel mit der Anwendung selbst, anderen Krankheitsbildern oder anderen Medikamenten oder aus einem anderen Grund aufgetreten ist. Zusammengefasst heißt das, welche Relevanz dieses Symptom für dieses Medikament ausschließlich und tatsächlich hat, wird hierbei nicht erfasst.

Der Pharmahersteller ist zur Auflistung all dieser Symptome/Nebenwirkungen verpflichtet. Im Beipackzettel werden sie zusammen mit der Häufigkeit ihres Auftretens angegeben. Wie die Häufigkeitsangaben zu verstehen sind, beschreibt die nachfolgende Tabelle.

Wie würde ein Beipackzettel für Schokolade aussehen?

Da Schokolade ein Lebensmittel und kein Arzneimittel ist, gibt es dafür natürlich keinen Beipackzettel; aber wenn es ihn gäbe, müsste er durchaus bedrohlich wirkende Informationen enthalten. Folgendermaßen könnte er aussehen. Statt »Schokolade« haben wir ein Pseudonym: S*100 gewählt:

Was bedeuten die Häufigkeitsangaben zu Nebenwirkungen im Beipackzettel?

Häufigkeitsangabe:	Die Nebenwirkung (NW) betrifft:	In Prozent ausgedrückt:
sehr häufig	mehr als 1 Behandelter von 10	Bei mehr als 10 % der Behandelten ist die NW aufgetreten.
häufig	1–10 Behandelte von 100	Bei 1–10 % der Behandelten ist die NW aufgetreten.
gelegentlich	1–10 Behandelte von 1000	Bei 0,1–1 % der Behandelten ist die NW aufgetreten.
selten	1–10 Behandelte von 10.000	Bei 0,01–0,1 % der Behandelten ist die NW aufgetreten.
sehr selten	weniger als 1 Behandelter von 10.000	Bei weniger als 0,01 % der Behandelten ist die NW aufgetreten.
nicht bekannt	Häufigkeit aufgrund der verfügbaren Daten nicht abschätzbar	Es sind nur Einzelfälle bekannt, daraus kann die Häufigkeit des Auftretens nicht abgeschätzt werden.

Wofür wird S*100 angewendet? S*100 erhöht den Blutzuckerspiegel und beugt hierüber Mangelzuständen der Energieversorgung vor bzw. gleicht diese aus. S*100 wird angewendet bei Heißhungerattacken, in oder nach Stresssituationen, zur Behandlung von Hypoglykämie und leichten depressiven Verstimmungen, zur Stressprophylaxe.

Was sollen Sie vor der Einnahme beachten? Eine Anwendung von S*100 darf nicht erfolgen:

- Wenn Sie allergisch gegen S*100 oder einzelne Bestandteile/Inhaltsstoffe von S*100 sind.
- Wenn Sie in der Vergangenheit auf Lebensmittel ähnlicher Art mit Asthmaanfällen oder in anderer Art überempfindlich reagiert haben.
- bei instabilem und schwer einstellbarem Diabetes mellitus
- bei Adipositas per magna
- bei ausgeprägter Karies bzw. Kariesneigung
- bei Obstipation

Warnhinweise: Bitte sprechen Sie mit Ihrem Arzt oder Apotheker, bevor Sie S*100 einnehmen,

- bei einer Überempfindlichkeit gegenüber anderen Lebensmitteln mit ähnlichen Inhaltsstoffen
- bei Bestehen von Allergien
- bei Adipositas, Diabetes mellitus, Asthma bronchiale, Heuschnupfen
- bei obstipativer Neigung
- bei Neigung zu Karies und eingeschränkter Mundhygiene

Worauf müssen Sie noch achten? Kinder/Jugendliche: Bei regelmäßiger Anwendung von S*100 in Zusammenhang mit Vernachlässigung von körperlicher Aktivität und gesunder Ernährung können sich Adipositas und Diabetes mellitus ausbilden, die zu Gefäßveränderungen mit kardialen (z. B. Herzinfarkt) und neurologischen (z. B. Schlaganfall) Nebenwirkungen führen können. Des Weiteren kann die regelmäßige und übermäßige Anwendung von S*100 zu kariösen Veränderungen bis hin zur Ausbildung von Zahndefekten führen.

Schwangerschaft/Stillzeit: In geringer Dosierung angewendet, kann S*100 Mangelzuständen vorbeugen und diese auch ausgleichen. Bei regelmäßiger Anwendung können sich aber auch die im oberen Abschnitt aufgeführten Nebenwirkungen einstellen, zusätzlich kann es die Entwicklung des Ungeborenen beeinflussen.

Welche Nebenwirkungen sind möglich? Wie bei allen Arzneimitteln und einigen Lebensmitteln, kann es auch bei der Einnahme von S*100 zum Auftreten von Nebenwirkungen kommen. Diese müssen aber nicht bei jedem Patienten auftreten. Manche Nebenwirkungen können schwerwiegend sein und Sie sollten die Anwendung abbrechen und umgehend Ihren Arzt aufsuchen, z. B. wenn Sie eine der folgenden schweren Nebenwirkungen bei sich bemerken: Atemnot, Hitzewallung, Kreislaufbeschwerden, Anzeichen von allergischen Reaktionen bzw. Überempfindlichkeit, seit Tagen anhaltende Obstipation, Herzbeschwerden.

Wie ist S*100 einzunehmen? Die Anwendung von S*100 sollte möglichst bei Bedarf erfolgen. Eine regelmäßige = tägliche Anwendung, vor allem größerer Mengen (über 200 g am Tag), ist zu vermeiden.

Bei anhaltenden, chronischen Schmerzen verhält es sich ähnlich. Nur kommen hier Schmerzmedikamente allein schnell an ihre Grenzen, um unser Wohlbefinden und unsere Lebensqualität zu verbessern. Oft verändert sich mit der Zeit die Wirkung der Schmerzmedikamente: Sie lässt nach oder die Medikamente üben keine schmerzlindernden Effekte mehr aus. Oder aber Nebenwirkungen beeinträchtigen die Anwendung bzw. die Schmerzmedikamente können aus anderen Gründen nicht mehr regelmäßig eingesetzt werden.

Hierfür erfordert es noch mehr als bei akuten Schmerzen die Einbeziehung weiterer Behandlungssäulen, wie z. B. die Aktivität und die Entspannung. In der Behandlung chronischer Schmerzen stellt die medikamentöse Therapie einen (aber nicht den einzigen) festen Bestandteil in einem Behandlungskonzept aus verschiedenen Bausteinen dar. Sich allein auf die medikamentöse Schmerztherapie zu konzentrieren, verursacht bei chronischen Schmerzen in der Regel eine Beschwerdezunahme.

Welche Medikamente wann?

Um diese Frage zu beantworten, müssen wir uns die Schmerzmedikamente einmal genauer ansehen. Es gibt eine Vielzahl von Schmerzmedikamenten. Einige helfen bei Kopfschmerzen, andere bei Arthrose, manche kann man für beides nutzen. Bei

Der Nozizeptorschmerz zeigt eine Verletzung von Körpergewebe an. Beim neuropathischen Schmerz ist das Nervengewebe selbst beschädigt oder gereizt.

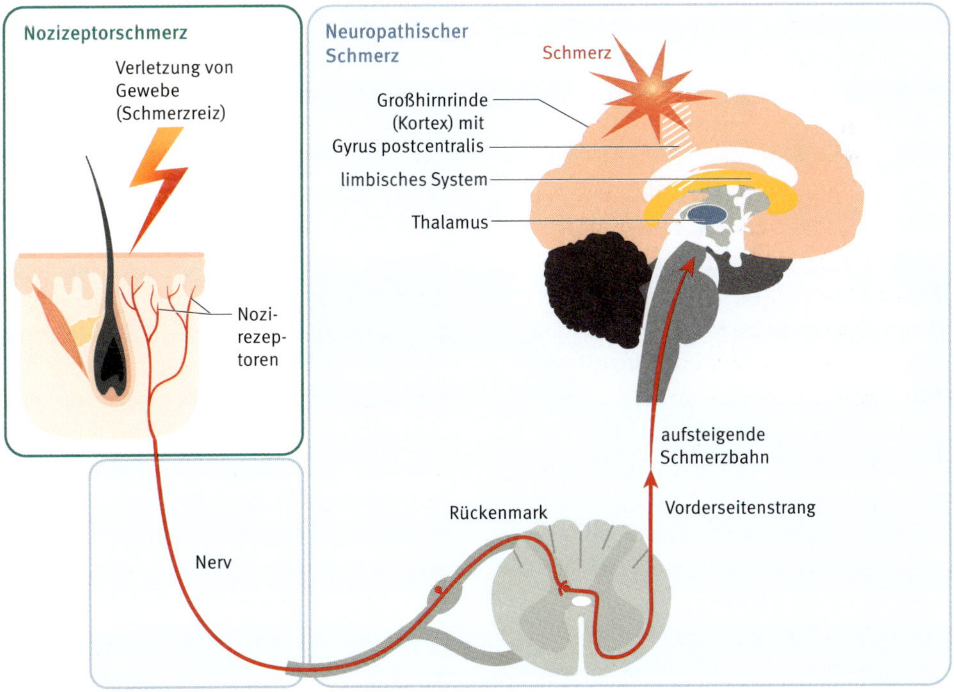

Gupta H. Schmerzfrei durch Yoga. 1. Aufl. Stuttgart: TRIAS; 2022.

Nervenschmerzen aber zeigen diese keinen Effekt, hier braucht es ganz spezifische Medikamente. Zudem: Nicht jedes Schmerzmedikament wirkt gleich, wobei auch viele Schmerzmedikamente sich ähnlich sind – verwirrend.

Wie kann man aber Schmerzmedikamente und ihre Auswahl besser verstehen? Hierzu müssen wir uns noch einmal den Schmerz als solchen genauer ansehen. Schmerz ist nicht gleich Schmerz. Er unterscheidet sich z. B. in seinen Symptomen, in seiner Stärke und auch in den ihm zugrunde liegenden Ursachen.

Bisher haben wir von Schmerzen gesprochen, die durch eine Verletzung (der Stachel im Fuß) oder durch Hitze (der Sonnenbrand auf dem Knie) ausgelöst wurden. Sie betrafen nur das Gewebe: die Haut, die darunterliegende Muskulatur. Man spricht in diesem Fall von einem sogenannten Gewebeschmerz. Er tritt überall dort auf, wo Gewebe gereizt bzw. verletzt wird. Bei einer solchen Reizung oder Verletzung werden unsere Schmerzsensoren, als Fachbegriff auch Nozizeptoren genannt, aktiviert. Sie werden sozusagen »angeschaltet« und geben den dazugehörigen Nervenfasern Impulse, die an das Gehirn weitergeleitet werden. Der Gewebeschmerz wird daher auch Nozizeptorschmerz oder nozizeptiver Schmerz genannt. Ist der Nozizeptor intakt und wird auch nicht gereizt, sondern die nachgeschalteten Strukturen: die Nervenfaser und/oder das Rückenmark und/oder das Gehirn erfahren eine Reizung oder sind geschädigt, dann spricht man von einem neuropathischen Schmerz.

Es können aber auch beide Bereiche, sowohl der Nozizeptor als auch eine der nachfolgenden Strukturen, betroffen sein. In diesem Falle wird der Schmerz »mixed pain« genannt.

Die Unterscheidung in Nozizeptorschmerz und neuropathischen Schmerz ist wichtig für die Auswahl des richtigen Schmerzmedikaments. Denn nicht alle Schmerzmedikamente können alle Schmerzen lindern. Schmerzmedikamente unterscheiden sich in ihrer Art und Weise, wie sie Schmerzen lindern. Ein großer Teil der »herkömmlichen Schmerzmedikamente« wirkt direkt im Gewebe, ein anderer an ganz spezifischen Rezeptoren. Hierüber können nozizeptive Schmerzen gelindert werden. Bei neuropathischen Schmerzen zeigen diese Schmerzmedikamente allerdings keine bzw. eine nur sehr geringe Wirkung.

Schmerzmedikamente bei neuropathischen Schmerzen

Bei neuropathischen Schmerzen helfen Medikamente, die an Nervenstrukturen, an Botenstoffen oder entsprechenden Rezeptoren ihre Wirkung entfalten und hierüber z. B. eine Beruhigung der gereizten Nervenzelle oder -faser bewirken. Die medikamentöse Behandlung neuropathischer Schmerzen erfolgt mit ganz besonderen Medikamenten. Sie werden z. B. auch zur Behandlung neurologischer Krankheitsbilder (z. B. der Epilepsie) oder von Depressionen eingesetzt. Da sie bei nicht sachgemäßer Anwendung sehr starke Nebenwirkungen nach sich ziehen können, müssen diese Medikamente über einen längeren Zeitraum langsam eingeschlichen werden.

Dabei beginnt man mit der geringsten Dosierung und steigert diese langsam bis zur gewünschten Wirkung oder dem Auftreten von Nebenwirkungen. Dies kann mehrere Wochen Zeit benötigen. Hat man die entsprechende Dosierung gefunden, muss das Medikament regelmäßig, zu festen Zeiten und entsprechend eines Behandlungsplans eingenommen werden. Eine bedarfsweise Therapie mit einem dieser Medikamente ist nicht oder nur eingeschränkt möglich. Aufgrund der beschriebenen Besonderheiten wird die Behandlung neuropathischer Schmerzen in der Regel durch eine Schmerztherapeutin oder einen Neurologen durchgeführt. Sie erfordert feste Absprachen zur Einnahme und zum Umgang mit dem Medikament. Vertreter dieser Medikamentengruppe sind nicht freiverkäuflich erhältlich.

Schmerzmedikamente bei Gewebeschmerzen

Lassen Sie uns nun die Medikamente ansehen, die zur Behandlung von Gewebeschmerzen (ein Gewebe bildet Organe oder Strukturen, wie zum Bespiel die Haut, Muskeln, Knochen, Gelenke, Organe), also z. B. von Muskel- oder Knochenschmerzen, eingesetzt werden. Für die Behandlung von Gewebeschmerzen gibt es eine Vielzahl von Medikamenten. Um sie besser anwenden zu können, wurde von der WHO (World Health Organisation, Weltgesundheitsorganisation) eine Einteilung (Nicht-Opioide, Opioide) vorgenommen.

Was passiert bei einer Schädigung von Gewebe im Körper?

Um die Wirkung von Schmerzmedikamenten zu verstehen, hilft es, einen Blick in den Körper zu werfen. In den vorangegangenen Kapiteln haben wir schon oft vom Stachel im Fuß gesprochen oder vom Sonnenbrand am Knie.

Dabei kommt es im Körper zu einer Verletzung von Gewebestrukturen. Einmal durch den spitzen Stachel oder durch Hitze beim Sonnenbad. Wenn Gewebe verletzt wird, geht dies mit einer Schädigung von Zellen einher. Bisher haben wir nur von Gewebe und Gewebestrukturen gesprochen, doch was sind Zellen?

Gewebe ist eine aus vielen Zellen aufgebaute Struktur; es besteht sozusagen aus einem riesigen Zellverband. Zellen sind also die Bausteine von Geweben, wie z. B. die Steine einer Häuserwand oder einer Mauer. Wird die Mauer eingerissen, wird nicht nur die Mauer, sondern es werden auch die Steine, die diese Mauer bilden, zerstört. So ähnlich ist es auch mit dem Gewebe. Wenn Gewebestrukturen verletzt werden, sind auch Zellen betroffen. Da dieser Mechanismus eine wichtige Rolle bei der Entstehung von Schmerzen und bei der Wirkung von Schmerzmedikamenten spielt, schauen wir uns diesen im Folgenden genauer an.

Jede einzelne Zelle ist von einer Zellmembran umgeben. Diese besteht aus speziellen Fetten, den Phospholipiden. Wie in der Abbildung gezeigt, besteht ein Phospholipid aus einem »Kopf«, der Phosphatgruppe, die hydrophil ist, sich also zur wässrigen Flüssigkeit hingezogen fühlt, und zwei Fettsäureketten, die lipophil sind, sich also am liebsten mit ihresgleichen zusammenlagern. Durch diese Vorlieben lagern sich Phospholipide in einer Doppelschicht zusammen und bilden so eine Zellmembran. Jede unserer Körperzellen hat eine solche Membran und wird so vor einem Wassereinstrom, aber auch vor Wasserverlust, geschützt. Zudem ist so ein gezielter Stoffaustausch der Zelle möglich.

Bei einer Verletzung der Zelle wird u. a. diese Doppelreihe aus Phospholipiden zerstört. Herausgesprengte Phospholipide werden von verschiedenen Enzymen umgewandelt, wobei, wie in der Abbildung gezeigt, u. a. Prostaglandine entstehen. Prostaglandine vermitteln verschiedene Prozesse im Körper.

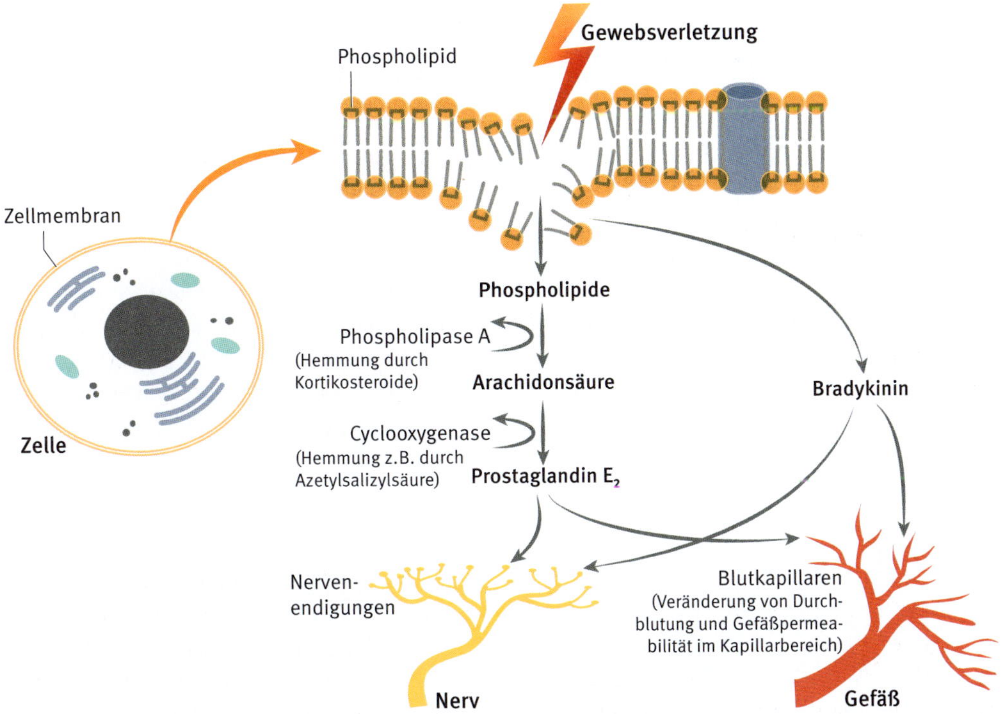

▲ Werden Gewebe verletzt, so werden auch Zellen geschädigt und aus deren Zellmembran lösen sich Phospholibide. Diese sind die Ausgangsstoffe für die Bildung von Prostaglandine. Prostaglandine haben vielfältige Funktionen und spielen auch bei der Entstehung von Schmerzen und Entzündungen eine wichtige Rolle.

Das Prostaglandin E2 spielt bei Entzündungsreaktionen und der Schmerzausbildung eine große Rolle. Es sensibilisiert die Schmerzsensoren, die Nozizeptoren, und macht sie dadurch empfindlicher. Auch wirkt es sich auf die Weite der Blutgefäße aus. Dadurch kommt es z. B. zu einer Rötung, Überwärmung oder Schwellung nach einer Verletzung.

Bei der Schmerzentstehung ist Prostaglandin E2 also einer der zentralen Botenstoffe. Auch bei Fieber spielt Prostaglandin E2 eine wichtige Rolle. Aber Prostaglandin E2 kann noch mehr. So übt es als Botenstoff auf die Nieren, den Magen und das Herz-Kreislauf-System positive Wirkungen aus. Hierdurch wird z. B. die Nierenfunktion unterstützt oder die Magenschleimhaut geschützt.

Welchen Stellenwert haben Antidepressiva in der Schmerztherapie?

Was macht aber gerade diese Antidepressiva-Gruppe so besonders für die Behandlung von chronischen Schmerzen? Hierzu müssen wir uns noch einmal ansehen, was nach der Reizung der Nozizeptoren passiert.
Die Information der Reizung wird über verschiedene Nervenfasertypen (A-delta, C) zum Rückenmark transportiert. Das geht über den einen Nervenfasertyp (A-delta) sehr schnell und ermöglicht aus dem Rückenmark heraus eine sehr schnelle, reflektorische Reaktion. Denken Sie kurz an den Stachel. In dem Moment, wo Sie auf den Stachel treten, erscheint ein heller Schmerz und reflexartig ziehen Sie den Fuß weg. Dies geht alles so schnell, dass Sie gar keine Zeit zum Nachdenken haben. Verantwortlich hierfür ist die Zwischenstation im Rückenmark. Nach einer gewissen Zeit verändert sich die Schmerzqualität. Der zunächst helle, pieksige Schmerz wandelt sich später in einen dumpfen, vielleicht drückenden Schmerz. Grund hierfür sind die etwas langsamer transportierenden C-Nervenfasern, die zeitgleich mit den A-delta-Fasern aktiviert wurden. Im Gehirn wird die Information der Nervenfasern entschlüsselt bzw. bewertet. An dieser Stelle möchte ich Sie bitten,

Das Gehirn wird durch schnell (A-delta) und langsam (C-Faser) leitende Nervenfasern über einen Schmerzreiz informiert.

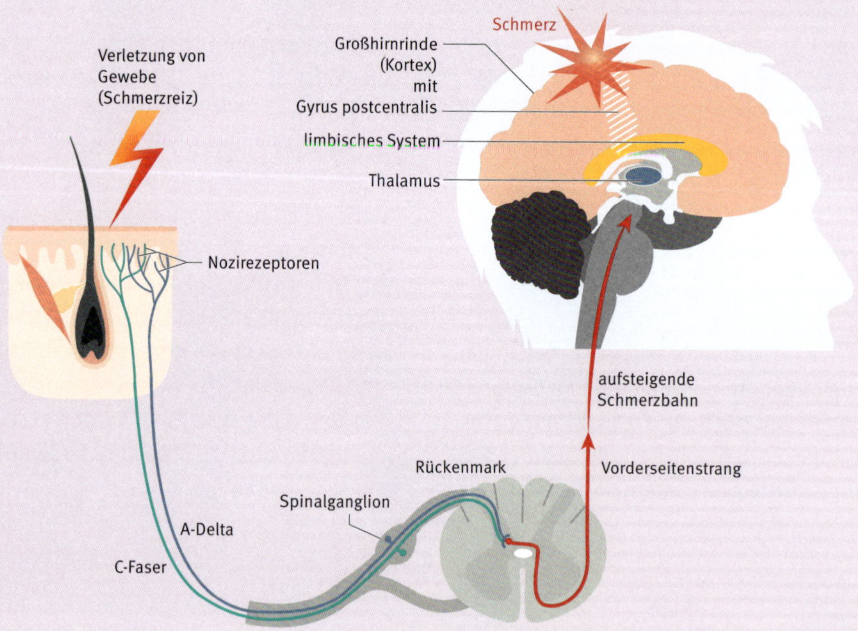

Quelle: Gupta H. Schmerzfrei durch Yoga. 1. Aufl. Stuttgart: TRIAS; 2022.

sich eine besondere Situation vorzustellen, z. B. einen Sturz neben einem brennenden Auto oder einer anderen Gefahrenstelle. Ihr Bein ist dabei gebrochen, aber Sie verspüren keine Schmerzen. Warum ist das so? Unser Gehirn ist in der Lage, die aus dem Rückenmark ankommenden Impulse zu unterdrücken. Solche Effekte entstehen z. B. in solch einer Gefahrensituation, wo Ihr Schmerz Sie nicht davon abhalten soll, sich zunächst erst einmal in Sicherheit zu bringen. Hierfür werden aus dem Gehirn zum Rückenmark absteigende Bahnsysteme aktiviert, die die eingehenden Impulse filtern und unterdrücken können (siehe Abb. S. 27). Leider funktioniert dieser Mechanismus nicht bei jedem Schmerz und nicht auf Dauer. In bestimmten Situationen allerdings, wie z. B. an einem stressreichen Tag oder an einem besonders wohltuenden Tag, greifen ähnliche Mechanismen: Aus dem Gehirn zum Rückenmark absteigende Bahnsysteme dämpfen die eingehenden Impulse.

Hierfür sind verschiedene Botenstoffe erforderlich. Bei Stress oder in der eben beschriebenen Gefahrensituation aktivieren z. B. die Stresshormone Adrenalin und Noradrenalin diese Systeme. Aber auch unsere körpereigenen Glückshormone, die Endorphine, sind hierzu in der Lage. Bei länger anhaltenden Schmerzbildern können diese Systeme erschöpfen. Therapeutisch versucht man dann mit der Erhöhung von Botenstoffen, diesen Mechanismus wieder zu aktivieren. Medikamente, die hierfür infrage kommen, sind z. B. die oben erwähnten trizyklischen Antidepressiva.

WHO-Stufenschema

Die WHO hat 1986 für die Therapie von Tumorschmerzen ein dreistufiges Therapieschema für die an die Schmerzintensität angepasste Anwendung von Schmerzmedikamenten eingeführt.

Entwickelt wurde es mit der Unterstützung von Expertenmeinungen. Ziel war es, eine Anleitung bei der Durchführung einer angemessenen Tumorschmerztherapie und eine Hilfestellung im Umgang mit den dazu notwendigen Medikamenten zu haben.

Aufbau und Anwendung des WHO-Stufenschemas

Das hierfür entwickelte Stufenschema teilt die klassischen Schmerzmedikamente in drei Gruppen und beschreibt ihren Einsatz in Abhängigkeit von der Stärke der Schmerzen. Hierdurch soll die Auswahl des Schmerzmedikaments stufenweise an die Schmerzintensität angepasst werden können.

Leichte Tumorschmerzen werden demnach mit Medikamenten der Stufe 1, den sogenannten Nicht-Opioiden, behandelt. Bestehen die Schmerzen weiter fort, werden Schmerzmedikamente der zweiten Stufe, die schwach wirksamen Opioide, verabreicht. Sind die Schmerzen hierunter nicht ausreichend gebessert, erfolgt der Wechsel zu Medikamenten der Stufe 3, den stark wirksamen Opioiden.

Das WHO-Stufenschema beschreibt darüber hinaus, wie die Medikamentengruppen untereinander angewendet werden können. So wird empfohlen, dass Nicht-Opioide mit Opioiden kombiniert werden können. Dies ist insbesondere dann sinnvoll, wenn sich aufgrund einer hohen Opioiddosierung opioidbedingte Nebenwirkungen eingestellt haben. Mit der Kombination des Opioids mit einem Nicht-Opioid können die Dosierung des Opioids reduziert und hierüber die opioidbedingten Nebenwirkungen abgemildert werden.

Das WHO-Stufenschema hält auch fest, dass die Kombination mehrerer Opioide nicht sinnvoll ist; hierdurch ist in der Regel keine Steigerung der Schmerzlinderung zu erreichen. Im Gegenteil: Die Schmerzbehandlung kann sich verschlechtern, Nebenwirkungen können hinzutreten oder sich verstärken.

2019 wurde die WHO-Leitlinie überarbeitet. Sie empfiehlt nun eine individuelle Tumorschmerztherapie mit Berücksichtigung individueller Einflussgrößen. Das WHO-Stufenschema wird zudem nicht mehr als ein striktes Protokoll, sondern als ein hilfreiches Modell

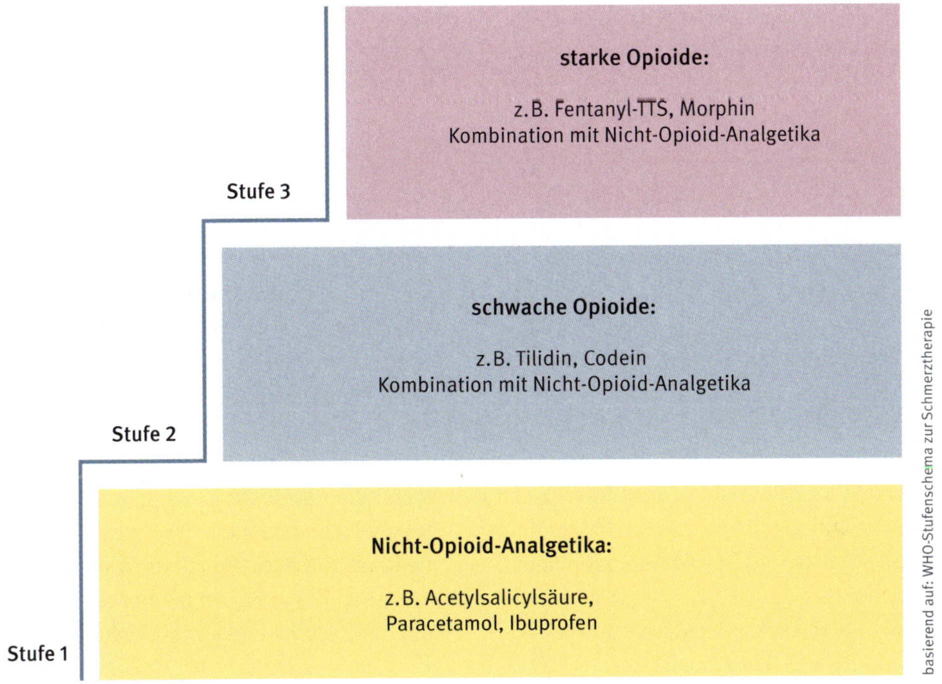

Das WHO-Stufenschema zur Schmerztherapie.

für eine individuelle Tumorschmerztherapie angesehen.

Kritische Würdigung des WHO-Stufenschemas

Das dreistufige WHO-Schema bietet in der Behandlung von Tumorschmerzen eine hilfreiche Anleitung für den Umgang mit Schmerzmedikamenten. In den letzten Jahren hat es einen großen Beitrag geleistet, der Vielzahl von Schmerzmedikamenten einen Stellenwert in der Behandlung von Schmerzen zu geben und die Tumorschmerztherapie zu verbessern.

Anwendbar ist das WHO-Stufenschema jedoch nur für die Behandlung nozizeptiver Tumorschmerzen. Für die Behandlung von Nervenschmerzen (neuropathischen Schmerzen) oder dem sogenannten Mixed Pain (einem gemischten nozizeptiven und neuropathischen Schmerz) ist das WHO-Stufenschema nicht geeignet. Auch kann das WHO-Stufenschema nur bedingt zur Behandlung von Nicht-Tumorschmerzen mit herangezogen werden.

Denn bei Nicht-Tumorschmerzen spielen bei der Auswahl des geeigneten Medikaments nicht nur die Schmerzstärke eine wichtige Rolle, sondern auch die Ursache der Schmerzen, das Krankheitsbild und schmerzmodulierende Faktoren. Die alleinige Orientierung am WHO-Stufenschema zur Behandlung von Nicht-Tumorschmerzen birgt Gefahren in sich. Dies z. B. durch die Annahme, dass starke Opioide immer am wirksamsten sind. Hierdurch geraten die für das Krankheitsbild eigentlich erforderlichen Behandlungen, wie z. B. Physiotherapien, Psychotherapien, teil- oder stationäre Schmerztherapien in den Hintergrund. Das chronische Schmerzbild kann so nicht effektiv behandelt werden. Auch birgt die Annahme, dass man bei starken/anhaltenden Schmerzen starke Opioide einsetzen sollte, das Risiko für die Entwicklung von Abhängigkeiten und der Verschlechterung von Lebensqualität.

Die Medikamente des WHO-Stufenschemas

Die Einteilung in Nicht-Opioide und Opioide hat sich mit der Entwicklung des WHO-Stufenschemas ausgebildet. Für das Verständnis von Wirkeffekten und Nebenwirkungen macht diese Einteilung zudem Sinn. Allen gemein ist ihre Wirkung zur Behandlung von Gewebe-, also nozizeptiven Schmerzen.

Die Nicht-Opioide

Die Medikamente, die in die Gruppe der Nicht-Opioide eingeteilt werden, können auf recht unterschiedliche Weise Schmerzen lindern. Eine sehr große Gruppe der Nicht-Opioide werden von Medikamenten, die man als **NSAR (nichtsteroidale Antirheumatika)** zusammenfasst, gebildet. Aufgrund ihrer vor allem entzündungshemmenden Wirkung haben sie in der Behandlung von rheumatischen Erkrankungen eine große Bedeutung sowie in der Behandlung von Schmerzen aufgrund kleinerer Verletzungen oder Sportunfällen, Muskelbeschwerden, aber auch in der Behandlung von Kopfschmerzen und degenerativen Gelenkerkrankungen. Bekannte Vertreter der NSAR sind Ibuprofen und Diclofenac. Mit den Coxiben, auch **COX-II-Hemmer** genannt, wurde die Wirkstoffgruppe der NSAR weiterentwickelt. Coxibe finden u. a. in der Behandlung degenerativer Erkrankungen ihre Anwendung.

Metamizolhaltige Medikamente bilden innerhalb der Nicht-Opioide eine eigene Wirkstoffgruppe. Ihre entzündungshemmenden Effekte sind nicht so stark wie die der NSAR, trotzdem sind sie sehr potente Schmerzmedikamente und haben auch in der Tumorschmerztherapie einen festen Stellenwert. Aufgrund ihrer krampflösenden (spasmolytischen) Wirkung werden sie zudem bevorzugt bei Schmerzen im Bauchraum verschrieben.

Paracetamol hebt sich von diesen beiden Wirkstoffgruppen ab. Es wirkt sehr gut fiebersenkend, aber nicht entzündungshemmend oder spasmolytisch. Es ist in der Regel gut verträglich und wird daher häufig in der Schmerztherapie bei Kindern eingesetzt.

Nicht-Opioiden gemein ist, dass ihre Anwendung mit dem potenziellen Auftreten von Nebenwirkungen assoziiert ist. Die NSAR hemmen die Entstehung von Prostaglandinen, wodurch Schmerzen gelindert werden, aber als unerwünschte Wirkung auch der protektive (schützende) Effekt der Prostaglandine auf Organe, wie Magen, Darm, Niere, Leber oder Herz-Kreislauf-System, abgeschwächt wird. Vor allem bei einer gehäuften Anwendung oder einer starken Dosierung kann es so zu Nebenwirkungen bei einer NSAR-Behandlung kommen.

Die Opioide

Opioide sind sehr wirkungsstarke Schmerzmedikamente. Sie werden daher angewendet, um sehr starke Schmerzzustände zu behandeln. Das kann nach einem Trauma oder bei bzw. nach einer Operation sein, aber auch beim Herzinfarkt oder einer Kolik. Die Behandlung kann, wie in diesen Beispielen, nur für einen kurzen Zeitraum erforderlich sein, bis die Ursache der Schmerzsymptomatik (z. B. der Wundschmerz nach einer Operation) sich gebessert hat.

Bei anderen Krankheitsbildern, wie z. B. bei starken Tumorschmerzen oder in besonderen Fällen chronischer, nicht tumorbedingter Schmerzen kann auch eine längerfristige bzw. Dauertherapie notwendig werden.

Um Über- und Unterdosierungen zu vermeiden, benötigen bestimmte Schmerzmedikamente, wie z. B. Opioide, feste Einnahmezeiten. Hierdurch bleibt die Wirkstoffkonzentration des Medikamentes im Körper relativ konstant in dem Bereich, der Schmerz reduziert.

Opioide wirken durch ihre Bindung an Opioidrezeptoren. Diese befinden sich im Gehirn, im Rückenmark oder auf Nervenendigungen von sensiblen Neuronen. Dadurch erklären sich die Wirkung (Schmerzlinderung) und die verschiedenen Nebenwirkungen (Müdigkeit, Verstopfung, Übelkeit) der Opioide.

Anders als bei den Nicht-Opioiden üben Opioide keine schädigenden Effekte auf Organfunktionen aus. Ihre Nebenwirkungen aber können zu Einschränkungen der Lebensqualität führen. Durch eine zu hohe Dosierung (Überdosierung) werden Nebenwirkungen verstärkt. Sehr hohe Dosierungen können zudem lebensgefährliche Einschränkungen von Organfunktionen, wie der Atmung oder des Verdauungstraktes, nach sich ziehen. Die Behandlung mit Opioiden erfordert daher einen besonderen Umgang.

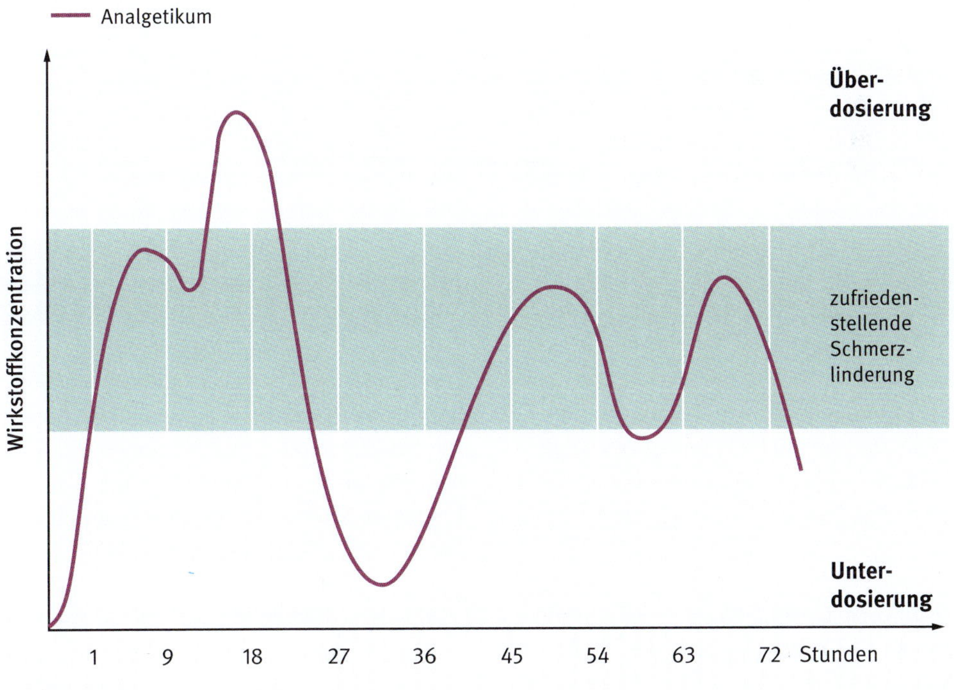

Was Sie bei einer Behandlung mit Opioiden wissen sollten

Für die Einnahme von Opioiden gelten besondere Einnahmeregeln, um eine gute Wirksamkeit zu ermöglichen, aber auch, um Nebenwirkungen und die Entwicklung einer Medikamentenabhängigkeit zu vermeiden.

Feste Einnahmezeit: Ist eine längerfristige Opioidtherapie erforderlich, werden in der Regel Präparate verwendet, die ihren Wirkstoff langsam freisetzen. Hierdurch kann über einen längeren Zeitraum eine konstante Wirkstoffkonzentration im Blutspiegel aufrechterhalten werden. Diese Präparate nennt man Retardpräparate. Da die Wirkstoff-Freisetzung und damit der Beginn der schmerzlindernden Wirkung bei diesen Präparaten erst nach einigen Stunden einsetzt, ist es wichtig, die Einnahme der Opioide zu festen Einnahmezeiten durchzuführen. Diese ist abhängig von der Halbwertszeit des Opioids, also von der Zeitspanne, in der die Menge des Wirkstoffs um die Hälfte gesunken ist. Dann befindet sich im Blutspiegel nicht mehr die volle Konzentration des Medikamentes, und die Wirkung lässt nach. Sie können dies gut an der Abbildung (S. 65) sehen. Mit der Einnahme eines Medikamentes steigt dessen Wirkstoffkonzentration im Blut, sie erreicht ihren Maximalstand und fällt dann wieder ab. Um eine wirksame Wirkstoffkonzentration im Blut zu halten, sollte die Konzentration des Wirkstoffes nicht zu tief abfallen, sondern sich vor der nächsten Einnahme des Medikamentes noch in einem Bereich bewegen, der für eine gute Schmerzreduktion sorgt.

Manchmal kann diese »noch« gute Schmerzlinderung zu der Frage führen: »Warum soll ich denn jetzt ein Medikament einnehmen – ich habe doch noch gar keine Schmerzen?«

Ja, das ist verwirrend. Aber schauen wir uns hierzu die Abbildung an. Schmerzen setzen verstärkt ein, wenn die Wirkstoffkonzentration stark gesunken ist. Man spricht dann auch von einer Wirkstoffkonzentration, die sich nicht mehr in einem therapeutischen Bereich befindet. Erfolgt die Einnahme der nächsten Tablette zu diesem Zeitpunkt, vergeht erst wieder Zeit, bis die wirksame Wirkstoffkonzentration erreicht ist. Manchmal kann dies einige bis viele Stunden brauchen. Stunden, in denen der Schmerz durch das Medikament noch keine Linderung erfährt.

Um dieser »Lücke« vorzubeugen, sie zu vermeiden, müssen Opioide zu festen Zeitpunkten eingenommen werden, auch wenn noch keine Schmerzen bestehen. Einige der Opioide werden zweimal am Tag eingenommen, manche Opioide haben eine längere Halbwertszeit und es reicht aus, sie nur einmal am Tag einzunehmen.

Der Beginn einer Opioidtherapie und Dosisanpassungen

Die Höhe der Opioiddosierung hängt von verschiedenen Faktoren ab und kann individuell sehr verschieden sein. Um Überdosierungen und unerwünschte Nebenwirkungen zu vermeiden, wird in der Regel die Behandlung mit einer bestimmten Dosierung begonnen, die eventuell im weiteren Behandlungsverlauf angepasst werden muss. In dieser »Einstellungsphase« kann der Körper mit leichten Nebenwirkungen, wie Benommenheit, Konzentrationsstörungen und Übelkeit reagieren. In der Regel bessert sich diese Symptomatik in den darauffolgenden Tagen wieder. Jedoch mit jeder Veränderung einer Opioiddosierung können diese oder ähnliche Symptome erneut in Erscheinung treten. Aufgrund dieser körperlichen Begleitreaktionen auf Veränderungen von Dosierungen einer Opioidtherapie und deren Auswirkungen auf die Konzentration, ist das Fahren mit dem Auto bzw. die aktive Teilnahme am Straßenverkehr nicht zulässig. Auch unter einer stabilen Opioidtherapie (stabil meint, es besteht eine Opioiddosierung, die mindestens in den letzten 14 Tagen nicht geändert werden musste und eine zuverlässige Schmerzlinderung zeigt) sollten Sie Ihre Konzentration und Aufmerksamkeit vor Fahrtantritt prüfen.

Generell gilt: Veränderungen der Opioiddosierung bedürfen der ärztlichen Absprache und dürfen nicht eigenständig erfolgen. Die eigenständige Änderung von Dosierungen einer Opioidtherapie birgt Gefahren in sich. Neben dem Risiko von Nebenwirkungen oder einer veränderten Organfunktion bei einer Überdosierung kann auch ein plötzliches Absetzen von Opioiden zu schweren bis lebensgefährlichen Symptomen, den sogenannten Entzugssymptomen, führen. Zudem kann es mit dem plötzlichen Absetzen von Opioiden zu einer Verstärkung der Schmerzen kommen. Eine Opioidtherapie wird daher durch den Arzt bzw. die Ärztin immer langsam, d. h. schrittweise, reduziert bzw. beendet, aber auch eingestellt.

Krankenhausbehandlungen

Auch im Krankenhaus muss Ihre medikamentöse Schmerzbehandlung fortgeführt werden. Es sei denn, Sie befinden sich in einer spezialisierten Schmerztherapie oder durch eine geplante Operation werden Ihre Schmerzen beseitigt. Dies kann z. B. nach einer Operation eines Knochenbruchs oder einer Arthrose der Fall sein. Besteht aber neben der Arthrose oder dem Knochenbruch noch ein anderer Grund für die Opioidtherapie, darf diese Behandlung nicht plötzlich beendet werden.

Legen Sie unbedingt Ihren Medikamentenplan und/oder Ihren Opioidpass bei einer stationären Behandlung vor!

Generell gilt: Für das Beenden bzw. Reduzieren einer Opioidtherapie braucht es ein geplantes Vorgehen. Hierfür ist z. B. eine Beratung mit Ihrem Hausarzt und/oder dem Arzt im Krankenhaus vor Beginn der Krankenhausbehandlung sinnvoll. So kann z. B. im Vorfeld ein Therapieplan erstellt werden.

Opioidabhängigkeit

Opioide haben zwei Hauptwirkungen: Zum einen sind sie wirkungsvolle Schmerzmittel, zum anderen bewirken sie als psychotrope Substanzen (hierunter versteht man Substanzen, die eine Veränderung der Psyche und/oder des Bewusstseins erzielen) eine Veränderung des Erlebens, wie z. B. Euphorie, wohlige Gleichgültigkeit oder die Verringerung von Disstress. Durch diese Eigenschaften besitzen Opioide ein hohes Suchtpotenzial. Opioide machen aber nicht per se abhängig.

Die Ursachen einer Opioidabhängigkeit sind komplex und die Entwicklung einer Opioidabhängigkeit ist von verschiedenen Mechanismen abhängig. Psychische und soziale Faktoren haben vor allem bei der Initiierung der Abhängigkeit eine Bedeutung. Daneben spielen auch neurobiologische Mechanismen, genetische Einflüsse, die Art der Anwendung und die Dauer der Behandlung eine Rolle.

Für die Entwicklung einer Suchtkrankheit oder eines missbräuchlichen Verhaltens einer Opioidtherapie existieren eindeutige Anzeichen bzw. Hinweise sowie vorgegebene Kriterien, mit deren Hilfe ein Abhängigkeitssyndrom diagnostiziert werden kann.

Besondere Situationen einer Opioidtherapie

Bei **Auslandsaufenthalten** empfiehlt es sich, sich vorher zu erkundigen, welche Regelungen es für Ihre Opioidmedikamente vor Ort bzw. für die Einreise gibt. Bitte sprechen Sie sich auch mit Ihrem behandelnden Arzt ab, ggf. informieren Sie sich auf der Seite des Auswärtigen Amtes. In jedem Fall aber ist es hilfreich, wenn Ihr behandelnder Arzt Ihnen einen Opioidpass[11] ausstellt. Dieser informiert auf Deutsch und auf Englisch, dass Sie infolge einer bestehenden Krankheit auf die Einnahme des Schmerzmittels angewiesen sind. Neben den Angaben zur Erkrankung, dem Medikament und dem Medikamentenplan gibt er auch Auskunft zum behandelnden Arzt.

Ko-Analgetika werden nicht zu den klassischen bzw. den direkt schmerzlindernden Medikamenten gezählt. Oft finden sie zur Behandlung anderer Symptome verstärkt Anwendung, z. B. Antikonvulsiva in der Behandlung von Epilepsien, oder können für die Behandlung vielfältiger Symptome eingesetzt werden, z. B. Kortison. Ihre indirekte Wirkung auf den Schmerz, wie z. B. die abschwellenden Effekte von Kortison, unterstützen die Schmerztherapie. Sie werden daher in der Gruppe der Ko-Analgetika (Adjuvanzien) zusammengefasst.

Weitere unterstützende Maßnahmen begleitend zum WHO-Stufenschema

Interventionelle Verfahren umfassen verschiedene regionalanästhesiologische und/ oder neuromodulatorische Schmerztherapieverfahren, wie z. B. Sympathikusblockaden, Periduralkatheter, Neurostimulation (Spinal-Cord-Stimulation). Sie können zu jedem Zeitpunkt des WHO-Stufenschemas angewandt werden.

Kritische Würdigung von Selbstmedikation

Selbstmedikation erlaubt eine gewisse Freiheit, selbst zu entscheiden, wann und wie man seine Schmerzen behandelt. Das kann gut sein, birgt aber auch – bei nicht sachgerechter Umsetzung – die Gefahr, dass entweder die Wirkung unzureichend ist oder leichte bis lebensbedrohliche Nebenwirkungen auftreten.

Schmerzen selbstständig mit Medikamenten zu behandeln, ist unter bestimmten Umständen unbedenklich möglich. So z. B. nach vorheriger ärztlicher Absprache oder bei leichten bis mäßig-starken Schmerzen, die Ihnen bekannt sind, und wenn Sie im Umgang mit den Schmerzmedikamenten vertraut sind.

Ein Risiko der Selbstmedikation liegt

- im »Verschleppen« von Beschwerden,
- ein anderes in der Gefahr von unerwünschten Wirkungen.

Das Verschleppen von Beschwerden, also das nicht zeitnahe Vorstellen von Schmerzen beim Arzt bzw. bei der Ärztin, kann zu verspäteter Diagnostik und verspätetem Beginn einer spezifischen Therapie führen. Im schlimmsten Fall kann sich das dahinterstehende Beschwerdebild ausdehnen und der Krankheitsverlauf verzögert sich.

Auf der anderen Seite erhöht sich durch eine nicht sachgemäße Anwendung von Medikamenten das Risiko für Nebenwirkungen. Je länger ein Medikament angewandt wird, je häufiger es angewandt werden muss und mit Zunahme der Menge, die zur Anwendung kommt, steigt auch die Gefahr für Nebenwirkungen. Wendet man zudem verschiedene Schmerzmedikamente an, kann der gleiche Wirkmechanismus dieser verschiedenen Medikamente auch das Auftreten von Nebenwirkungen erhöhen. Für den Laien ist es oft nicht offensichtlich, mit welchem Schmerzmedikament er es zu tun hat, da der Name des Präparats es nicht immer preisgibt. Dadurch kann es zu einer unbewussten Mehreinnahme des gleichen oder ähnlichen Wirkstoffs kommen und in der Folge zum Auftreten von unerwünschten Begleiteffekten.

Was Sie daher bei einer Selbstmedikation beachten sollten, die nicht ärztlich abgesprochen ist: Wenden Sie freiverkäufliche Medikamente nur nach Beratung in der Apotheke und/oder Berücksichtigung der Anweisung der Packungsbeilage an.

- Sollte sich Ihr Schmerzbild darunter nicht verändern, stellen Sie sich bei Ihrem Arzt bzw. Ihrer Ärztin vor.
- Sollten Nebenwirkungen auftreten, stellen Sie sich bitte ebenfalls bei Ihrem Arzt bzw. Ihrer Ärztin vor.

Schmerzmedikamente gehören in ein Behandlungskonzept. Haben Sie Schmerzen und müssen ein Schmerzmedikament nehmen, gilt es, auch das Verhalten anzupassen und nicht medikamentöse Maßnahmen mit einzubeziehen.

» *Regelmäßige Medikamenteneinnahmen, um für den Alltag, die Freizeit bzw. den Beruf belastbar zu sein, sind ein Fehlverhalten. Sie erfordern die ärztliche Vorstellung, um Untersuchungen durchzuführen bzw. weitere Behandlungsmöglichkeiten zu prüfen.*

Wie nehme ich freiverkäufliche Schmerzmittel am besten ein?
Selbstmedikation ist häufig unter Betroffenen mit wiederkehrenden Schmerzen. Doch auch wenn viele Medikamente in der Apotheke frei erhältlich sind, lassen Sie sich bitte bei lang andauernden Schmerzen ärztlich beraten! Die Wirkung von Medikamenten und auch das Auftreten von Nebenwirkungen hängt u.a. auch von der Anwendung der Medikamente ab. Eine regelmäßige Einnahme z.B., wie sie schnell im Berufsalltag passieren kann, oder eine Dosissteigerung können zu lebensgefährlichen Wirkungen führen.

Mit der folgenden Checkliste können Sie Ihre Medikamentenanwendung zu freiverkäuflichen Schmerzmedikamenten überprüfen und einschätzen, ob Sie diese anpassen oder dringend einen Arzttermin vereinbaren sollten.

Im Arbeitsblatt »Meine Medikamenteneinnahme« (S. 97) finden Sie zudem Hinweise zur Anwendung von Schmerzmedikamenten bei niedrigen bis mittelstarken Gewebeschmerzen. Die Behandlung mit Opioiden und Medikamenten zur Behandlung von Nervenschmerzen werden hier nicht besprochen – diese müssen mit einem Arzt abgesprochen werden.

Checkliste zur Einnahme freiverkäuflicher Schmerzmittel

Die folgende Checkliste richtet sich an Menschen, die Ihre Schmerzen eigenverantwortlich mit freiverkäuflichen Schmerzmedikamenten (z.B. Acetylsalicylsäure, Ibuprofen, Diclofenac, Naproxen oder Paracetamol) behandeln und sich nicht in ärztlicher Mitbehandlung befinden.

Freiverkäufliche Schmerzmedikamente sind nicht ungefährlich. Gerade der leichtere Zugang zu ihnen birgt Risiken in sich. Eine nicht sachgemäße Anwendung kann die Wirkung beeinträchtigen, zum Auftreten von Nebenwirkungen bis hin zu lebensgefährlichen Schädigungen führen.

Mithilfe dieser Checkliste können Sie Ihre Medikamentenanwendung von freiverkäuflichen Schmerzmedikamenten überprüfen.

Diese Checkliste ersetzt aber nicht den ärztlichen Kontakt, sollten Sie Fragen zu einem Medikament haben oder sich unsicher in der Handhabung fühlen. Bei anhaltenden oder neu aufgetretenen Schmerzen oder bei (ungewöhnlichen) Nebenwirkungen ist es ebenfalls erforderlich, einen Arzt bzw. eine Ärztin aufzusuchen.

Wie können Sie diese Checkliste anwenden?
Gehen Sie jede Aussage durch und prüfen Sie diese, ob sie bei Ihnen zutrifft. Wenden Sie die Aussagen auf Ihren gewohnten Umgang mit Ihrem Medikament an. In der gleichen Zeile finden Sie in der rechten Spalte eine farbige Markierung (**rot**, **gelb**, **grün**). Diese Markierung zeigt Ihnen an, ob die Anwendung Ihrer Schmerzmedikamente so weiter fortgeführt werden kann oder verändert werden sollte bzw. ob eine ärztliche Vorstellung notwendig ist.

Checkliste zur Überprüfung des Medikamenteneinnahmeverhaltens in Eigenverantwortung

Was trifft auf Sie zu?	bitte ankreuzen
Was die Farben grün, gelb und rot bedeuten:	
Ihre Medikamente sollten unter dieser Anwendung eine gute Wirkung entfalten. (grün)	
Ihre Schmerzen sollten von Ihrem Arzt bzw. Ihrer Ärztin untersucht und die geeignete Therapie mit Ihnen abgesprochen werden. Oder: Die Anwendung Ihrer Medikamente kann einer effektiven Wirkung entgegenstehen und/oder zur Ausbildung von Nebenwirkungen führen. Verändern Sie unbedingt Ihr Verhalten. Bei Unsicherheiten oder Fragen kontaktieren Sie Ihren Arzt oder Ihre Ärztin. (gelb)	
Ihre Medikamentenanwendung kann zu gefährlichen Begleiterscheinungen/Nebenwirkungen führen. Suchen Sie dringend einen Arzt oder eine Ärztin auf. (rot)	
Bitte schätzen Sie Ihre Schmerzen ein:	
Es handelt sich um gewöhnliche Schmerzen, die Ursache (z. B. Sport, Gartenarbeit) ist Ihnen bekannt.	(grün)
Es handelt sich um gewöhnliche Schmerzen, die Ursache ist Ihnen nicht bekannt. Diese Schmerzen treten an wenigen Tagen im Monat oder seltener auf.	(gelb)
Es handelt sich um gewöhnliche Schmerzen, die regelmäßig in der Woche und wiederholt auftreten.	(rot)
Es handelt sich um ungewöhnliche bzw. unbekannte Schmerzen. Die Ursache für das Auftreten ist Ihnen nicht bekannt.	(rot)
Wie oft nehmen Sie (freiverkäuflich zugängliche) Schmerzmedikamente zur Behandlung dieser Schmerzen ein?	
selten: nicht regelmäßig und maximal an 3 Tagen im Monat	(grün)
regelmäßig an mehreren Tagen in der Woche bzw. im Monat ohne eine ärztliche Mitbehandlung der Schmerzen	(rot)
Wie wirksam ist Ihr Schmerzmedikament? Ordnen Sie hierzu der Stärke Ihrer Schmerzen auf einer Skala von Null bis Zehn einem Zahlenwert zu. Hierbei bedeutet »Null«, Sie haben keine Schmerzen und »Zehn«, Ihr Schmerz ist unerträglich. Führen Sie dies vor und ca. 1 Stunde nach der Anwendung Ihres Schmerzmedikamentes durch. Vergleichen Sie nun beide Zahlenwerte.	
Meine Schmerzen verringern sich ausreichend durch die Anwendung des Schmerzmedikamentes.	(grün)

Was trifft auf Sie zu?	bitte ankreuzen
Meine Schmerzen verringern sich nicht ausreichend durch die Anwendung des Schmerzmedikamentes. Bitte notieren Sie hier, welche Wirkung unzureichend ist (Wirkbeginn, Wirkdauer, Schmerzreduktion): __________ __________	
Treten Nebenwirkungen auf?	
Es sind bisher keine Nebenwirkungen aufgetreten.	
Es sind bisher milde Nebenwirkungen eingetreten, wie z. B. eine leichte, nicht beeinträchtigende Müdigkeit, die sich schnell bessert.	
Es treten regelmäßig Nebenwirkungen auf; diese beeinträchtigen mich.	
Wie wenden Sie Ihr/e Schmerzmedikament/e an?	
nach Vorgaben im Beipackzettel bzw. nach Absprache mit Ärzt*in oder Apotheker*in	
Zusätzlich benötige ich nach weniger als 6 Stunden eine weitere Anwendung.	
Ich benötige die doppelte Tablettenmenge als Einzelgabe.	
Ich kombiniere verschiedene (freiverkäufliche) Schmerzmedikamente und wende sie über den Tag verteilt oder gleichzeitig an.	
Wann wenden Sie Ihr Schmerzmedikament an?	
Regelmäßig vorbeugend, wie z. B. vor der Arbeit, vor dem Sport, vor der Gartenarbeit, vor der Freizeitaktivität.	
Um meinen Alltag und/oder meine beruflichen Aufgaben und/oder meine Freizeitaktivitäten zu schaffen.	
Erst wenn die Schmerzen unerträglich sind und es gar nicht mehr geht.	
Sobald Schmerzen sich ankündigen.	
Sie leiden an Kopfschmerzen, die nicht ärztlich behandelt werden. Hier können Sie die Anwendung Ihrer Medikamente bei Kopfschmerzen prüfen.	
Wie häufig im Monat haben Sie Kopfschmerzen?	
nicht jeden Monat	
unregelmäßig an 1–5 Tagen im Monat	
regelmäßig an 1–5 Tagen im Monat	
regelmäßig ab 5 Tage im Monat	

Was trifft auf Sie zu?	bitte ankreuzen
Treten neben den Kopfschmerzen andere Symptome, wie z. B. Übelkeit, Lichtempfindlichkeit, Schwindel, auf?	
Bitte notieren Sie, welche weiteren Symptome noch auftreten: ______________________________ ______________________________	
Wie oft wenden Sie Schmerzmedikamente bei Kopfschmerzen an?	
nicht jeden Monat	
regelmäßig an maximal 5 Tagen im Monat	
regelmässig an über 5 Tagen im Monat	
Bitte beurteilen Sie die Wirksamkeit Ihrer Kopfschmerzmedikamente mithilfe der Checkliste. Bitte beachten Sie: Die regelmäßige Anwendung von Kopfschmerzmedikamenten an 10 und mehr Tagen im Monat kann zur Ausbildung von Dauerkopfschmerzen (dem sogenannten Medikamentenübergebrauchskopfschmerz) führen. Bei einem erhöhten Bedarf an Kopfschmerzmedikamenten, einem häufigen Auftreten von Kopfschmerzen bzw. weiteren Symptomen neben den Kopfschmerzen suchen Sie bitte Ihren Arzt bzw. Ihre Ärztin auf.	
Wie sicher fühlen Sie sich im Umgang mit Ihrem Schmerzmedikament?	
Ich fühle mich mit der Anwendung meiner Schmerzmedikamente (überwiegend) sicher.	
Ich fühle mich mit der Anwendung meiner Schmerzmedikamente nicht sicher.	

Bewegung: die zweite Säule der Schmerzmedizin

Wie Ihnen unsere physiotherapeutische Kollegin im Folgenden erzählen wird, kann Bewegung dazu beitragen, Ihr Schmerzerleben zu lindern, indem sie Ihr vegetatives Nervensystem reguliert, übermäßige körperliche Energie abbaut, Ihre Muskulatur stärkt und Fehlhaltungen vorbeugt. Sie wirkt in unserem Schmerzmodell sowohl auf das Stresserleben als auch auf die Regeneration/Erholung.

Zu viel Bewegung ohne ausreichende Pausen kann durch Überforderung das Stresserleben verstärken. Gleichzeitig verhindert zu viel Bewegung, dass Ihr Körper ausreichend Zeit und Möglichkeiten zur Erholung hat. Dadurch kann das Gefühl der Erschöpfung begünstigt werden. Es ist daher sehr wichtig zu wissen, wie Sie sich körperlich aktiv bewegen können und wie Sie dabei vorgehen sollten, wenn Sie Ihre körperliche Leistungsfähigkeit steigern wollen. Auch wenn auf den folgenden Seiten nicht sehr viel über Schmerzen zu lesen sein wird – dieser Bereich hat als zweite Säule der Schmerzmedizin eine unschätzbare Bedeutung für Ihr körperliches (und auch psychisches) Wohlbefinden!

Beginnen wir zunächst mit der grundlegenden Funktionsweise unseres Körpers, um zu verstehen, was es überhaupt mit Aktivität und Muskulatur auf sich hat und im Detail, wie Schmerzen dieses Zusammenspiel und unseren Körper beeinflussen:

Unser modernes Leben ist stark auf Produktivität ausgerichtet. Wir wollen schnell viel erreichen und außerdem möchten wir, dass alles bequemer und angenehmer wird. Dieser Wandel hat zur Folge, dass oftmals Bewegung keinen großen Platz mehr in unserem Alltag hat, bzw. dass man sich bewusst Zeit und Raum dafür nehmen muss. Wir sitzen auf dem Weg zur Arbeit im Auto oder im Bus, wir fahren mit Fahrstühlen und Rolltreppen, wir verbringen viel Zeit am Schreibtisch und schon als Kind und Jugendlicher an der Schulbank oder im Hörsaal – sprich: Unser Körper muss nicht mehr zwingend so viel Bewegung leisten wie damals, als wir noch (drastisch formuliert) Jäger und Sammler waren. Fortschritt ist gut und oft lebensnotwendig, doch das Problem ist, dass unsere Körper noch nach den »alten Mustern« funktionieren. Je weniger wir uns bewegen, desto stärker bauen unsere Muskeln und damit unsere Muskelkraft ab. Der Körper setzt immer auf das Prinzip der Ökonomie und des geringsten Widerstands und folgt dem Grundsatz: »Was ich nicht brauche, spare ich ein.«

» *Bewegungsmangel stellt ein Gesundheitsrisiko dar.*

Negativkreislauf, der zeigt, dass Schonhaltungen und Inaktivität zur Vermeidung von Schmerzen letztendlich zu mehr Schmerzen führen.

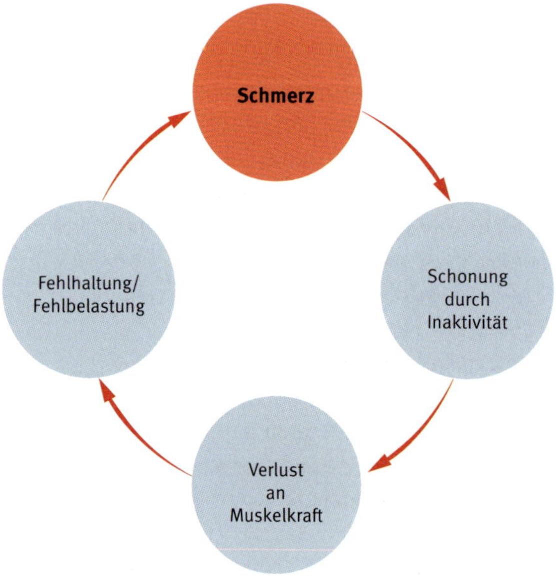

Zu wenig Bewegung kann das Körpergewicht beeinflussen und dadurch verschiedene Risiken mit sich bringen. So werden das Herz-Kreislauf-System möglicherweise beeinträchtigt, Haltungsschwächen gefördert, die Stimmung und das Hormonsystem negativ beeinflusst und noch vieles mehr. Ein weiterer wichtiger Punkt ist, dass Bewegung maßgeblich zum Abbau von Stress beiträgt, die psychische Gesundheit fördert und das persönliche Wohlbefinden steigert.

Doch was hat das eigentlich mit Schmerzen zu tun? Insbesondere, wenn wir unter Schmerzen leiden, nehmen wir schnell eine Schonhaltung ein. Diese Schonhaltung und die zunehmende Inaktivität sind zwar im ersten Moment nachvollziehbar, wirken sich mittel- bis langfristig aber negativ aus und können die Schmerzen letztlich verstärken, wie in der Abbildung »Kreislauf der Schonung« gezeigt wird.

Hat man sich einen Lebensstil ohne ausreichende Bewegung angewöhnt und werden die Muskeln durch fehlende Beanspruchung schwächer, kommt es häufig zu Fehlhaltungen und Fehlbelastungen.

Physiologisch betrachtet, ist der menschliche Körper, insbesondere das muskuloskelettale System, ein ausgewogenes Zusammenspiel zwischen Knochen und Muskulatur. Muskeln, Muskelketten, Faszien, Bänder und weitere Strukturen halten unseren Körper bildlich gesprochen zusammen und ermöglichen all unsere Bewegungen im Alltag und im Sport sowie unsere Fähigkeit, buchstäblich durchs Leben zu gehen und im Raum zu stehen. Wird dieses Gleichgewicht z. B. durch einseitige Beanspruchung gestört, verändert sich die Statik. Diese Veränderungen bewirken ab einem bestimmten Punkt Verspannungen, Fehlbelastungen und am Ende (verstärkte) Schmerzen.

Die eigene Stärke entdecken und fördern

Als Erstes möchte ich Ihnen als Physiotherapeutin ein Bild mit auf den Weg geben. Stellen Sie sich einen Löwen vor. Er ist ein kräftiges und mächtiges Tier. Sein Körper ist der Inbegriff von Stärke, Robustheit und Widerstandsfähigkeit. So sollten wir auch unseren menschlichen Körper betrachten. Wir alle haben ein nicht zu unterschätzendes Maß an Widerstandsfähigkeit. Diese Widerstandsfähigkeit kann je nach Lebenssituation stärker oder schwächer ausgeprägt sein. Sie hängt von vielen Faktoren in unserem Umfeld, von unserer Lebensweise sowie von unserem Umgang mit uns selbst und unserem Körper ab.

Behalten Sie stets im Hinterkopf: Unser Körper ist stark. Das Ziel ist es, einen guten Umgang mit sich selbst zu pflegen und herauszufinden, was Ihnen körperlich guttut und wie Sie Ihre vorhandenen Ressourcen nutzen und wieder aktivieren können. Erlauben Sie mir, Ihnen zu zeigen, wie Sie zu diesem Körpergefühl gelangen, wie Sie erkennen, was Ihr Körper aktuell braucht und wie Sie die kleinen Signale deuten können.

Schauen wir uns noch einmal die bereits bekannte Abbildung zum Schmerzkreislauf (S. 31) an. Allgemein wirkt Aktivität, unabhängig in welcher Form Sie diese an Ihre persönlichen Bedürfnisse anpassen, direkt auf den Bereich der allgemeinen Erschöpfung. Dies geschieht durch Konditionierung in Form von **moderatem Training**. Körperliche Aktivität verbessert die Herzleistung, optimiert die Durchblutung der Muskeln, steigert die Sauerstoffaufnahmefähigkeit des Körpers und wirkt somit (neben weiteren positiven Effekten) entzündlichen Reaktionen entgegen und fördert zugleich die Regeneration von Nerven. Kurz zusammengefasst: Aktivität steigert die Vitalität des gesamten Körpers und ist, begleitet von Freude an der Bewegung, ein entscheidender Faktor im Umgang mit den Beschwerden sowie zur Prävention und Linderung der Schmerzen.

Was passiert darüber hinaus im Körper bei Bewegung? Durch die angepasste körperliche Aktivierung wird die Regenerationsfähigkeit des Körpers positiv beeinflusst und Stressreaktionen werden reduziert. Dies umfasst sowohl das individuelle Stresserleben als auch die physiologischen und hormonellen Veränderungen im Körper. Unter Stress setzt unser hormonelles System vermehrt körpereigene Botenstoffe (z. B. Serotonin, Noradrenalin, Dopamin) frei. Diese können durch Bewegung wieder reguliert werden, der Überschuss an Hormonen, der durch die »Alarmbereitschaft« unseres Körpers entsteht, kann somit wieder abgebaut werden. Und auch für Psyche und stressbedingte Anspannung kann Sport als eine Art »Ventil« dienen und uns helfen, wieder zu mehr Ausgeglichenheit und mentaler Widerstandsfähigkeit zu gelangen.

Ein weiterer wichtiger Effekt regelmäßiger Aktivität besteht in der **Erhöhung der Schmerzschwelle**, was eine geringere Schmerzempfindlichkeit bedeutet. Dadurch hat Bewegung unmittelbare Auswirkungen auf das individuelle Schmerzempfinden. Dies erklärt sich durch das Zusammenspiel der oben genannten Wirkfaktoren: Verbesserung des gesamten Herz-Kreislauf-Systems, gesteigerte Muskelaktivität, Stressabbau sowie die Normalisierung des Hormonspiegels.

» *Bewegung trägt somit entscheidend zum körperlichen (und auch psychischen) Wohlbefinden bei und unterstützt sowohl die Beeinflussung des persönlichen Schmerzempfindens als auch den Umgang mit Schmerzen.*

Noch einmal zusammengefasst: Der Körper kann durch verschiedene Faktoren, die Sie in diesem Buch kennenlernen, ganz unterschiedlich auf Schmerzen reagieren und die Schmerzschwelle kann ebenfalls unterschiedlich empfindlich sein. Bitte entfernen Sie sich von dem Gedanken, man müsse die Zähne zusammenbeißen und dass Sport unangenehm anstrengend zu sein hat! Wir möchten Sie vielmehr zu einer sanften Aktivität ermuntern, bei der Sie sich jederzeit wohlfühlen und an der Sie Freude haben. Hierdurch kann sich die eventuell niedrige Schmerzschwelle (d. h., Sie reagieren empfindlich auf Bewegungsreize) wieder stabilisieren und normalisieren.

» *Ziel ist es also, durch einen bewussten Umgang mit Bewegung, diesen Kreislauf positiv zu verändern und wieder zu mehr körperlicher Stabilität zu gelangen.*

Doch wie bringe ich nun mehr Aktivität in mein Leben?

Grundsätzlich gibt es zwei Möglichkeiten, sein Leben und seinen Alltag aktiver zu gestalten: Sie können zum einen mehr **Bewegung in Ihren Alltag** integrieren und/oder zum anderen **regelmäßig Sport** treiben.

Mehr Bewegung in den Alltag einzubauen ist oft einfacher als gedacht. Schon Aktivitäten mittlerer Intensität wie Fahrradfahren, Treppensteigen, Gartenarbeit oder ein zügiger Spaziergang verbessern die allgemeine Gesundheit. Beachten Sie, dass solche Aktivitäten idealerweise 30 Minuten, mindestens jedoch zehn Minuten dauern und an wenigstens fünf Tagen pro Woche, vorzugsweise täglich, stattfinden sollten.

Die zweite, intensivere Option, Ihrer Fitness und Gesundheit etwas Gutes zu tun, ist, regelmäßig Sport in Ihre Woche zu integrieren. Achten Sie hierbei darauf, dass die gewählte Sportart im besten Fall die Ausdauer fördert, ein geringes Verletzungsrisiko aufweist und leicht auszuüben ist. Dies könnte z. B. Nordic Walking, Radfahren, Wandern, Schwimmen oder Ähnliches sein. Wichtig für eine optimale Wirkung auf die Gesundheit ist, dass die Aktivität regelmäßig mindestens dreimal pro Woche für jeweils nicht weniger als 20 Minuten in einem angenehmen, aber auch intensiven Umfang durchgeführt wird.[12]

» *Merke: Gezielte Bewegung im Alltag sollte 30 Minuten (mindestens zehn Minuten) dauern und am besten täglich (mindestens an fünf Tagen) in Ihre Routine und Ihren Tagesablauf eingebaut werden. Regelmäßige sportliche Aktivität sollte am besten mindestens dreimal pro Woche für nicht weniger als 20 Minuten mit einem deutlichen, aber angenehmen, Anstrengungsgefühl durchgeführt werden.*

Wie finde ich die richtige Aktivität für mich?

So viel zur Theorie – aber wie findet man nun den für sich passenden Weg, mehr Bewegung und Aktivität in sein Leben zu verankern? Welche Form der Bewegung und welche Sportart sind passend? Welche Umstellung hat auch langfristig Potenzial und kann ein fester Bestandteil der wöchentlichen Routine werden? Worauf sollte man achten und was macht man, wenn die Schmerzen zu Beginn stärker werden?

Grundsatz Nummer eins lautet: Was Freude macht, bleibt erhalten! Fragen Sie sich also zuerst, worauf Sie Lust haben, was Sie vielleicht schon immer einmal machen wollten und wobei Sie Spaß hätten. Vielleicht erinnern Sie sich auch an Aktivitäten, die Sie früher gerne ausgeübt haben und die aus bestimmten Gründen in Vergessenheit geraten sind?

Eine weitere Hilfe bei der Entscheidungsfindung, welche Aktivität zu Ihnen passt, könnte auch darin bestehen, herauszufinden, wie Ihr Körper in Stresssituationen reagiert. Jeder Körper reagiert anders, geprägt durch Erfahrungen, aktuelle oder langfristige Einflussfaktoren wie das persönliche Umfeld mit möglichen Belastungen, das Schlafverhalten, Umwelteinflüsse und die Dauer der bereits erlebten Stressbelastung. Ebenfalls sollte berücksichtigt werden, wie wir persönlich mit Belastungen und Stress umgehen, welche Verhaltensmuster wir dabei entwickelt haben und wie ausgeprägt unsere Selbstwahrnehmung und Reflexionsfähigkeit sind.

Genetisch gesehen ist die Stressreaktion ein uraltes »Überlebensprogramm«, das uns durch Kampf- oder Fluchtreaktionen vor Gefahren geschützt und unser Überleben gesichert hat. Es stellt in kürzester Zeit alle notwendigen körperlichen Voraussetzungen bereit, um sich, wie beispielsweise in der fernen Vergangenheit vor einem gefährlichen Tier, in Sicherheit zu bringen. Alle körperlichen Bewältigungsreaktionen für eine rettende motorische Aktion (Herz-Kreislauf-System, Atmung, Energiebereitstellung etc.) werden aktiviert, während alles in diesem Moment nicht Notwendige (Verdauung, Energiespeicherung, Wachstum etc.) für die Dauer der Gefahr heruntergefahren wird.

Eigentlich etwas sehr Nützliches, oder? Das ist es auch! Das Problem ist nur: Wenn wir in unserer heutigen Zeit zu oft und über einen zu langen Zeitraum modernen Stresssituationen (z. B. bei der Arbeit, im sozialen Umfeld etc.) ausgesetzt sind, laufen immer noch die genetisch bedingten Stressreaktionen zu unserem Schutz im Körper ab. Doch bauen wir diese Reaktionen oft nicht ausreichend wieder ab – sprich, wir steuern nicht durch Bewegung oder Entspannung dagegen und uns fehlt häufig der nötige Ausgleich.

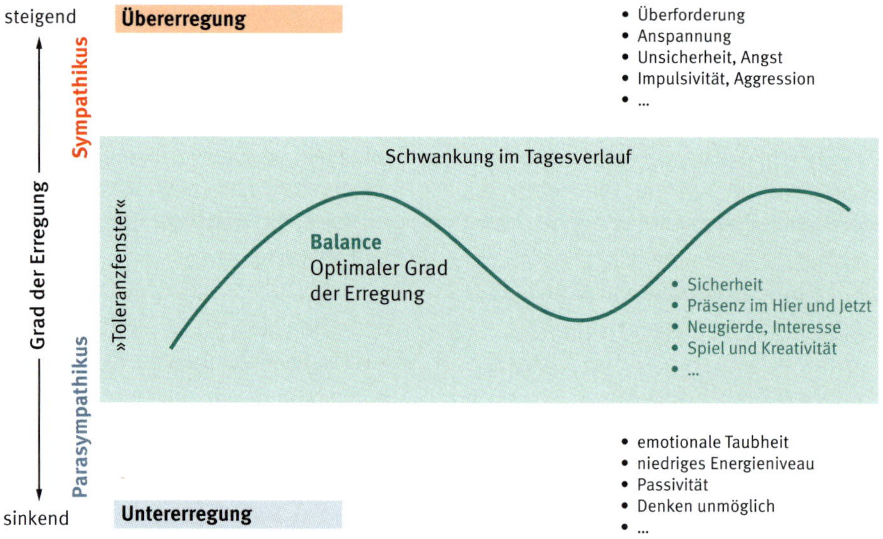

Basierend auf König V. Bin ich traumatisiert? Wie wir die immer gleichen Problemschleifen verlassen. Gräfe und Unzer; 2021.

Natürliche Schwankungen im Tagesverlauf zwischen Sympathikus und Parasympathikus.[13]

» *Regelmäßige körperliche Aktivität, Sport und Bewegung bilden ein Gegengewicht zu Stress im Alltag, da sie die Energie, die der Körper unter Stress übermäßig bereitstellt, wieder abbauen, das seelische Wohlbefinden fördern und dabei helfen können, den »Kopf wieder freizubekommen«.*

Welcher Stresstyp sind Sie? Achten Sie einmal darauf, wie Sie unter Stress reagieren:

- Mit welchen Anzeichen signalisiert Ihnen Ihr Körper, dass er unter Stress steht?
- Wo und wie spüren Sie möglicherweise Anspannung?
- Wie fühlen Sie sich unter Stress?

Prinzipiell kann unser Körper auf unterschiedliche Weise auf Stress reagieren. Meist lassen sich dabei drei Grundtendenzen unterscheiden: **Flucht, Angriff und Erstarrung.** Bei der Tendenz zur Flucht besteht der erste Impuls darin, die Situation zu verlassen; Angriff führt dazu, dass sich besonders viel Energie anstaut, die man am liebsten sofort entladen würde, und bei der Erstarrung wird der Körper fest, man erstarrt im wahrsten Sinne des Wortes und die Muskulatur verspannt sich. Viele Menschen ziehen z. B. bei Stress unbewusst die Schultern hoch und verspannen dadurch vor allem den Schulter-Nacken-Bereich, oder pressen die Zähne zusammen, was die Kiefermuskulatur zusätzlich anspannt.

Die Idee ist nun, eine **ausgleichende Aktivität** zum Stress und gegen die Stressreaktionen des Körpers auszuwählen, um wieder ins Gleichgewicht zu gelangen und dem Körper zu helfen überschüssige Energie und/ oder Anspannung abzubauen.

» *Ziel ist es, den Körper wieder in seinen »Normalzustand« zu bringen, um (überhaupt) die Voraussetzung zu schaffen, an der gewünschten Leistungsfähigkeit und Widerstandsfähigkeit zu arbeiten.*

Hierzu sollten Sie einige Grundvorgänge kennenlernen und verstehen. Der menschliche Körper besitzt neben dem zentralen Nervensystem, über das wir alle wichtigen Abläufe in unserem Körper steuern und regulieren, auch ein vegetatives Nervensystem, das wir nicht willentlich beeinflussen können. Dieses wird auch **autonomes Nervensystem** genannt und steuert z. B. die Funktion unserer Organe sowie verschiedene Stoffwechselvorgänge. Das autonome Nervensystem besteht aus zwei Gegenspielern: Dem Sympathikus und dem Parasympathikus.

Der **Sympathikus** ist der »Aktive«: Er versorgt unseren Körper mit Energie und bringt Prozesse buchstäblich voran. Wie bereits erwähnt, sorgt er für eine maximale Bereitstellung von Energie, um unsere Leistungsfähigkeit und Sicherheit in Stresssituationen zu gewährleisten. Der **Parasympathikus** hingegen ist »der Ruhige«: Er unterstützt Erholung, Verdauung und Regeneration und sorgt so dafür, dass unsere Energiereserven wieder aufgefüllt werden.

Später wird diese Thematik im Kapitel »Sympathikus und Parasympathikus sind Gegenspieler« (S. 79) noch vertieft. Zunächst ist es jedoch wichtig, zu verstehen, dass diese beiden stillen Gegenspieler unseres autonomen Nervensystems durch Bewegung, gezielt gewählte Aktivitäten oder Entspannung beeinflusst werden können. Sie verhalten sich dabei wie eine Waage, die ständig in Bewegung ist – mal ist der Sympathikus aktiver, mal der Parasympathikus. Solche Schwankungen im Verlauf des Tages sind völlig normal und physiologisch bedingt. Diese Schwankungen finden idealerweise innerhalb eines sogenannten »Toleranzfensters« statt, also innerhalb eines natürlichen Regulationsbereichs.

Was es mit den Zuständen der »Übererregung« und »Untererregung« auf sich hat, erklären wir Ihnen ein wenig später. Für den Moment ist es wichtig zu wissen:

Unser autonomes Nervensystem befindet sich im ständigen Wechselspiel zwischen dem aktiven Sympathikus und dem regenerierenden Parasympathikus. Diese stetige Veränderung des Erregungsgrades und die Schwankungen im Toleranzfenster sind natürlich und balancieren das gesamte System des menschlichen Körpers immer wieder neu aus.

Stehen wir jedoch vermehrt unter Stress, kann dieses System aus dem Gleichgewicht geraten. Das verursacht viele verschiedenen Folgen, wie z. B. erhöhte Anspannung, Schlafprobleme, ein niedriges Energieniveau und vieles mehr (siehe Abbildung S. 78).

» *Bewegung hilft, das Gleichgewicht zwischen Sympathikus und Parasympathikus zu stabilisieren und ist auch im Rahmen des Stressabbaus maßgeblich und essenziell, um ein Abgleiten in den Bereich der »Übererregung« oder »Untererregung« zu verhindern.*

Wann, wie oft, wie lange? – Optimal trainieren

Jetzt haben Sie (im besten Fall) eine Aktivität im Kopf, die Sie künftig gerne durchführen möchten, sei es eine Sportart als Ausgleich, eine Form aktiver Entspannung, Dehnübungen oder einfach mehr Bewegung im Alltag. Wie geht man nun am besten vor? Was ist der erste Schritt?

Das richtige Maß an Aktivität und die optimale Belastungsintensität zu finden ist sehr schwer, da wir alle individuell verschieden sind. Unsere Belastbarkeit hängt davon ab, wie viel oder wie wenig wir uns derzeit bereits bewegen und wie unsere körperliche Konstitution ist: Ob wir z. B. aktuell oder schon länger körperliche Einschränkungen haben oder ob wir zu Übergewicht neigen. Nicht zuletzt spielen auch unsere individuelle Lebensweise sowie unsere aktuellen Lebensumstände (Stress, Ernährung, Schlaf etc.) eine erhebliche Rolle.

Aber was bedeutet überhaupt »trainieren« und welche Wirkung haben gezielt gesetzte Belastungen im Training? In der Trainingslehre sagt man, dass Belastungen dazu dienen, das »Bewegungssystem optimalen Reizen auszusetzen, die dieses System kontinuierlich benötigt, um langfristig funktionstüchtig zu bleiben«[14].

Unser Training sollte also so gestaltet sein, dass es einen optimalen Reiz zur Funktionsverbesserung setzt, ohne unseren Körper zu überlasten oder ihn zu unterfordern. Auch die Pausen sind von erheblicher Bedeutung, denn erst in dieser Zeit der Regeneration kann der Körper wachsen und an Leistungsfähigkeit zunehmen.

» *Beachten Sie also immer: Unser Körper braucht beides – Ruhe und Herausforderung im sinnvollen Wechsel!*

Dieses Wechselspiel zu berücksichtigen und eine gute Balance in der Trainingsplanung und Umsetzung zu finden, ist gerade zu Beginn oft schwierig. Bitte lassen Sie sich nicht von kleinen Rückschlägen oder von anfänglicher Schmerzverstärkung entmutigen! Es gibt leider keine hundertprozentige »Wunderanleitung«, da Ihr eigener Körper stets unterschiedlich reagieren wird und es auch in Ihrer persönlichen Aktivitätsplanung keinen festen, geradlinig umzusetzenden Plan geben kann. Die Leistungsfähigkeit und das, was unserem Körper guttut, hängen von vielen Faktoren ab. Das Ziel sollte stets sein, sich etwas Gutes zu tun.

» *Wir wollen lernen, die Zeichen unseres Körpers zu lesen und darauf reagieren zu können – sei es durch Bewegung, Sport, Entspannung, Dehnung oder einfach einen kurzen Moment des Innehaltens.*

Die Grafik (S. 81) stammt aus der Trainingslehre und verdeutlicht noch einmal den Zusammenhang zwischen Training und Regeneration. Bitte lassen Sie sich nicht abschrecken, wenn sie auf den ersten Blick sehr wissenschaftlich aussieht. Sie dient lediglich dazu, das soeben Besprochene nochmals zu verdeutlichen.

In dieser Grafik sehen Sie, dass die Kurve der Leistungsfähigkeit über das bisherige Niveau ansteigt. Das ist der gewünschte **Trainingseffekt**! Jedoch ist es sehr schwierig, den richtigen Zeitpunkt zu finden, um wieder zu trainieren. Nicht ohne Grund haben Profisportlerinnen und Profisportler professionelle Trainerinnen und Trainer oder

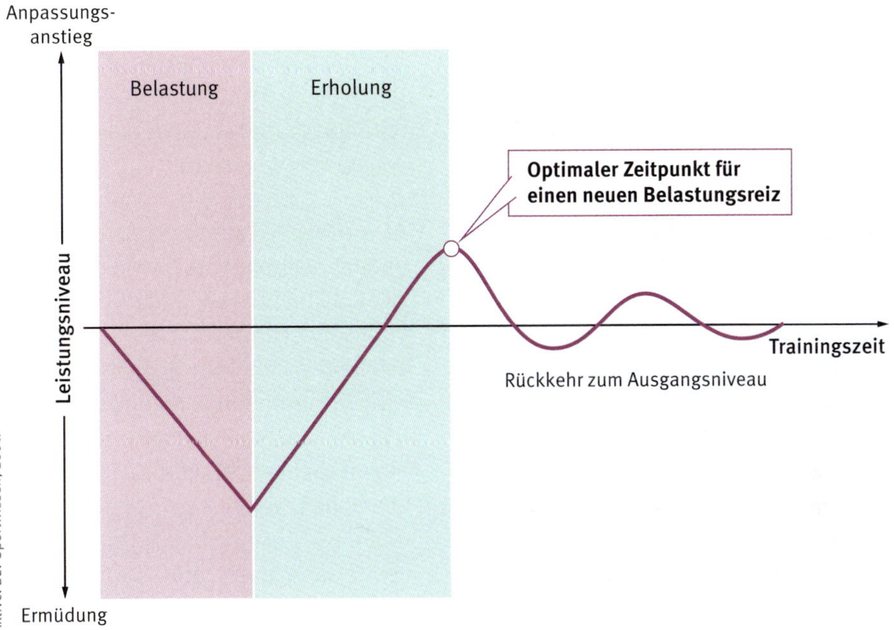

Basierend auf Grosser M et al. Das neue Konditionstraining für alle Sportarten, für Kinder, Jugendliche und Aktive. BLV Sportwissen; 2001.

Um unser Leistungsniveau zu erhöhen, braucht unser Körper sowohl den richtigen Trainingsreiz als auch ausreichende Erholung.[15]

sportwissenschaftliche Begleitung. Zum Glück gibt es kleine Hinweise, die uns auch ohne professionelle Begleitung dabei unterstützen können und die wir später noch besprechen.

Was ist also wichtig zu beachten:

- Wir müssen uns beim Sport so belasten, dass der Körper angemessen ermüdet ist.
- Nach einem Training gehört eine Regenerationsphase von ein bis zwei Tagen, abhängig von der Intensität des Trainingsreizes, unbedingt dazu.
- In dieser Zeit stellt der Körper die durch das Training ermüdeten Strukturen zunächst wieder her und verbessert anschließend deren Leistungsfähigkeit.

Gehen wir die Grafik noch einmal anhand eines Beispiels durch, damit Sie sich den Vorgang im Körper beim Training besser vorstellen können:

Hat man einen Muskel durch Krafttraining einem optimalen Belastungsreiz ausgesetzt, sind die Muskelfasern zunächst ermüdet und erschöpft (die Leistungskurve ist unter das Ausgangsniveau gesunken). Nun folgt der Wiederaufbau und der Körper passt sich den erhöhten Anforderungen an, indem er den Muskel durch vermehrten Aufbau stärker werden lässt, auch »Superkompensation« genannt. Fällt diese Regenerationsphase jedoch weg und setzt man in dieser Phase bereits zu früh einen neuen Trainingsreiz, kommt es zu einem Übertraining und der Körper kann sein Leistungsniveau nicht steigern.

Wir erinnern Sie gern noch einmal daran: Den optimalen Trainingsreiz herauszufinden und auch mögliche Reaktionen unseres Körpers zu verstehen, ist nicht leicht. Suchen Sie sich deshalb auch in der konkreten Trainingsplanung gerne persönlichen Rat. Sprechen Sie dieses Thema bei Ihrer Ärztin oder Ihrem Arzt an oder wenden Sie sich an eine Physiotherapeutin oder einen Physiotherapeuten. Diese können Ihnen dabei helfen, individuelle Trainingspläne zu entwickeln und Sie bei der Umsetzung unterstützen und begleiten.

» *Der Weg zu einem aktiveren Lebensstil ist nicht immer geradlinig. Auch das Erleben von kleinen Rückschlägen oder das Wahrnehmen einer anfänglichen Schmerzverstärkung ist normal.*

Wichtig hierbei ist: **Nehmen Sie Ihren Körper ernst!** Versuchen Sie mit der Intensität der Aktivität, der Dauer der Trainingseinheit, der Anzahl der Wiederholungen pro Trainingseinheit, der Ausgangsstellung bei der Durchführung (im Krafttraining, bei Dehnübungen) oder den Trainingsintervallen (Zeit zwischen den Trainingstagen, Länge der geplanten Regenerationszeit) zu variieren, mit diesen Parametern zu spielen und Ihrem Körper bei Schwierigkeiten entgegenzukommen. Es soll Freude bereiten und Ihnen stets guttun!

Und keine Angst: Eine leichte Schmerzverstärkung ist normal, besonders, wenn der Körper sich plötzlich neuen Gewohnheiten anpassen muss. Es ist wie beim Erlernen des Fahrradfahrens als Kind: Anfangs ist es wackelig, man ist unsicher und die Bewegungen sind nicht fließend. Nach und nach gewöhnt sich unser Körper jedoch an die neuen Abläufe, wir gewinnen an Kraft, Koordination und Zuversicht. So sind wir schon einen Schritt weiter und tun unserem Körper etwas Gutes, indem wir unsere Belastbarkeit steigern.

Aber hören Sie auf die Signale Ihres Körpers und betrachten Sie diese vielmehr als nützliche Rückmeldungen und »Wegweiser«. Aktivität sollte Freude bereiten und ist dann am erfolgreichsten und nützlichsten. Also kein »Zähne zusammenbeißen«, kein »Durchhalten«, sondern versuchen Sie, immer in einem für Sie angenehmen Trainingsbereich zu bleiben.

» *Sport bedeutet nicht, über seine individuellen und tagesformabhängigen Grenzen hinauszugehen.*

Wie baue ich ein optimales Training auf?

Egal, ob Sie mehr Bewegung in Ihren Alltag integrieren oder in der Woche gezielt Sport treiben – es gibt einige Grundregeln beim Training und bei der Wahl des Trainingsreizes, die beachtet werden sollten:

Wie Sie bereits am Anfang gelesen haben, ist der Körper so konzipiert, dass er Funktionen, die nicht benötigt werden, abbaut. Das merken Sie z. B., wenn Sie längere Zeit krank waren. Nach einer Phase der Inaktivität, das kann unter Umständen schon eine Woche im Bett sein, fühlen Sie sich schlapp und müssen körperlich erst einmal wieder in Ihren Alltag zurückfinden. Und um genau das zu verhindern, braucht unser Körper in regelmäßigen Abständen einen schwachen Trainingsreiz, um seine Leistungsfähigkeit zu erhalten. Dieser Reiz erhält die Funktion und signalisiert dem Körper: »Ich brauche diese Funktion noch, bitte spare hier nichts ein und mache sie nicht schwächer«.

» *Grundsatz 1:*
Wenn wir die Funktions- und Leistungsfähigkeit unseres Körpers in seinem aktuellen Zustand erhalten möchten, reicht ein sogenannter »schwacher Reiz« aus.

Anzeichen eines schwachen Trainingsreizes:

- Sie verspüren keine große Anstrengung während des Trainings, die Übung bzw. Einheit geht Ihnen leicht von der Hand.
- Im Anschluss stellt sich bei Ihnen kein Muskelkater ein und Sie fühlen auch keine Ermüdung in den trainierten Bereichen, z.B. keine »Schwere« in den Beinen nach dem Wandern.
- Sie verspüren schnell wieder Lust, sich erneut zu bewegen und brauchen in der Regel keinen oder nur einen Tag zur Erholung.

Wollen wir hingegen unsere Leistung verbessern, muss ein stärkerer Reiz gewählt werden, der uns während des Trainings deutlich ermüdet. Dieser »überschwellige Reiz« gilt auch als »optimaler Belastungsreiz«, um Funktionen und Leistung zu verbessern.

» *Grundsatz 2:*
Um die Funktions- und Leistungsfähigkeit unseres Körpers zu verbessern, brauchen wir einen sogenannten »überschwelligen Reiz«.

Anzeichen eines »überschwelligen Reizes«:

- Sie spüren deutlich, dass Sie stark angestrengt sind und nehmen während des Trainings eine ausgeprägte Erschöpfung wahr.
- Anzeichen für Erschöpfung während des Trainings können u.a. ein leichtes Brennen in der trainierten Muskelpartie, sanftes Zittern sowie ein Nachlassen der Kraft sein.
- Auch ein angemessener Muskelkater (also eine gewisse Müdigkeit und Erschöpfung) kann auftreten und ist ein Zeichen dafür, dass der Reiz ausreichend und für einen Leistungsaufbau optimal war.

Üben wir also beim Training einen zu schwachen Reiz aus, baut unser Körper nicht auf oder ihm fehlt der Anreiz, das Leistungsniveau zu erhalten. Die aktuelle Funktion reicht für den Trainingsreiz aus, sodass unser Körper sich nicht anstrengen muss und daher keine Leistungssteigerung nötig ist. Bei einem zu starken Reiz ist er dagegen überfordert und »kommt mit der Leistungssteigerung nicht hinterher«, was sich in einem Gefühl von Stagnation und Überforderung äußert.

Anzeichen eines »unterschwelligen Reizes«:

- Sie spüren keinerlei Ermüdung während oder nach dem Training.
- Sie kommen kaum ins Schwitzen, der Puls und die Atmung beschleunigen sich nur wenig.
- Es stellt sich weder Erschöpfung, Muskelkater noch Müdigkeit in den trainierten Bereichen ein.

Anzeichen eines »zu starken Reizes«:

- Sie können die Trainingseinheit nicht wie geplant zu Ende führen, Ihr Körper ermüdet frühzeitig und Sie haben im wahrsten Sinne des Wortes »keine Kraft/Energie mehr«.
- Sie spüren starkes Muskelzittern und Schwäche, obwohl die Trainingseinheit noch nicht zu Ende ist.

- Sie erleben während des Trainings eine Verschlechterung der Bewegungsqualität sowie Lustlosigkeit.
- Ihr Herz-Kreislauf-System ist stark beeinflusst (Faustregel beim Ausdauertraining: Man sollte sich immer noch unterhalten und trotz beschleunigter Atmung in moderatem Tempo einen vollständigen Satz aussprechen können).
- Der anschließende Muskelkater ist sehr stark und dauert mehr als zwei Tage an. Dadurch ist eine längere Erholungszeit erforderlich und auch die Motivation, ein neues Training zu starten, lässt länger auf sich warten.

Wie könnte jetzt konkret mehr Bewegung im Alltag oder ein regelmäßiges Training aussehen? Für mehr Aktivität im Alltag versuchen Sie gezielt, notwendige Wege, Besorgungen oder Aufgaben mit Bewegung zu verbinden oder überlegen Sie, wie Sie diese ausbauen und aktiver gestalten könnten. Dies könnte z. B. bedeuten, nicht mehr den Bus für den Weg zur Arbeit oder für Termine zu nehmen, sondern das Fahrrad zu nutzen oder einen schnellen Spaziergang zu machen. Oder Sie versuchen bei der Gartenarbeit verstärkt Ihre Muskeln einzusetzen, z. B. einen Rechen statt eines Laubsaugers für die trockenen Blätter zu verwenden. Oder versuchen Sie, beim Zähneputzen aktiv Kniebeugen zu machen, Kraftübungen als kleine »Bewegungssnacks« zwischendurch einzubauen oder einen Spaziergang in der Mittagspause einzuplanen. Trauen Sie sich, kreativ zu sein – oft steckt mehr Potenzial für Bewegung in unserem Alltag, als wir denken!

» *Tipp 1:*
Verbinden Sie notwendige Aktivitäten im Alltag mit Bewegung.

Eine weitere Anregung ist, dass Sie immer zwischendurch versuchen sollten, bewusst die Dauer und Intensität der gewählten Aktivität zu steigern. Wie bereits oben erwähnt, passt sich unser Körper stets den Gegebenheiten an und für einen stetigen Trainingserfolg müssen wir auch die Anforderungen immer wieder neu anpassen. Achten Sie aufmerksam auf die ausgeführten Bewegungen und dann verlängern oder intensivieren Sie die Aktivität beim nächsten Mal. Dies kann bei einem regelmäßigen Spaziergang z. B. bedeuten, dass Sie bewusst immer einen Schritt schneller gehen, beim Treppensteigen versuchen, zwei Stufen auf einmal zu nehmen, um die Kräftigung zu verstärken, oder bei der Gartenarbeit gezielt weniger Pausen zu machen.

» *Tipp 2:*
Steigern Sie bewusst die Dauer und Intensität Ihrer Aktivität.

Um regelmäßig sportlich aktiv zu sein oder es zu werden, hilft es, sich zunächst die Frage zu stellen, welche Sportart man ausüben möchte. Dabei kann man sich beispielsweise an der eigenen Konstitution orientieren (z. B.: Welcher »Stresstyp« bin ich?) oder daran, worauf man schon immer Lust hatte. Alternativ können auch folgende grundsätzliche Überlegungen helfen: In welcher Umgebung treibe ich gern Sport? Bewege ich mich lieber draußen an der frischen Luft, in Sporthallen oder vielleicht im Wasser? Mache ich lieber allein Sport oder in Gesellschaft?

» *Tipp 3:*
Schauen Sie bewusst, welcher »Sporttyp« Sie sind und wo Ihre Vorlieben liegen – was Freude bereitet, bleibt erhalten.

Ein weiterer Punkt: Bitte achten Sie auf sich und die Signale Ihres Körpers! Regelmäßige Bewegung und Sport haben unzählige positive Wirkungen, dennoch sollte es Ihnen dabei stets gut gehen. Vermeiden Sie übermäßigen Ehrgeiz und bitte kein übermäßiges »Zähnezusammenbeißen«. Seien Sie behutsam zu Ihrem Körper, wenn Sie lange keinen Sport mehr betrieben haben, an Nebenerkrankungen leiden (z. B. Diabetes, Herz- oder Nierenerkrankungen), in der Vergangenheit eine schwere Erkrankung oder Operation durchgemacht haben oder regelmäßig starke Medikamente mit möglichen Nebenwirkungen einnehmen.

» *Tipp 4:*
Gehen Sie vernünftig mit den sportlichen Veränderungen in Ihrem Leben um und holen Sie bei Unsicherheiten lieber ärztlichen Rat ein.

Die Wahl des richtigen Belastungsreizes ist, wie wir bereits gelernt haben, gar nicht so einfach. Sowohl Unter- als auch Überforderungen sollten bei der sportlichen Aktivität vermieden werden. Sie können sich als Faustregel Folgendes merken:

» *Tipp 5:*
Führen Sie Ihre gewählte Aktivität oder Ihren Sport immer so aus, dass Sie nebenbei noch ohne Anstrengung und Atemnot einen vollständigen Satz aussprechen können und eine Unterhaltung möglich bleibt.

Was passiert genau im Körper und worauf sollte man achten?

Wir kennen nun die Einteilung der Belastungs- und Trainingsreize, die Anzeichen, an denen man sich während der Aktivität orientieren kann und Tipps, wie man mehr Bewegung in sein Leben bringt. Doch was passiert eigentlich physiologisch im Körper nach einem Training unterschiedlicher Intensität und warum ist die anschließende Regeneration (Erholung) so bedeutsam?

Bei einem »unterschwelligen Trainingsreiz« geschieht im Körper keine Anpassung. Da sich der gesamte Organismus weder für die geforderte Aktivität stark anstrengen musste noch die trainierten Strukturen anschließend erschöpft sind, kommt es zu keinem Leistungsanstieg und keinen Anpassungsvorgängen im Körper. Achten Sie daher beim nächsten Training darauf, eine höhere Intensität zu wählen.

Bei einem »schwachen Trainingsreiz« kann der Körper die geforderte Leistung mit seiner bestehenden Kraft problemlos bewältigen. Auch hier kommt es anschließend zu keiner signifikanten Ermüdung, sodass lediglich das aktuelle Leistungsniveau erhalten bleibt. Möchten Sie Ihr aktuelles Leistungsniveau erhalten und keine Leistungssteigerung durch Training erreichen, können Sie durchaus in diesem niederschwelligen Trainingsbereich bleiben.

Der »überschwellige Trainingsreiz« ist laut Trainingslehre optimal. In der Zeit nach der Aktivität setzt der Körper die durch das Training erschöpften Strukturen wieder auf den Ausgangszustand zurück und baut ihre Leistungsfähigkeit anschließend weiter aus. Dies ist der Grund, weshalb zu jedem Training auch die anschließende Erholung als fester Bestandteil von großer Bedeutung ist. Diese Erholung umfasst etwa ein bis zwei Tage und ist abhängig von der Intensität des gesetzten Trainingsreizes, aber auch von Ihrem Allgemeinzustand. Somit kann der Körper sich bereits bekannten Reizen (wenn man z. B. ein Training nicht neu begonnen

Worauf Sie achten sollten:

Der Schlüssel zum Erfolg bei der Planung und Umsetzung eines aktiven Lebensstils liegt in der Auswahl einer für Sie geeigneten Aktivität sowie in der optimalen Dosierung und Durchführung. Hierbei spielt der Wechsel zwischen Belastung und ausreichender Erholung eine entscheidende Rolle. Ohne diese »lohnenden Pausen« erhält der Körper nicht die nötige Erholung und man erzielt weder Trainingserfolge noch spürt man die positiven Auswirkungen von Bewegung. Stattdessen reagiert der Körper häufig mit Leistungsabfall, Lustlosigkeit und/oder einer anhaltenden Schmerzverstärkung.

Als **Faustregeln zur Orientierung,** ab wann man ohne Bedenken die nächste Trainingseinheit beginnen kann, bzw. wann der optimale Zeitpunkt für eine Aktivität ist, können Sie sich Folgendes merken:

- Ich fühle mich motiviert und habe Lust, mich zu bewegen.
- Ich habe keinen Muskelkater (in der betroffenen Region).
- Ich kann meine Aktivität ohne Einschränkungen durchführen und die Müdigkeit nach dem letzten Training ist vollständig verschwunden (z. B. keine »schweren Beine«, kein frühzeitiges Zittern vor Anstrengung etc.).

hat) schneller anpassen. Aber auch Faktoren wie das allgemeine Empfinden, Stress, Schlaf etc. können die benötigte Zeit für die Erholung nach einem Training individuell beeinflussen. Achten Sie daher auf mögliche Schwankungen und halten Sie nicht zu starr an Ihrem Trainingsplan fest. Auch Umstände des Alltags (Schlafmangel, zusätzlicher Stress, Ernährung) können die Einhaltung des »optimalen Trainingsreizes« individuell beeinflussen – Abweichungen und Schwankungen sind normal.

Ein »zu starker Trainingsreiz« bedeutet für den Körper negativen Stress und Überforderung. Ein solcher Reiz führt weder zu einer Funktionsverbesserung noch bietet er einen nennenswerten Mehrwert. Wenn Sie unsicher sind, ob Ihr Trainingsreiz zu stark ist, oder Ihre Trainingserfolge stagnieren und Sie frustriert sind, suchen Sie ärztlichen oder physiotherapeutischen Rat.

Welche Variationen sind sinnvoll?

Es ist klar, dass Sie Ihr Training Ihrer aktuellen Tagesform anpassen und so gestalten sollten, dass es ideal für Sie ist, in Ihren Alltag und Ihre Tagesstruktur passt und auch ausreichend Abwechslung bietet, sowohl was den Spaß daran als auch die körperlichen Anforderungen betrifft. Es gibt aber noch weitere Punkte im Rahmen der Trainingslehre, die für Sie eventuell hilfreich sein könnten. Keine Sorge, Sie müssen nicht alle umsetzen – diese Zusammenstellung dient lediglich als Überblick für die Zukunft, wenn Sie sich bereits mit regelmäßiger Aktivität vertraut gemacht haben:

- **Kontinuität:** Nur Wiederholungen führen zur Adaptation, also zur Anpassung. Bleiben Sie am Ball, um die Trainingseffekte zu erhalten, denn wenn Sie mit Ihrem Sportprogramm wieder aufhören, wird Ihre Leistungsfähigkeit erneut absinken. Nur Mut – Sie schaffen das und Sie werden die positiven Auswirkungen schneller spüren, als Sie denken!

- **Variationen:** Einerseits bietet das Vorteile für die Reizwirksamkeit, denn Ihr Körper wird immer wieder neuen Herausforderungen ausgesetzt. Andererseits motivieren Sie sich damit selbst, denn Spaß und Abwechslung sind der Schlüssel zur Freude an der Bewegung! Probieren Sie daher immer wieder kleine Abwandlungen aus: Bauen Sie z.B. neue Übungen in Ihr Trainingsprogramm ein, ändern Sie die Fahrradroute, gehen Sie auf Ihrem Spaziergang (wenn möglich) auch einmal eine Steigung hinauf.
- **Periodisierung bzw. Zyklisierung:** Damit ist gemeint, jeweils nur bestimmte Trainingsinhalte auszubauen und nicht alle Komponenten gleichzeitig zu steigern. Versuchen Sie beim Joggen z.B., sich entweder auf eine Distanz zu konzentrieren und diese kontinuierlich zu absolvieren (unabhängig von der Laufgeschwindigkeit) oder legen Sie eine Trainingsdauer fest und versuchen Sie, etwa 30 Minuten am Stück in Bewegung zu bleiben.
- **Optimale Gestaltung zwischen Belastung und Erholung:** Wenn Sie das Zusammenspiel zwischen Belastung und Erholung mit der Zeit besser wahrnehmen, steigt auch Ihr Trainingseffekt! Wie bereits erklärt: Der Körper erneuert sich in der Erholungsphase und die zeitlichen Abstände zwischen Belastung und Erholung können bei Ihnen variieren, je nach aktuellem Anspannungsniveau, Stress, Schlaf, Hormonhaushalt usw. Hören Sie in sich hinein und achten Sie auf die bereits besprochenen Anzeichen.

Wenig Bewegung ist besser als gar keine!

Unser Körper braucht Bewegung, um gesund zu bleiben bzw. gesund zu werden und der

WHO-Empfehlungen zu gesundheitsfördernder körperlicher Aktivität

Es gibt viele unterschiedliche Maßstäbe, Ratschläge und Meinungen. Die WHO-Leitlinien zu körperlicher Aktivität und sitzendem Verhalten umfassen wissenschaftlich fundierte Empfehlungen für die Gesundheit von Kindern, Jugendlichen, Erwachsenen und älteren Erwachsenen hinsichtlich des Ausmaßes körperlicher Aktivität (Häufigkeit, Intensität und Dauer). In der Version von 2020 werden zum ersten Mal auch Hinweise zu den Zusammenhängen zwischen sitzendem Verhalten und gesundheitlichen Folgen gegeben. In dieser Ausgabe werden außerdem besondere Bevölkerungsgruppen wie schwangere Frauen sowie Menschen mit chronischen Erkrankungen oder Behinderungen berücksichtigt[48].

Die WHO- und nationalen Leitlinien empfehlen[49]:

- Erwachsene im Alter zwischen 18 und 64 Jahren sollten **mindestens 150 Minuten pro Woche ausdauernde Aktivitäten** (z. B. fünfmal 30 Minuten zügiges Gehen) in moderatem Bereich oder aber **75 Minuten bei höherer Intensität** (z. B. Joggen) durchführen.
- Außerdem sollte **mindestens zweimal wöchentlich ein Training zur Kräftigung der Muskulatur** durchgeführt werden.

Einstieg ist oft besonders schwer. Kurse und die damit einhergehenden festen Termine und die Gruppendynamik können dabei helfen, wieder in Bewegung zu kommen. Sie müssen nicht zwangsläufig ein bestimmtes Training, einen Sportkurs oder ein Workout im Fitnessstudio absolvieren, wenn es Sie gerade gar nicht anspricht oder Sie sich dazu nicht in der Lage fühlen.

Ziel ist es, ein **Gefühl für den eigenen Körper** zu entwickeln und ihm das zu geben, was er gerade benötigt. Es gibt viele verschiedene Arten, sich zu bewegen. Probieren Sie sich aus: Was Ihnen heute guttut, kann morgen vielleicht schon wieder etwas anderes sein – und das ist in Ordnung.

» *Es gibt kein Schema und keinen Maßstab, es gibt nur Ihren Körper und Ihren individuellen Weg zu mehr Gesundheit und Lebensqualität.*

Fangen Sie gerne mit sehr kleinen Bewegungseinheiten an. Und keine Sorge, auch **Aktivitäten von zehn Minuten** können bereits gesundheitswirksam und ein guter Einstieg in einen aktiven Lebensstil sein. Es muss nicht immer Sport sein, einfache Bewegungen genügen für den Anfang: Versuchen Sie längeres Sitzen (z. B. bei der Arbeit) immer wieder zu unterbrechen, gehen Sie öfter kleine Strecken zu Fuß oder machen Sie ein paar Dehnübungen vor dem Zubettgehen.

» *Grundsätzlich gilt: Jede Aktivität ist besser als keine und der gesundheitliche Nutzen regelmäßiger körperlicher Aktivität überwiegt die möglichen Risiken bei Weitem!*

Also haben Sie keine Angst. Probieren Sie verschiedene Bewegungen, Aktivitäten oder Sportarten aus und hören Sie bei allem bewusst in sich hinein.

Ihr Körper zeigt Ihnen, was ihm guttut!

Entspannung: die dritte Säule der Schmerzmedizin

Entspannung bei wiederkehrenden Schmerzen hat zwei konkrete Wirkungen: eine unspezifische und eine sehr schmerzspezifische! Lassen Sie uns mit der schmerzspezifischen Wirkung beginnen. Sie erinnern sich an unser Schmerzmodell im Kapitel »Schmerzen verstehen« (S. 16)? Falls nicht, dürfen Sie jetzt noch einmal zurückgehen und Ihre Erinnerung daran auffrischen.

Schmerz löst automatisch und immer zuverlässig eine Orientierungsreaktion, also eine Stressreaktion aus. Diese versetzt uns in die Lage, schnell zu analysieren, zu entscheiden und zu handeln. Wir erinnern uns auch: Schmerz ist ein Signal der Bedrohung unserer körperlichen Unversehrtheit und damit lebensnotwendig.

Entspannung wirkt spezifisch gegen Schmerzen

Bei einmaligen Schmerzen folgt nach der Orientierungs- bzw. Stressreaktion eine Erholungsphase bzw. Regeneration. In dieser Phase füllen sich unsere Energiespeicher wieder auf, die wir unter der Stressreaktion sozusagen übermäßig geleert haben. An dieser Stelle ist nach der Erholung alles wieder beim Alten. Bei wiederkehrenden Schmerzen kommt es zunehmend vor, dass wir erneut unsere Energiespeicher benötigen, bevor wir sie haben vollständig füllen können. Wie Sie sicherlich aus Ihrem eigenen Schmerzmodell ersehen konnten, ist eine Orientierungs- bzw. Stressreaktion aber nicht nur an den Schmerz gebunden. Wir erleben sie auch unter normalen Alltagsbedingungen, wie Ärger zu Hause, Druck vor Weihnachten oder Zeiten, in denen wir uns aufgrund gefühlsmäßiger Krisen dauerhaft überfordert fühlen. Auch da leeren sich unsere Energiespeicher; und wenn wiederkehrende Schmerzen hinzukommen, leeren sie sich deutlich schneller, als sie sich füllen lassen.

Darüber hinaus arbeitet das Gehirn streng nach Plan: Wenn wir Stress oder Schmerz erleben, dann empfinden wir wenig bis keine Freude, denn das sind völlig andere Verbindungen im Gehirn. Oder haben Sie schon einmal unter hoher Anspannung vor Freude getanzt oder entspannt Schmerzen erlebt?

Um diesen Zusammenhang zu verstehen, lassen Sie uns noch einen Schritt zurücktreten und Ihnen zwei stille Spieler Ihres Körpers vorstellen: den Sympathikus und den Parasympathikus. Sie haben diese bereits auf S. 79 kennengelernt.

Sympathikus und Parasympathikus sind Gegenspieler

Der Sympathikus ist wie sein Gegenspieler, der Parasympathikus, Teil des autonomen Nervensystems. Dieses System wird deshalb autonom genannt, weil wir keinen direkten Einfluss auf sein Wirken haben. Dabei reguliert es über die beiden genannten Gegenspieler fast alle Körperfunktionen, die uns am Leben erhalten. Der Sympathikus hat dabei die Aufgabe, uns mit Energie zu versehen, um unseren Alltag aktiv zu bestreiten. Er ist derjenige, der für unsere Kraft, unseren Tatendrang, unsere Neugier, unseren Antrieb zuständig ist. Alles, was wir aktiv tun, was uns vorantreibt, bedarf des Wirkens des Sympathikus.

Der Parasympathikus dagegen ist dafür zuständig, dass wir uns erholen, verdauen (was wir unter Stress nicht gut können), schlafen und uns regenerieren. Er hilft uns, die Energiespeicher wieder aufzufüllen. Beide Teile des autonomen Nervensystems arbeiten als Gegenspieler: Also entweder arbeitet der Sympathikus, wenn wir Stress haben, aktiv sind, Sport treiben etc., oder der Parasympathikus ist am Zug, wenn wir ruhig irgendwo sitzen oder im Bett liegen und uns ausruhen bzw. schlafen.

Stress aktiviert den Sympathikus: Ein Problem unseres meist stressigen Lebens ist, dass der Sympathikus viel zu oft getriggert wird und damit viel zu häufig aktiv ist. Die körperlichen Folgen sind Herzrasen, Bluthochdruck, Verdauungsstörungen, Schlafstörungen usw. Solange der Sympathikus aktiv ist, »schweigt« der Parasympathikus.

Schmerz aktiviert den Sympathikus: Neben dem »normalen Alltagsstress« aktiviert auch Schmerz die sympathische Reaktion. Bei wiederkehrenden Schmerzen kann es dazu kommen, dass der Sympathikus häufiger aktiv ist. Damit erhält der Parasympathikus zu wenig Raum, unseren Körper regenerieren, verdauen und schlafen zu lassen.

Unser Parasympathikus braucht mehr Raum in unserem Leben

Wenn wir uns besser regenerieren wollen, müssen wir dafür sorgen, dass der Parasympathikus seinen Platz zurückerhält. Wenn wiederkehrende Schmerzen unseren Alltag

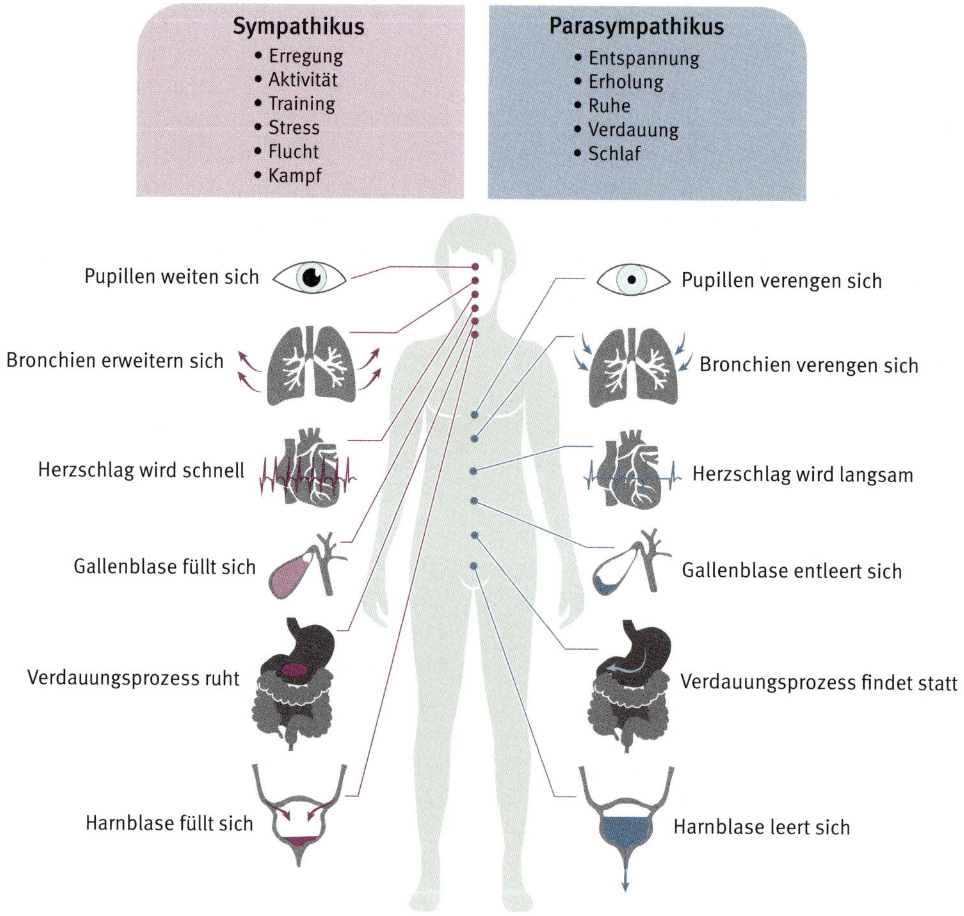

bestimmen und sich der Sympathikus ausbreitet, wir durch viele Lebensaufgaben von unseren Bedürfnissen abgelenkt werden, kann es zu einem Automatismus kommen: Wir gewöhnen uns so sehr an diese Überpräsenz des Sympathikus, dass wir gar kein Gefühl mehr dafür haben, wie sich Entspannung und Regeneration anfühlen. Wir verlernen demzufolge ganz schleichend den gesunden Wechsel zwischen Anspannung und Entspannung, der normalerweise von allein sein Gleichgewicht findet. Von selbst stellt sich dieser jedoch nicht wieder so

Parasympathikus und Sympathikus sind für unterschiedliche Aufgaben zuständig – und beide wichtig, damit wir uns unseren Aufgaben widmen und uns erholen können.

ohne Weiteres ein, wir müssen das Gleichgewicht aktiv wiederherstellen, d. h. wir müssen etwas dafür tun.

Insofern ist die schmerzspezifische Wirkung von Entspannung zweifach: Sie ist eine direkte Wirkung entgegen der üblichen Pfade im Gehirn. Wenn wir uns entspannen, können wir wenig oder keinen Stress erleben – wir bremsen unseren Schmerzkreislauf aus. Und sie ist ein Mittel, die sich leerenden Energiespeicher (die Erschöpfung erzeugen) wieder aufzufüllen.

Durch die Konzentration auf den Körper, die einfließende Ruhe und die Lenkung der Aufmerksamkeit auf angenehme Empfindungen durch geführte, aktive Entspannung tritt das unmittelbare Schmerzerleben in den Hintergrund. Besondere Formen der Entspannung können auch das Schmerzerleben direkt beeinflussen und reduzieren (z. B. Meditation, Hypnose, Imaginationstechniken). Letztere benötigen allerdings eine fachspezifische Anleitung bei geschulten Trainer*innen und ausreichend Übungszeit.

Entspannung wirkt auch unspezifisch schmerzlindernd

Wenn wir durch Entspannungsverfahren dem Parasympathikus zu seinem Recht und uns zur Regeneration verhelfen, wirkt dies nicht nur spezifisch schmerzlindernd, sondern auch unspezifisch regenerativ und entstressend und damit letztlich ebenfalls schmerzlindernd – als indirekter Einfluss auf die Schmerzschwelle (Abb. S. 31). Die ausbleibende Erholung bei wiederkehrenden Schmerzen findet ja meist in einem Umfeld von zusätzlichen körperlichen, psychischen und sozialen Herausforderungen und/oder Belastungen statt. Dieser alltägliche Stress und der schmerzbezogene Stress heizen den Schmerzkreislauf immer wieder an. Entspannung wirkt dem Alltagsstress entgegen, weniger Stress bedeutet weniger Feuer im Kreislauf und damit für Sie weniger Schmerzen. Aber Entspannung tut auch denen gut, die keine wiederkehrenden Schmerzen erleiden müssen oder sich gerade in einer schmerzfreien Phase befinden, weil sie den Alltagsstress ausgleicht und über den Parasympathikus für unsere Regeneration sorgt.

Warum Entspannung so wichtig ist

In der Therapie nutzen wir Entspannungsverfahren, weil sie vielfältige positive Wirkungen auf Menschen mit chronischen Schmerzen haben.

- Sie helfen, sich körperlich zu entspannen. Schmerzpatient*innen entspannen ihre Muskeln und erleben im Nachgang ein subjektives, körperliches Entspannungsgefühl.
- Entspannungsverfahren helfen dabei, ein Körperempfinden für Verspannungen der Muskulatur und für die eigene innerliche Anspannung auf- oder auszubauen.
- Sie unterstützen den Übenden dabei, das gedankliche »Abschalten« (wieder) zu erlernen.
- Durch Entspannungsverfahren können wir Ruhe und Gelassenheit erleben.

Ist mein Sympathikus überaktiv?

Erkennen können Sie einen überaktiven Sympathikus daran, dass

- Sie innerlich nicht mehr abschalten können und Ihre Gedanken auch beim Einschlafen noch sehr »laut« sind;
- Sie sich gleichzeitig müde und getrieben fühlen;
- Sie entweder gar nicht einschlafen können oder
- sehr schnell einschlafen, am Morgen allerdings kein Gefühl der Erholung spüren, sondern eher »gerädert« oder »beschwert« sind.

Entspannung dient uns in der Therapie oft auch als Verhaltensalternative bei Unruhe oder Gereiztheit. Beides sind Folgen einer dauerhaften Stressreaktion. Wir können entweder Entspannung oder Stress erleben, nie beides zu gleich.

Durch eine erfolgreiche Entspannung werden Botenstoffe in unserem Gehirn ausgesendet, die wie Schokolade das Wohlbefinden fördern (Endorphine, Dopamin). Und aufgrund der regenerativen Funktion des in der Entspannung tätigen Parasympathikus wird das Immunsystem wieder gestärkt.

Viele Patient*innen berichten auch, dass sie manchmal durch die Entspannung das erste Mal wieder das Gefühl haben, Kontrolle in einem positiven Sinne über ihren Körper zu haben bzw. ihn das erste Mal wieder als einen Ort wahrnehmen, in dem es sich lohnt, zu Hause zu sein.

» *Entspannung als dritte Säule der Schmerzmedizin ist keine Beschäftigungsmaßnahme hilfloser Therapeut*innen: Wenn wir ganz genau sind, ist Entspannung ein direkt wirkendes »Schmerzmittel«, ein »Psychopharmakon«.*

Wie kann ich mich entspannen?

Auf dem Sofa liegen und »chillen« ist hier nicht mit Entspannung gemeint. Entspannung, die wir gegen das Schmerzerleben einsetzen, gehört zu den aktiven Entspannungsformen, d. h., es sind Maßnahmen, die gezielt und aktiv durchgeführt werden. Damit haben sie einen Nachteil: Sie wirken erst, wenn wir sie erlernt und ausreichend geübt haben.

Häufig kommen Patient*innen in unsere Entspannungsgruppe und sind der festen Überzeugung, dass ein spezielles Verfahren nicht für sie infrage kommt, da sie es bereits erfolglos ausprobiert hätten. Ausprobiert heißt hier allerdings: einmal durchgeführt. Geübt haben sie es nicht.

Bitte verstehen Sie uns nicht falsch: Wie auch bei der Aktivität braucht es natürlich ein Entspannungsverfahren, das Ihnen liegt.

Welches Entspannungsverfahren soll es sein?

Entspannungsverfahren gibt es wie Sand am Meer. Einige Beispiele sind

- Progressive Muskelrelaxation (PMR)
- Autogenes Training (AT)
- Atementspannung
- Imagination
- Hypnose
- Meditation und Achtsamkeitsübungen
- Bestandteile des Yogas
- Qi Gong
- Thai Chi

Für einige von ihnen haben wir bereits wissenschaftliche Belege ihrer Wirksamkeit (beispielsweise PMR, AT und Meditation). Andere sind bisher nicht untersucht, aber die klinische Erfahrung mit unseren Patient*innen sagt uns, dass sie ebenso geeignet sind.
Die gute Nachricht ist dabei: Sie dürfen sich aussuchen, was Ihnen Freude bereitet und guttut. Hauptsache, Sie nutzen aktive Entspannung regelmäßig in Ihrem Alltag.

Je entspannter wir sind, desto weniger geben wir dem Schmerz Anlass, sich zu zeigen und uns zu stören

Entspannung wirkt der Verbindung von Schmerz und Orientierungsreaktion (Stresserleben) direkt entgegen. Entspannung ist die kompromisslose Alternative zum Stressmodus: Wenn wir uns entspannen, können wir nicht zeitgleich Stress erleben. Zudem wirkt Entspannung der Erschöpfung entgegen bzw. fördert unsere Regeneration.

- Entspannung wirkt also direkt auf eine Schmerzursache, sofern diese in einer muskulären Verspannung besteht.
- Entspannung wirkt indirekt auf die Schmerzschwelle. Denn diese steigt durch eine zunehmende Regeneration. Je höher unsere Schmerzschwelle, desto weniger Schmerz empfinden wir.

Aber ob Sie sich mit einem bestimmten Verfahren gut entspannen können, lässt sich erst feststellen, wenn Sie es einige Zeit ausprobiert und geübt haben.

Mit einem Mal Ausprobieren ist es leider nicht getan. Denn oft liegen die Gründe für die Ablehnung eines Entspannungsverfahrens nicht an dem Verfahren selbst, sondern an der Stimme des Sprechers oder am Ort, an dem das Verfahren vermittelt wurde (kein schöner Raum, die Gruppe war unangenehm, der Therapeut zu spät). Und manchmal auch daran, dass Entspannung nicht erlaubt ist. Hier sind wir wieder bei unseren Lernmechanismen: Entspannung gilt häufig als etwas für »Schwache«, als »Luxus«, den man sich erst einmal verdienen muss. Und zu Beginn kann Entspannung auch erst einmal paradoxe Reaktionen hervorrufen (siehe unten).

Wie erlerne ich Entspannung am besten?

- Aktive Entspannung muss wie Tanzen und Autofahren erst einmal erlernt werden. Dafür ist es hilfreich, sich feste Zeiten und Orte zu suchen, an denen Sie das Verfahren ausprobieren.
- Hilfreich ist auch das Erlernen in Gruppen mit erfahrenen Therapeut*innen, die Sie im Blick haben und Sie bei den Übungen unterstützen.
- Die Umsetzung im Alltag benötigt feste Zeiten, in denen Entspannung regelmäßig durchgeführt wird. Sie werden merken, dass Sie sich immer leichter und schneller entspannen werden.
- Wenn Sie Ihr Verfahren richtig eingeübt haben, können Sie Entspannung überall abrufen: in der Straßenbahn auf dem Weg nach Hause, vor einem schwierigen Telefonat oder vorm Einschlafen.

Wichtig ist, dass Sie Entspannung nicht nur nutzen, wenn es Ihnen schlecht oder schlechter geht. Gerade in Zeiten, in denen wir Hochgefühle erleben und uns sehr leistungsfähig fühlen, laufen wir Gefahr, unsere Reserven auszubeuten. Wenn wir uns auch dann die Zeit nehmen, Entspannung anzuwenden, bauen wir den Talfahrten vor, die sich meist an solche räuberischen Phasen anschließen (und in denen einmal verschwundene Schmerzen auch gerne wieder anklopfen).

Ein Ruhebild zur Entspannung nutzen

Wir können unseren Körper dabei unterstützen, in die Entspannung zu finden, indem wir die Erinnerung an absolute Entspannungsmomente aufleben lassen. So ein Ruhebild kann zu einer kleinen Entspannungsinsel im Alltag werden.

In unserem Gehirn sind immer verschiedene Bereiche unseres Erlebens zusammen abgelegt: Wenn wir uns einen Hund vorstellen, dann hat jeder von uns das Bild (irgendeines) Hundes vor Augen, gleichzeitig aber auch eine Ahnung davon, wie ein Hund riechen kann, wie er sich anfühlt und welche Gefühle und Gedanken wir beim Anblick eines Hundes erleben. Je nachdem, ob wir Hundeliebhaber sind und schon viele Hunde hatten, Hunde nur aus Fotobüchern kennen oder Hunde von Herzen fürchten: Jedes Gehirn aktiviert genau dieses Netzwerk bei der Vorstellung und auch beim Anblick eines Hundes.

Ein Bild ist mit einem Netzwerk an Erinnerungen und Gefühlen verbunden

Lassen Sie uns hier ein Beispiel bringen: Sie lieben Hunde, aber einen ganz besonders. Er ist weiß, hat langes, weiches Fell, riecht nach dem Bad anders als davor und Ihnen geht beim Anblick dieses Tieres immer das Herz auf. Sie haben die Erinnerung daran, wie Sie seinen Kopf an einer bestimmten Stelle hinter dem Ohr kraulen und an schöne, ausgedehnte Spaziergänge in der Natur. Ihr Netzwerk im Gehirn aktiviert beim Begriff »Hund« also: das Aussehen dieses einen Hundes, dessen Geruch und das Gefühl, das das Kraulen auf Ihrer Haut bzw. Hand erzeugt hat. Sie erleben Wohlbefinden, Liebe und Vertrauen.

Ihr Nachbar wurde als Kind von einem unbekannten Schäferhund um einen Misthaufen gejagt und hat seitdem Angst vor allem, was Hunden auch nur ähnlich sieht. Sein Netzwerk aktiviert bei dem Begriff »Hund« ein eher diffuses, aber dunkles Hundebild (mindestens vier Beine, einen längeren Schwanz, eine vorgezogene Schnauze, aber keinen wirklichen echten Hund), die gefürchteten Zähne in der Wade sowie die Angst und Verzweiflung, die er auf seiner kindlichen Flucht damals erlebte.

Was hat dieses Beispiel und was haben Hunde mit Entspannung zu tun? Nun, eigentlich nichts, bis auf die Tatsache, dass wir zu allem, was wir erleben, im Gehirn Netzwerke bilden, die Verbindungen zwischen einzelnen Merkmalen (weiß, vier Beine, lange Schnauze = Hund) und allen Bereichen unseres Erlebens (Gedanken, Gefühle, Verhalten, körperliche Empfindungen) herstellen und in dieser Form abspeichern.

Wie sieht Ihr Entspannungsort, Ihr Ruhebild aus?

Durch aktive Entspannungsformen kann ein gelöster, gelassener, wohliger Zustand völliger psychischer und physiologischer Entspanntheit entstehen, der durch die Übung ausgelöst wird. Es kann aber auch andersherum sein: Sie haben einen wunderschönen Ort bei einer Wanderung entdeckt, eine Lichtung im Wald, abgeschieden, ruhig, das Licht fällt durch die Bäume, es ist warm und windstill und Sie sind absolut zufrieden und versinken in gedankliche und gefühlsmäßige Ruhe und wohltuende körperliche Bewegungslosigkeit – auch dies ist ein Zustand völliger psychischer und physiologischer Entspannung. Ihr Gehirn wird diesen Moment »aufheben«, weil er so bedeutsam für Ihr seelisch-körperliches Gleichgewicht war.

Schlüsselentspannung will genau das nutzen: Erlebnisse, die wir mit absoluter Entspannung verbinden, aktiv einzusetzen, wenn wir uns schnell und effektiv entspannen wollen. Dazu müssen wir sie kennen und sie immer wieder auffrischen. Schlüsselentspannung greift auf die spontanen Ruhebilder zurück, die nach gelungener Entspannung in der Ruhephase ganz von selbst auftreten. Nach unserer Erfahrung sind das nicht immer Waldlichtungen, manche Patient*innen berichteten auch, dass sie nach einer aufregenden Tätigkeit (beispielsweise nach einer wirklich wichtigen Prüfung oder der Abgabe einer Arbeit) erleichtert und erschöpft auf eine Bank oder das Sofa sanken und diesen Zustand damals sehr positiv erlebt haben – und genau dieser Moment trat beim Ruhebild nach einer Entspannung auf einmal zutage.

Es empfiehlt sich daher, nach einer erfolgreichen Entspannungsübung noch eine Weile diesem guten Gefühl nachzuspüren und achtsam nach innen zu lauschen, welche Bilder Ihnen Ihr Körper hervorholt.

Im nächsten Schritt dürfen Sie bei mehreren Angeboten natürlich auswählen; das wird Ihnen nicht schwerfallen. In der Regel spürt man sehr genau, was ein starkes Ruhebild ist.

Dieses Ruhebild dürfen Sie nun einladen, noch stärker bild- und erlebnishaft zu werden, indem Sie Ihre Aufmerksamkeit auf dieses Bild intensivieren: wie einen inneren Raum ausschmücken, in diesem Bild hierhin und dahin gehen und alle damit verbundenen positiven Empfindungen auskosten und genießen. (Und natürlich sind auch hier wieder die Wiederholung und Übung wichtige Garanten für die spätere Wirksamkeit.)

Irgendwann, wenn das Ruhebild regelmäßig und zuverlässig auftaucht und Sie es in ähnlich intensiver Weise auch außerhalb der Entspannung aufrufen können, ist es »fertig« für die Anwendung. Dann kann es überall dort angewendet werden, wo Sie Anspannung, leichte körperliche Erschöpfung oder einfach nur das Bedürfnis nach kurzzeitiger Ruhe verspüren (vorm Bildschirm, in der Straßenbahn auf dem Weg von oder zur Arbeit, auf dem Sofa, kurz bevor die Kinder kommen usw.).

Sollte Ihr Ruhebild verblassen und unzuverlässig werden, dann haben Sie vergessen, Ihre regelmäßige Entspannung durchzuführen. Sie sollten dieses dann schleunigst wieder aufnehmen: Das poliert und stärkt das Ruhebild für die spontane Anwendung im Alltag.

Ihre persönliche Schmerzbewältigung

Wir haben nun mit Ihnen besprochen, auf welchen drei Säulen die Schmerzmedizin basiert. Sie haben erfahren, was Schmerzmedikamente, Aktivität und Entspannung zu leisten vermögen. Bei der Bewältigung chronischer Schmerzen braucht es neben der oft im Vordergrund stehenden Schmerzmedikation unbedingt auch Aktivität und Entspannung, um für sich die maximale Schmerzlinderung zu erzielen.

Säule 1: Meine Medikamenteneinnahme

Im Arbeitsblatt »Meine Medikamenteneinnahme« (S. 97) können Sie Ihre Erfahrungen zusammenfassen. Es baut auf die Checkliste auf. Die Erkenntnisse aus diesem Arbeitsblatt sowie Ihre Fragen sollen Sie unbedingt Ihrem oder Ihrer Schmerztherapeut*in beim nächsten Termin mitbringen und beantworten lassen!

Meine Medikamenteneinnahme

Jedes Medikament zeichnet sich nicht nur durch seine ihm zugeschriebene Wirkung aus, sondern es kann auch zu begleitenden, unerwünschten Effekten kommen. Um den Effekt der gewünschten Wirkung möglichst voll auszukosten und das Auftreten von Nebenwirkungen zu minimieren, müssen verschiedene Aspekte bei der Anwendung von Medikamenten berücksichtigt werden. So spielen neben der Schmerzursache, die dem Schmerz zugrunde liegende Erkrankung, Vorerkrankungen, weitere Medikamente, Unverträglichkeiten/Allergien, andere individuelle Gegebenheiten, aber auch Erwartungen an bzw. Befürchtungen gegenüber dem Medikament eine Rolle. Mit diesem Arbeitsblatt erhalten Sie die Möglichkeit, sich auf eine medikamentöse Schmerztherapie vorzubereiten und sich für den Verlauf einer medikamentösen Schmerztherapie zu schulen. Hierfür nutzen Sie bitte die Tabellen.

Zu Beginn einer medikamentösen Schmerztherapie – wie bereite ich mich vor?

1. Prüfen Sie die Verordnung Ihres Arztes zum Medikament. In der Regel haben Sie hierfür einen Medikamentenplan erhalten, in dem das Medikament mit seiner Dosierung und dem Zeitpunkt der Einnahme aufgeführt ist. Haben Sie alle Angaben verstanden? Sollten Sie zum Medikament und seiner Anwendung noch Fragen haben, notieren Sie sich diese und besprechen Sie diese mit Ihrem Arzt.

Fragen	Bitte kreuzen Sie an	
Ich habe die Verordnung zu meinem Medikament gelesen und verstanden.	ja	nein
Ich fühle mich mit den Angaben zur Anwendung meines Medikamentes sicher.	ja	nein

Folgende Fragen möchte ich noch klären:

____

____

____

2. Jede Behandlung erfolgt unter einer bestimmten Zielstellung (z. B. Schmerzlinderung). Diese kann aber von den Wünschen an das Medikament (z. B. Schmerzfreiheit) abweichen. Auch können sich die Ziele zwischen Ihrem Arzt und Ihnen unterscheiden. Für eine Behandlung mit einem Medikament ist es jedoch wichtig, die realistischen Möglichkeiten der Therapie, also: was können Sie von der Behandlung erwarten und was ist durch diese Behandlung nicht erreichbar, zu kennen. Hierzu ist es erforderlich, sich gemeinsam mit dem behandelnden Arzt zu realistischen Möglichkeiten, Dauer, Grenzen und Ziele einer medikamentösen Schmerztherapie abzustimmen. Bitte notieren Sie sich nachfolgend Ihre Ziele an eine medikamentöse Schmerzbehandlung und die mit Ihrem Arzt getroffenen gemeinsamen Therapievereinbarungen.

Meine Ziele an die verordneten Schmerzmedikamente:

Bitte notieren Sie hier Ihre Ziele:

____

____

Gemeinsame Therapievereinbarungen:

Bitte notieren Sie hier Absprachen zu realistischen Möglichkeiten, Grenzen und Dauer der Therapie:

____

____

3. Check Beipackzettel: Sollten Sie nicht in ärztlicher Behandlung sein und nur selten (siehe auch unten: max. an 10 Tagen im Monat) Schmerzmedikamente benötigen, prüfen Sie vor der ersten Anwendung den Beipackzettel. Dies ist vor allem erforderlich, wenn Sie das Schmerzmedikament frei verkäuflich beziehen. So erfahren Sie, ob das Schmerzmedikament für Sie geeignet ist, welche Risiken für Nebenwirkungen durch das Schmerzmittel bestehen, wie sich diese vermeiden bzw. verringern lassen.

Wenden Sie Schmerzmedikamente nicht leichtfertig an!

Achtung: Befinden Sie sich bereits in ärztlicher Behandlung, verwenden Sie bitte keine zusätzlichen Schmerzmedikamente ohne Absprache mit Ihrem behandelnden Arzt.

Fragen	Bitte kreuzen Sie an	
Ich habe den Beipackzettel gelesen.	ja	nein
Ich habe den Beipackzettel verstanden.	ja	nein
Ich weiß, wie ich mein Medikament einnehmen soll.	ja	nein
Ich kenne Nebenwirkungen und Gegenanzeigen.	ja	nein
Ich habe Vorerkrankungen bzw. nehme weitere Medikamente ein. Die Eignung und Anwendung des Schmerzmittels bzw. dessen Wechselwirkungen wurden geprüft und ich wurde hierzu beraten.	ja	nein

Folgende Fragen habe ich zum Beipackzettel:

Bitte notieren Sie sich hier Ihre Fragen und kontaktieren Sie Ihren Arzt oder Apotheker VOR der ersten Anwendung:

____

____

____

Was gilt es während der medikamentösen Schmerztherapie zu beachten?

Generell gilt bei der Anwendung eines jeden Medikamentes: **Es soll so eingenommen werden, wie es verordnet wurde. Ohne ärztliche Absprache dürfen Dosierungen und/oder die Einnahmeintervalle nicht verändert werden.** Schmerz ist ein Warnsignal des Körpers – wird dieses Signal dauerhaft durch eine regelmäßige Medikamenteneinnahme oder durch die prophylaktische Medikamenteneinnahme unterdrückt, kann es gefährlich werden. Bei anhaltenden und wiederkehrenden Schmerzen ist daher zwingend eine ärztliche Vorstellung erforderlich. Nicht nur, wenn das Medikament nicht ausreichend hilft, sondern auch, wenn Sie häufig ein gut wirksames Schmerzmedikament einnehmen müssen. Denn ein gut wirksames Schmerzmedikament ersetzt NICHT die ursächliche Abklärung von Schmerzen!

Es gilt: Ist Ihnen die Ursache Ihres Schmerzes nicht bekannt und benötigen Sie mehr als an 3 Tagen in der Woche bzw. an 10 Tagen im Monat Schmerzmedikamente ohne ärztliche Absprache, ist eine ärztliche Vorstellung erforderlich.

Eine besondere Beachtung bedarf es bei freiverkäuflich zugänglichen Schmerzmedikamenten. Sie sind durch ihre leichtere Verfügbarkeit nicht weniger gefährlich bei einer gehäuften Einnahme. Genauso wie bei ärztlich verordneten Schmerzmedikamenten gilt auch bei ihnen zu prüfen, wie oft sie in der Woche oder im Monat angewendet werden, wie gut sie wirken und ob Nebenwirkungen auftreten.

Schmerzlinderung kann zudem auch durch nicht medikamentöse Maßnahmen erzielt werden. Sie sind daher wichtiger Bestandteil der Schmerztherapie.

Mit der nachfolgenden Tabelle erhalten Sie einen Einblick, was Sie bei einer medikamentösen Schmerztherapie beachten müssen. Diese Checkliste kann Ihnen außerdem helfen, sich auf ein Arztgespräch gut vorzubereiten und zu erkennen, wo Sie mehr Informationen benötigen.

Fragen	Bitte kreuzen Sie an/ füllen Sie aus:	
Schmerzursache (z. B. Kopfschmerz nach einer Feier, Rückenschmerz nach der Gartenarbeit) ist mir bekannt (wiederholt auftretende Rückenschmerzen oder Kopfschmerzen, anhaltende Bauchschmerzen).	ja	nein
Schmerzmedikation ohne ärztliche Absprache		
Wie oft habe ich Schmerzen?		
Wie oft nehme ich in der Woche/im Monat ein Schmerzmedikament ein?		
Bin ich mit dem Schmerzmedikament vertraut? (Check Beipackzettel)	ja	nein
Werden Ihre Schmerzen ausreichend gelindert? Ordnen Sie hierzu der Stärke Ihrer Schmerzen auf einer Skala von Null bis Zehn einem Zahlenwert zu. Hierbei bedeutet »Null« Sie haben keine Schmerzen und »Zehn« Ihr Schmerz ist unerträglich. Tun Sie dies vor und nach der Anwendung Ihres Schmerzmedikamentes. Vergleichen Sie nun beide Zahlenwerte. Besprechen Sie das Ergebnis mit Ihrem Arzt.	Schmerzstärke: __________ __________	

Fragen	Bitte kreuzen Sie an/ füllen Sie aus:	
Vertragen Sie das Schmerzmedikament?		
keine Nebenwirkungen	ja	nein
Milde Nebenwirkungen, z. B. leichte Müdigkeit, die sich bessern.	ja	nein
Starke Nebenwirkungen, z. B. Bauchschmerzen, die Sie im Alltag einschränken.	ja	nein
nicht medikamentöse Schmerzlinderung		
Welche Möglichkeiten helfen neben dem Schmerzmedikament, die Schmerzen zu lindern? Wie oft wenden Sie diese an?		
Schmerzmedikation mit ärztlicher Absprache		
Werden Ihre Schmerzen ausreichend gelindert?	ja	nein
Ordnen Sie hierzu der Stärke Ihrer Schmerzen auf einer Skala von Null bis Zehn einem Zahlenwert zu. Hierbei bedeutet »Null« Sie haben keine Schmerzen und »Zehn« Ihr Schmerz ist unerträglich. Tun Sie dies vor und nach der Anwendung Ihres Schmerzmedikamentes. Vergleichen Sie nun beide Zahlenwerte. Besprechen Sie das Ergebnis mit Ihrem Arzt.	Schmerzstärke vorher: ______ nachher: ______	
Information: Dosierungen und/oder Einnahmeintervalle müssen entsprechend der ärztlichen Absprachen eingehalten werden. Sind Ihre Schmerzen hierunter nicht ausreichend gelindert, kontaktieren Sie Ihren Arzt.		
Information: Anwendung zusätzlicher Schmerzmedikamente sollte nur nach Absprache mit Ihrem Arzt erfolgen. Ist Ihre medikamentöse Schmerztherapie unzureichend, kontaktieren Sie ihren Arzt.		
Bitte notieren Sie hier Veränderungen in der Dosierung, im Einnahmeintervall bzw. zusätzliche Anwendungen von Schmerzmedikamenten, die Sie durchgeführt haben. Besprechen Sie diesen Bedarf mit Ihrem Arzt.		
Vertragen Sie das Schmerzmedikament?		
keine Nebenwirkungen	ja	nein
Milde Nebenwirkungen, z. B. leichte Müdigkeit, die sich bessern.	ja	nein
Starke Nebenwirkungen, z. B. Bauchschmerzen, die Sie im Alltag einschränken.	ja	nein
nicht medikamentöse Schmerzlinderung		
Welche Möglichkeiten helfen neben dem verordneten Schmerzmedikament, die Schmerzen zu lindern? Wie oft wenden Sie diese an?		

4. Besonderheit Kopfschmerztherapie: »Klassische Kopfschmerzen« können mit freiverkäuflichen Schmerzmedikamenten gut gelindert bzw. behandelt werden. Doch auch hier gilt es, Einnahme- bzw. Verhaltensregeln zu beachten:

- Häufige bzw. unklare Kopfschmerzen müssen immer abgeklärt werden. Dies ist zudem zwingend erforderlich, wenn zusätzlich zum Kopfschmerz andere Symptome, wie z. B. Schwindel, Übelkeit, Seh- und/oder Hörstörungen, auftreten.
- Die regelmäßige Einnahme von Kopfschmerzmedikamenten kann einen sogenannten Medikamentenübergebrauchskopfschmerz auslösen. Um dies zu vermeiden, muss darauf geachtet werden, dass die Anwendung von Kopfschmerzmedikamenten nicht häufiger als an 10 Tagen im Monat erfolgt. Mischpräparate (das sind Medikamente, die mehrere Wirkstoffe miteinander kombinieren) sollten zudem nur nach ärztlicher Absprache eingenommen werden.
- Generell gilt, dass Opioide für die Behandlung von klassischen Kopfschmerzen nicht geeignet sind.

Zusätzlich zum vorangegangenen Abschnitt sollten Sie bei Kopfschmerzen Folgendes beachten:

Wie oft im Monat habe ich Kopfschmerzen?

Bitte notieren Sie hier die Anzahl der Kopfschmerztage im Monat:

____

Wie oft im Monat nehme ich mindestens ein Schmerzmedikament am Tag?

Bitte notieren Sie hier, an wie vielen Tagen im Monat Sie ein Medikament gegen Kopfschmerzen einnehmen:

____

Welche Symptome treten zusätzlich zu den Kopfschmerzen auf:

Bitte notieren Sie hier, welche weiteren Beschwerden (z. B. Übelkeit, Lichtempfindlichkeit) zu den Kopfschmerzen auftreten:

____

Suchen Sie einen Arzt auf, wenn:

- die Kopfschmerzen nicht besser werden;
- neben Kopfschmerzen auch andere Symptome auftreten;
- Sie regelmäßig an fast 10 Tagen im Monat Schmerzmedikamente wegen Kopfschmerzen einnehmen müssen.

Besonderheit: Schmerztherapie bei Kindern

Bei der Behandlung von Kindern gelten einige Besonderheiten. Zum einen ist es erforderlich, je nach ihrem Alter und ihrem Gewicht, die Dosierungen anzupassen. Teilweise braucht es deutlich niedrigere Dosierungen als bei Erwachsenen. Einige Medikamente dürfen zudem nur nach Rücksprache mit Ihrem behandelnden Arzt gegeben werden. Sind Kinder jünger als 12 Jahre, ist z. B. Acetylsalicylsäure nicht geeignet. Denn Acetylsalicylsäure kann eine seltene, aber gefährliche Erkrankung (das Reye-Syndrom) mit Leber- und Hirnschädigungen auslösen.

Säule 2: Wie viel und intensiv bewege ich mich?

Sie möchten eine passende Aktivität finden, um Stress abzubauen, wissen aber nicht genau, wie Sie selbst unter Stress reagieren? Zu welchem Stresstyp könnten Sie gehören?

Stellen Sie sich dafür eine stressige Situation vor – vielleicht gab es kürzlich Ärger bei der Arbeit, im Alltag oder im privaten Umfeld. Versuchen Sie, sich gedanklich in diese Situation zurückzuversetzen und achten Sie dabei besonders auf die Gefühle und körperlichen Reaktionen, die Sie damals gespürt haben. Beobachten Sie auch Ihre spontanen Handlungsimpulse: Hatten Sie das Bedürfnis, wegzulaufen? Wollten Sie laut schreien, etwas schlagen oder treten – oder am liebsten einfach umfallen?

Im Arbeitsblatt »Welcher Bewegungs- bzw. Stresstyp bin ich?« (S. 103) können Sie sich selbst reflektieren und herausfinden, wie Ihr Körper in Stresssituationen reagiert. So entdecken Sie individuelle Möglichkeiten, wieder ins Gleichgewicht zu kommen und Stress gezielt abzubauen.

Auch auf den Arbeitsblättern »Was bedeutet Bewegung bzw. Aktivität für mich?« (S. 104) können Sie sich mit den Themen Bewegung, Antrieb und Motivation auseinandersetzen und dabei vielleicht Neues entdecken.

Wie Sie bereits erfahren haben, gibt es natürlich noch weitere Möglichkeiten, um passende Sport- oder Bewegungsarten für sich zu entdecken, die Gesundheit zu fördern, Stress abzubauen und das autonome Nervensystem ins Gleichgewicht zu bringen. Dafür haben wir eine Checkliste für Sie vorbereitet: Das Arbeitsblatt »Wie möchte ich mich bewegen« (S. 105) können Sie nutzen, um über Ihre bisherigen und zukünftigen sportlichen Aktivitäten nachzudenken.

Welcher Bewegungs- bzw. Stresstyp bin ich?

Ziel dieses Arbeitsblattes

Aufgrund unserer genetischen Veranlagung reagiert der Körper auf Stress häufig nach bestimmten festgelegten Mustern. Diese sogenannten «Stresstypen« erfordern typische Bewegungsmuster, um in einen ausgeglichenen körperlichen (und psychischen) Zustand zurückzufinden. Durch gezielte Bewegungen kann der Körper überschüssige Energie abbauen, sodass sich der Sympathikus wieder beruhigt.

Wenn Sie wissen, welcher Bewegungs- oder Stresstyp Sie sind, können Sie passende Strategien zur Stressbewältigung finden und besser auf Ihre eigenen Bedürfnisse eingehen. Nicht jeder empfindet dieselbe Situation als stressig oder herausfordernd. Ebenso reagiert nicht jeder in Stresssituationen gleich – und auch die Impulse oder Reaktionsmuster, die wir in Stressphasen verspüren, können sehr unterschiedlich sein.

Wie sieht das bei Ihnen aus?

Aufgabe

Bitte nehmen Sie sich Zeit an einem ruhigen Ort. Fühlen Sie in sich hinein und beantworten Sie folgende Fragestellungen. Machen Sie sich gerne auch zusätzliche Notizen, wenn Sie den Eindruck haben, dass wir Sie hier zu wenig fragen.

Folgende (typische oder in letzter Zeit aufgetretene) Situation löst(e) eine Stressreaktion in mir aus:

____

____

____

In dieser Situation spüre ich folgenden Impuls in meinem Körper: (bitte den typischsten oder den stärksten ankreuzen)

☐ Flucht

☐ Starre

☐ Angriff

Diesen Impuls möchte ich mit folgender körperlicher Aktivität umsetzen:

____

____

Was bedeutet Bewegung bzw. Aktivität für mich?

Ziel dieses Arbeitsblattes

Aktivität in den Alltag einfließen zu lassen und diese nicht als Druck oder Muss zu empfinden, ist wichtig, um die Motivation dafür aufrechtzuerhalten. Dafür hilft es herauszufinden, welcher Bewegungstyp Sie sind und wofür Bewegung und Aktivität für Sie stehen.

In Ergänzung zum Arbeitsblatt »Welcher Bewegungstyp bin ich?« haben Sie hier die Möglichkeit, zu einer Einschätzung bezüglich Ihrer Haltung gegenüber Bewegung und Aktivität zu finden.

Die Formulierungsbeispiele können Ihnen helfen, Ihre Gedanken dazu auszudrücken. Sie haben aber auch die Möglichkeit, eigene Gedanken zu ergänzen.

Formulierungsbeispiele:

- Bewegung bedeutet für mich Ausgleich.
- Wenn ich mich zu wenig bewege, werde ich unausgeglichen.
- Ich bewege mich gerne in der Natur.
- Ich benötige ein strukturiertes Bewegungsprogramm.
- Mir genügen einfache kurze Übungen, die ich ohne großen Aufwand in den Alltag integrieren kann.
- Ich bewege mich nicht gerne.
- Aktivität im Alltag ist mir zu viel.
- Ich schaffe es oft nicht, im Alltag aktiv zu sein.

Aufgabe

Bitte nehmen Sie sich ausreichend Zeit, sich zu vergegenwärtigen, wofür Bewegung für Sie persönlich steht. Es gibt kein »Richtig« und kein »Falsch« – es geht um Ihr Erleben. Notieren Sie alles, was Ihnen durch den Kopf geht, ohne zu bewerten. Wir werden damit in der Folge noch weiterarbeiten.

Bitte beschreiben Sie Ihre eigenen Gedanken zur Bedeutung von Bewegung für Sie persönlich:

____

____

____

____

____

____

Wie möchte ich mich bewegen?

Ziel dieses Arbeitsblattes

Freude an Bewegung ist eine menschliche Grundkonstante – und Bewegung erzeugt Freude. Allerdings nicht jede Bewegung erzeugt für jede und jeden von Ihnen dieselbe Freude. Wie bereits beschrieben, lassen sich Bewegungen, die Freude bereiten, leichter in einen bereits durchgeplanten Alltag integrieren. Welche Bewegungen sind das für Sie?

Aufgabe

Bitte nehmen Sie sich Zeit und denken Sie an aktuell und früher durchgeführte körperliche Aktivitäten. Schätzen Sie anhand der Tabelle diese Aktivitäten kritisch ein: Welche körperlichen Aktivitäten habe ich schon durchgeführt? Kreuzen Sie für den Zeitpunkt und Ihre Einschätzung zur erlebten Freude gerne die passenden Felder an. Sie haben am Ende dadurch einen besseren Überblick!

Welche körperlichen Aktivitäten habe ich schon durchgeführt?

Benennen Sie die Aktivität	früher	aktuell	Wie sehr habe ich daran Spaß gehabt? 0 gar nicht – 5 vollständig					
Waldspaziergang	X		0	1	(2)	3	4	5
			0	1	2	3	4	5
			0	1	2	3	4	5
			0	1	2	3	4	5
			0	1	2	3	4	5
			0	1	2	3	4	5
			0	1	2	3	4	5
			0	1	2	3	4	5
			0	1	2	3	4	5
			0	1	2	3	4	5
			0	1	2	3	4	5
			0	1	2	3	4	5
			0	1	2	3	4	5

Welche der früheren oder aktuellen körperlichen Aktivitäten möchte ich gerne beibehalten oder sogar wieder aufnehmen?

____

____

____

Welche körperliche Aktivität möchte ich gerne einmal neu ausprobieren?

____

____

____

Wo und wann bewege ich mich lieber? Selbst organsiert (allein) oder mit anderen Personen zusammen (Gruppe, Familie, Freunde etc.)?

Allein/selbstorganisiert:

____

____

____

Mit anderen zusammen:

____

____

____

____

Wie bewege ich mich am liebsten (mit vs. ohne Musik, mit vs. ohne Anleitung etc.)?

____

____

____

Wo bewege ich mich am liebsten (drinnen vs. draußen, feste vs. flexible Orte etc.)?

____

____

____

Haben Sie nun eine Idee, eine Aktivität im Kopf? – Dann probieren Sie sie einfach aus! Es gibt kein »Geheimrezept« oder eine Formel, mit der man genau berechnen kann, welche Aktivität für einen die richtige ist. Aber Sie können Folgendes im Verlauf beobachten:

Wie geht es Ihnen während der Durchführung der körperlichen Aktivität?

- Wie viel Freude verspüren Sie während der Übung?
- Wie sehr fühlen Sie sich motiviert, die Übung trotz Anstrengungserleben zu Ende zu bringen?
- Wie gut gelingt Ihnen die Umsetzung der Aktivität?

Wie fühlen Sie sich direkt im Anschluss an die Durchführung der Aktivität?

- Wie fühlt sich Ihr Körper nach der körperlichen Aktivität an?
- Wie sehr fühlen Sie sich angenehm locker, gestärkt oder positiv »ausgepowert«? Wie zufrieden sind Sie mit sich?

Welche Veränderung nehmen Sie an sich bei regelmäßiger Durchführung der körperlichen Aktivität wahr?

- Wie hat sich Ihr Körpergefühl im Verlauf verändert?
- Wie fühlt sich Ihr Körper allgemein an (kräftiger, mobiler, lockerer etc.)?
- Wie viel Freude verspüren Sie auch nach regelmäßiger Durchführung während der Übung?
- Wie viel Motivation verspüren Sie auch nach regelmäßiger Durchführung während der Übung? Wie viel Lust haben Sie, weiterhin an der Übung dranzubleiben?
- Bemerken Sie noch weitere Veränderungen in Ihrem allgemeinen Befinden (Stimmung, Belastbarkeit, Schlafverhalten, Wohlbefinden etc.)?

Wenn Ihre Bilanz hier mehrheitlich positiv ausfällt – dann machen Sie weiter! Falls Ihre Bilanz negativ ausfällt, sollten Sie eine neue Aktivität ausprobieren. Zur besseren Einordnung und als Wegweiser, ob und wie Ihnen eine Aktivität guttut, nutzen Sie gerne das Arbeitsblatt »Bewegungsbilanz« (S. 108).

Eventuell gibt Ihnen die Checkliste auch Aufschluss darüber, ob es an der Aktivität oder der gewählten Übung selbst liegt oder vielleicht an bestimmten Bedingungen, die Sie stören und davon abhalten, Freude an der Bewegung zu empfinden (z. B. unangenehme Menschen, eine zu weit entfernte Sporthalle etc.) – dann könnte auch die Suche nach besseren Bedingungen hilfreich sein.

Bewegungsbilanz

Ziel des Arbeitsblattes

Sie haben nun vielleicht neue Bewegungsformen bzw. Aktivitäten ausprobiert, oder Sie haben früher bzw. aktuell typische Aktivitäten aufgenommen. Mit der Einbettung von körperlicher Aktivität in unseren Alltag können wir mehr oder weniger zufrieden sein. Manchmal bereiten Aktivitäten zu bestimmten Zeiten besonders viel oder besonders wenig Freude. Manchmal erleben wir sie als Last, weil wir wenig Zeit im Alltag zur Verfügung haben oder die Gelegenheiten für solche Aktivitäten (bspw. ein Schwimmbad oder eine Turnhalle) schwer erreichbar sind. Manchmal ändern sich unsere Lebensgewohnheiten oder Möglichkeiten, was früher gerne oder typisch ausgeführte Aktivitäten beeinflusst.

Es ist hilfreich, die Bewegungsbilanz (Freude, Häufigkeit, Gelegenheit) regelmäßig zu betrachten, um ggf. Änderungen vorzunehmen. Sonst passiert es häufig, dass körperliche Aktivitäten aufgrund von Unlust oder fehlenden Gelegenheiten »einschlafen«. Die Planung von körperlichen Aktivitäten kann in voll durchgetakteten Lebensformen durchaus notwendig sein.

Dieses Arbeitsblatt bietet Ihnen eine Möglichkeit, wie eine solche Bewegungsbilanz immer wieder durchgeführt werden kann. Es kann zu jeder Zeit wieder verwendet werden, wenn sich Anzeichen häufen, dass Ihnen Ihre gewählte körperliche Aktivität nicht mehr zu »passen« scheint.

Aufgabe

Nehmen Sie sich Zeit und erinnern Sie sich an das letzte Mal, zu dem Sie die betreffende körperliche Aktivität zuletzt durchgeführt haben.

Beantworten Sie dann folgende Fragen:

Gehen Sie in Ruhe die folgenden Punkte für sich durch. Machen Sie sich gerne Notizen!	0 gar nicht – 5 vollständig/sehr					
Motivation						
Wie sehr habe ich **Freude** während der Aktivität?	0	1	2	3	4	5
Wie groß ist meine **Motivation,** die Aktivität über einen längeren Zeitraum regelmäßig durchzuführen?	0	1	2	3	4	5
Umsetzung						
Wie gut gelingt mir die Umsetzung der Aktivität, wie gut ist meine **Bewegungsqualität**?	0	1	2	3	4	5
Habe ich ein Gefühl der **Unterforderung** während der Aktivität?	0	1	2	3	4	5
Habe ich ein Gefühl der **Überforderung** während der Aktivität?	0	1	2	3	4	5
Verspüre ich **Unwohlsein/Schmerzen** während der Aktivität?	0	1	2	3	4	5
Organisation						
Wie gut kann ich die **Integration** der Aktivität in meinen Alltag umsetzen?	0	1	2	3	4	5
Wie sehr muss ich meinen **Alltag umstrukturieren,** um die Aktivität durchführen zu können?	0	1	2	3	4	5
Wie sehr stört mich der eventuelle **Aufwand** bei der Durchführung der Aktivität (Trainingszeit, Anfahrtsweg etc.)?	0	1	2	3	4	5
Wirkung						
Verspüre ich **Unwohlsein/Schmerzen** nach der Aktivität oder noch für einen längeren Zeitraum?	0	1	2	3	4	5
Wie deutlich verspüre ich nach regelmäßiger Durchführung eine Besserung des **körperlichen Befindens** (Kraft, Ausdauer, Beweglichkeit etc.)?	0	1	2	3	4	5
Wie deutlich verspüre ich nach regelmäßiger Durchführung eine Besserung des **allgemeinen Befindens** (Ausgeglichenheit, Schlafverhalten, Stimmung etc.)?	0	1	2	3	4	5
Wie deutlich verspüre ich nach regelmäßiger Durchführung eine Besserung meiner **individuellen Schmerzwahrnehmung**?	0	1	2	3	4	5

Haben Sie in der Betrachtung öfter negative Antworten gegeben, versuchen Sie Ihre gewählte Aktivität umzugestalten (Trainingsparameter anpassen) oder wählen Sie eine neue Aktivität. Die Fragen aus dieser Tabelle zeigen Ihnen möglicherweise auf, an welchen Stellen Sie »nachbessern« können.

Probieren Sie sich einfach aus, seien Sie neugierig und beobachten Sie, was Ihnen Freude bereitet: Fassen wir noch einmal zusammen: Der menschliche Körper ist für Bewegung gemacht. Körperliche Aktivität stellt eine Möglichkeit dar, durch eine sanfte und angepasste regelmäßige Bewegung

- allgemeiner Erschöpfung entgegenzuwirken,
- die Regenerationsfähigkeit positiv zu beeinflussen,
- Stress abzubauen und
- das individuelle Schmerzempfinden wieder zu normalisieren bzw. die individuelle Schmerzschwelle wieder zu erhöhen.

Welche Aktivität hierfür für Sie persönlich geeignete ist, können Sie nur durch Ausprobieren herausbekommen oder Sie lassen sich durch Ihren/Ihre Arzt/Ärztin oder Therapeut/Therapeutin beraten. Diese können Ihnen bei allen Fragen zur Seite stehen und Sie auf dem Weg in die Aktivität begleiten.

» *Aber am wichtigsten: Aktivität ist besser als Passivität und los geht's!*

Säule 3: Wie und wann entspanne ich mich?

Wie stehe ich zu aktiven Entspannungsverfahren? Was löst der Gedanke an bewusst geplante regelmäßige Entspannung in mir aus? Füllen Sie dazu gerne das Arbeitsblatt »Was bedeutet Entspannung, Regeneration bzw. Achtsamkeit für mich?« (S. 111) aus.

Ihre persönliche Zusammenfassung

Was sind Ihre persönlich wichtigsten Erkenntnisse aus dem Kapitel »Schmerzen lindern«? Welche neuen Erfahrungen haben Sie gemacht? Was haben Sie nach dem Lesen dieses Kapitels in einem neuen Licht gesehen? Welche weiteren Fragen haben sich Ihnen gestellt, die Sie gerne mit behandelnden Ärzten oder Ärztinnen, Physiotherapeuten und -therapeutinnen oder Psychologen oder Psychologinnen besprechen möchten? Halten Sie diese gerne in dem »Arbeitsblatt Fischernetz« (S. 112) fest, damit sie nicht verloren gehen!

Was bedeutet Entspannung, Regeneration bzw. Achtsamkeit für mich?

Ziel dieses Arbeitsblattes

Entspannungs- und Achtsamkeitsübungen sowie regelmäßige Regenerationsphasen im Alltag sind unverhandelbar und wesentlich. Sie gewährleisten eine Ausgewogenheit zwischen Aktivität und Entspannung und dienen der Erholung körperlicher und psychischer Ressourcen. Ein Ungleichgewicht hin zu viel Aktivierung und wenig Entspannung führt häufig zu Reizbarkeit, Schlafstörungen, Schmerzverstärkung u.a. Häufig fällt es Menschen unseres Kulturkreises schwer, aktive Entspannung als Bestandteil ihres Daseins anzuerkennen und ihr ausreichend Zeit einzuräumen. Es hilft daher, herauszufinden, was Entspannung für Sie bedeutet, um möglichst passende Übungen in den Alltag zu integrieren und die Motivation dafür langfristig aufrechtzuerhalten.

Die Formulierungsbeispiele können Ihnen helfen, Ihre Gedanken dazu auszudrücken. Sie haben aber auch die Möglichkeit, eigene Gedanken zu ergänzen.

Formulierungsbeispiele:

- Entspannung bedeutet für mich Ausgleich.
- Wenn ich nichts zu tun habe, werde ich unruhig und unausgeglichen.
- Ich empfinde Entspannung als Zeitverschwendung.
- Ich finde in Ruhephasen keine Entspannung, weil mir tausend Gedanken durch den Kopf gehen.
- Entspannung bedeutet für mich Stress.
- Ich sitze gerne da und trinke gemütlich eine Tasse Tee oder Kaffee o.Ä.
- Ich kann mich nur kurz entspannen.
- Entspannung finde ich in der Bewegung.
- Ich schaffe es oft nicht, im Alltag Ruhephasen einzubauen.
- Ich empfinde bestimmte Aktivitäten wie z.B. tanzen, wandern, Rad fahren entspannend.
- …

Aufgabe

Bitte nehmen Sie sich ausreichend Zeit, sich zu vergegenwärtigen, wofür Entspannung für Sie persönlich steht. Es gibt kein »Richtig« und kein »Falsch« – es geht um Ihr Erleben. Notieren Sie alles, was Ihnen durch den Kopf geht, ohne zu bewerten. Wir werden damit in der Folge noch weiterarbeiten.

Bitte beschreiben Sie Ihre eigenen Gedanken zur Bedeutung von Entspannung für Sie persönlich:

____

____

____

____

____

Fischernetz 2

Das möchte ich mir merken:[16]

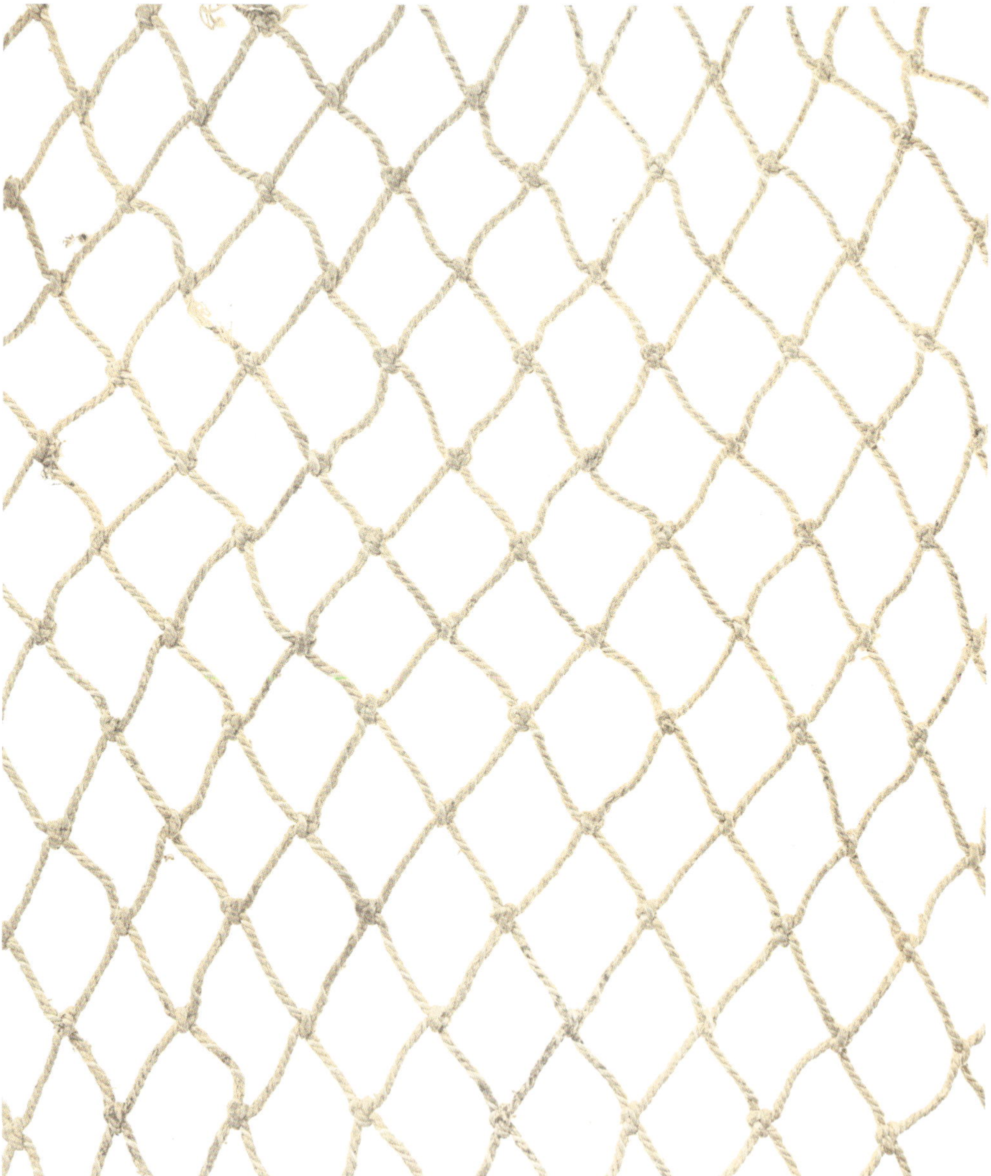

Balance entwickeln

Welche Fragen Sie haben könnten:

- Wie soll ich das bisher Gelernte nur in meinen Alltag umsetzen?
- Was kann ich machen, um eine gesunde Balance zwischen Anspannung und Entspannung in meinem Alltag zu halten?
- Woran erkenne ich, wann ich Aktivitäten und wann ich Entspannungsübungen machen sollte?
- Wie kann ich meine Aufgaben und meinen Energiehaushalt aufeinander abstimmen?
- Im Alltag gibt es doch schon genügend Anforderungen an mich. Wie soll ich da erkennen, was ich zu welcher Zeit wirklich brauche?
- Ich ärgere mich so sehr über mich selbst: Ich nehme mir vor, allen gerecht zu werden und dann hindert mich der Schmerz. Was bringt mir die Auseinandersetzung mit den Inhalten aus dem Buch, wenn ich doch gegen meinen Schmerz nicht ankomme?
- Egal, was ich mir vornehme – ich scheitere immer an den Umständen. Gibt es etwas, wie ich meine Vorhaben besser durchsetze?
- Ich wünsche mir so sehr Unterstützung aus meinem Umfeld, meiner Familie und Arbeitskolleg*innen. Was kann ich tun, damit die anderen mich besser verstehen?
- Wenn ich schlecht schlafe, lasse ich mir Schlaftabletten verschreiben. Ist das richtig so?
- Es ist immer und überall so viel zu tun – zu Hause, für meine Familie, bei der Arbeit. Ihre Ideen aus dem Buch sind ja ganz schön. Aber sie passen nicht in mein Leben – oder doch?

Aktivität und Entspannung in Balance

Von den beiden Gegenspielern des autonomen Nervensystems Sympathikus und Parasympathikus haben wir Ihnen bereits erzählt (S. 79 und ab S. 89). Beide haben ihre Aufgaben und sind wichtig für unser Leben. Im stressigen Alltag überwiegt oft der Sympathikus: Wir brauchen dann Bewegung, um die Stressreaktionen (Kampf, Flucht oder Erstarrung) abzubauen, sonst entstehen Verspannungen. Und wir brauchen Entspannung, damit der Parasympathi-

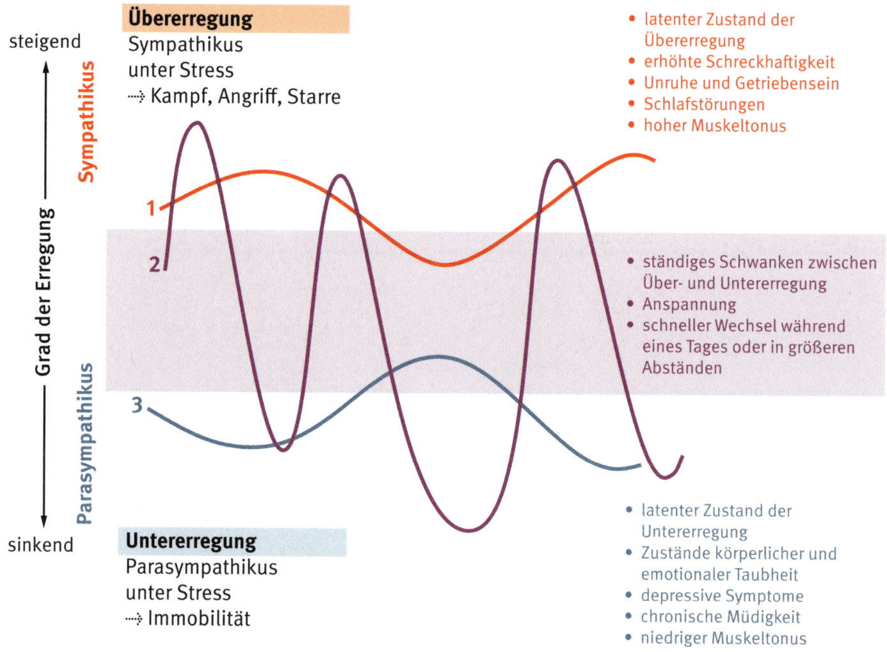

Basierend auf König V. Bin ich traumatisiert? Wie wir die immer gleichen Problemschleifen verlassen. Gräfe und Unzer; 2021.

Das natürliche Stresstoleranzfenster und Anzeichen von Über- und Untererregung.[17]

kus für Regeneration sorgen kann. Es kommt auf eine gute Balance an: Auf der einen Seite Leistung erbringen, aktiv sein und sich (auch körperlich) anstrengen – auf der anderen Seite entspannen und zur Ruhe kommen.

Eine ähnliche Grafik kennen Sie bereits von S. 78. Sie stellt die Schwankungen von Sympathikus und Parasympathikus dar, in dieser Grafik ist jedoch zu erkennen, wie sich Stress auf unser autonomes Nervensystem auswirkt. Das natürliche Gleichgewicht dieser Gegenspieler gerät durch starken und/oder anhaltenden Stress aus der Balance und befindet sich nicht mehr im gesunden »Toleranzfenster«. Das Fenster des Normalbereichs, in dem Sympathikus und Parasympathikus schwanken, ist enger geworden. Dadurch kann es zu Schwankungen im Bereich der Übererregung, der Untererregung oder zu einem ständigen extremen Pendeln über die Bereichsgrenzen hinaus kommen.

Wir brauchen also neben all den üblichen Lebensaufgaben Zeit für Aktivität und für Entspannung. Und das ist für die meisten von uns eine große Herausforderung! In diesem Kapitel wird es darum gehen, wie Balance hergestellt werden kann und woran Sie bemerken, dass Sie in einer Balance oder in einer Dysbalance sind.

Wenn Sie eine Balance erleben, ist das kein Zufall. Die Frage ist in diesem Fall, wie Sie diese Balance bewahren und gegen Veränderungen und Herausforderungen von außen

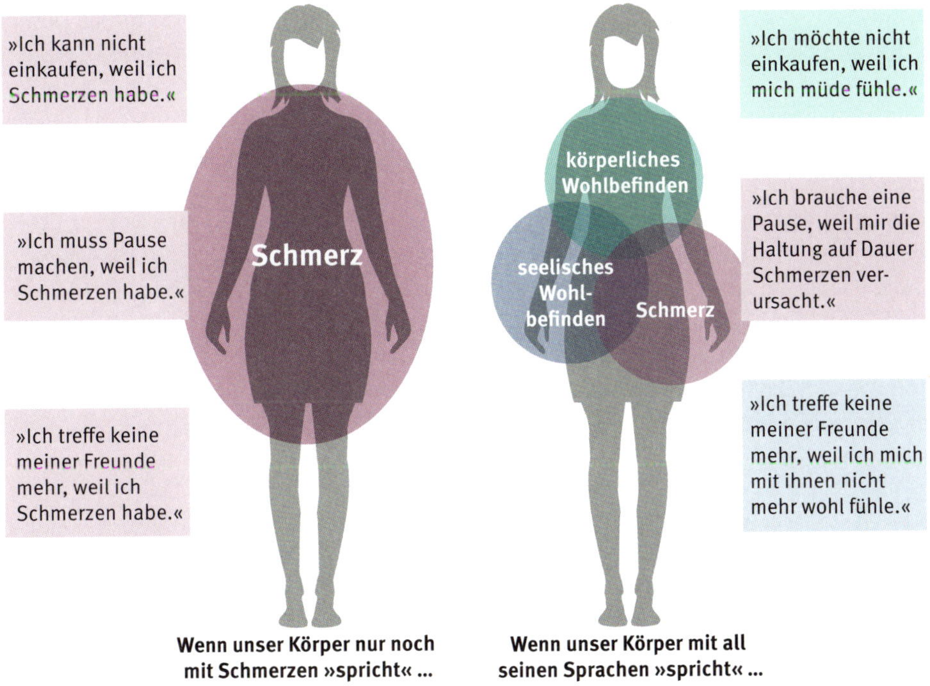

Die verschiedenen »Sprachen« unseres Körpers.

verteidigen können. Wenn Sie eine Dysbalance erleben, ist auch das kein Zufall. Die Frage ist in diesem Fall, was Ihnen fehlt, um wieder in Balance zu kommen.

Für die anstehende Phase benötigen wir:

- Achtsamkeit für das, was ist, und
- Geduld für das, was werden soll.

Versuchen Sie nicht, alles auf einmal umzusetzen! Nehmen Sie sich die Zeit, sich und Ihren Alltag mit Ihrem Schmerz zu beobachten. Erst wenn Sie einen Überblick haben, lohnt es sich, Neues zu wagen. Starten Sie nur mit einem Vorhaben, entweder mit der Aktivität oder mit der Entspannung. Bauen Sie diese erst einmal für Sie zufriedenstellend und sicher in Ihren Alltag ein. Dann können Sie die zweite bzw. dritte Säule der Schmerzmedizin hinzunehmen und geduldig einbauen.

Signale für das Finden einer guten Balance: die Sprachen unseres Körpers

Häufig berichten uns unsere Patient*innen, dass sie sich durch ihren Schmerz kontrolliert und dirigiert fühlen. Letztlich »entscheidet er«, was sie in ihrem Leben (noch) machen können und das ist gefühlt sehr wenig. Sie hören nur noch ein Signal, eine Sprache ihres Körpers: die des Schmerzes. Wir hören dann Aussagen wie: »Pause mache ich dann, wenn ich die Schmerzen nicht mehr aushalte«, »Zu Freunden gehe ich nicht mehr, weil ich dann nur Schmerzen habe«.

Dabei hat unser Körper noch zwei weitere Sprachen: die des körperlichen und die des psychischen Wohlbefindens. Diese beiden Sprachen werden wir nun brauchen, um eine gute Balance im Alltag zu finden.

Über das körperliche Wohlbefinden vermittelt uns unser Körper, ob er sich (körperlich) sicher fühlt, ob er ausreichend Energie über Nahrung und ausreichend Flüssigkeit für seinen Stoffwechsel hat. Ob er sich ausgeruht fühlt und ausreichend temperiert. Das körperliche Wohlbefinden ist ein Anzeiger für die Wahrung unserer vorrangig körperlichen Bedürfnisse.

Über das psychische Wohlbefinden vermittelt uns unser Körper, ob wir uns als Person (psychisch) ausreichend sicher und geborgen, geliebt und behütet fühlen. Ob wir gute Kontakte zu unserem Umfeld haben, uns wertgeschätzt fühlen. Ob wir einen Sinn in unserem Handeln sehen. Das psychische Wohlbefinden ist ein Anzeiger für die Wahrung unserer vorrangig psychischen Bedürfnisse.

Beide gehen Hand in Hand: Wenn ich immer wieder Hunger leiden muss (primäres körperliches Bedürfnis), werde ich auf Dauer besorgt um mein Weiterleben und meine Gesundheit sein (vorrangig psychisches Bedürfnis nach Sicherheit). Wenn ich auf Dauer besorgt bin, nicht genug zu essen zu erhalten, werde ich zunehmend passiv und gereizt, ich werde schlechter schlafen. So greift das eine in das andere.

Es ist übrigens kein Versehen, dass wir geschrieben haben »über das psychische Wohlbefinden vermittelt uns unser Körper«, denn auch das psychische Wohlbefinden nehmen wir auf Grundlage körperlicher Signale wahr. Herzklopfen kann Verliebtheit bedeuten, aber auch Angst vor einer Prüfung. Anspannung im Nacken kann auftreten, wenn wir vor unserem Vorgesetzten ständig den Kopf einziehen, aus Angst, er könnte uns wieder unangenehm gegenübertreten und wir uns nicht zur Wehr setzen.

Erneut, und ganz außerhalb vom Schmerz, begegnen wir biopsychosozialen Zusammenhängen. Wenn wir eine Balance in unseren Alltag bringen wollen, müssen wir also beide Bereiche unseres Wohlbefindens, sowohl das körperliche als auch das seelische, gemeinsam in den Blick nehmen.

Die eigenen Bedürfnisse wahrnehmen

Das bedeutet, dass wir uns unserer körperlichen und psychischen Bedürfnisse bewusst gewahr werden. Wenn diese Bedürfnisse nicht erfüllt sind, erleben wir Stress sowie vor allem negative Gefühle. Bedürfnisse sind die Motoren unserer Existenz. Sie stellen sowohl körperlich als auch psycho-sozial sicher, dass alles Nötige zum Überleben für unseren Körper vorhanden ist. Im Prinzip klärt unser Körper das meiste selbst. Solange unsere Bedürfnisse mit unserer Umwelt im Gleichgewicht sind, melden sich weder Körper noch Psyche.

Über die Jahre entwickeln wir ein unbewusstes Leitsystem aus allen Lernerfahrungen, das uns vorantreibt und ohne viel Aufwand (d. h. Wahrnehmung und bewusste Planung) unsere Bedürfnisse sicherstellt. Wir essen manchmal bewusst, manchmal unbewusst, wenn wir Hunger oder Appetit haben. Wir suchen uns meistens unbewusst Menschen aus, von denen wir uns körperliche Nähe oder geistige Übereinstimmung versprechen.

Bedürfnisse sind nicht verhandelbar!

Verhandelbar ist lediglich der Weg, sie für uns sicherzustellen. Dieser Weg entsteht aus teilweise sehr frühen Lernerfahrungen, die wiederum Überzeugungen und Haltungen formen und Verhalten erzeugen. Überzeugungen, Haltungen und Verhalten sind veränderbar.

Manchmal funktioniert ein Weg zur Sicherstellung eines Bedürfnisses über viele Jahre so zuverlässig, dass wir uns des darunter liegenden Bedürfnisses nicht bewusst werden. Es geht uns hier einfach gut. Eine alleinstehende Lehrerin, die in Rente geht und auf einmal allein den ganzen Tag für sich ist, stellt vielleicht fest, dass sie die Nähe und die Zuneigung der Kinder vermisst. Diese Zuneigung hat ihr Bedürfnis nach Zugehörigkeit so sehr erfüllt, dass ihre eigene Beziehungslosigkeit und Kinderlosigkeit bis zum Renteneintritt nie ein Thema für sie war. Und nun stellt es sich überraschend doch …

Die Fülle der Bedürfnisse kennenlernen

Da wir mit Ihnen persönlich nicht auf Entdeckungsreise zu Bedürfnissen gehen können, stellen wir Ihnen im Arbeitsblatt »Welche Bedürfnisse kenne ich von mir selbst« (S. 118) die üblichsten vor. Zudem gibt es dazu im Internet z. B. Bedürfnisfinder und Gefühlsfinder, die Sie gerne nutzen können.

Welche Bedürfnisse kenne ich von mir selbst?

Ziel des Arbeitsblattes

Wir möchten Sie einladen, sich Zeit zu nehmen, Ihre Bedürfnisse sowie Ihre Haltung zu diesen in Ruhe zu betrachten. Im Folgenden haben wir Ihnen eine Auswahl von Bedürfnissen mitgebracht.[18]

Aufgabe

Gehen Sie die Tabelle in Ruhe durch und kreuzen Sie die jeweiligen Kästchen an, so diese auf Sie zutreffen.

Bedürfnisse	kenne ich		sind für mich		beobachte ich häufig an mir		verstehe ich an mir	
	ja	nein	ok	nicht ok	ja	nein	ja	nein
Achtsamkeit								
Alleinsein								
Akzeptanz								
Anerkennung								
Anregung								
Aufmerksamkeit								
Aufrichtigkeit								
Ausgeglichenheit								
Austausch								
Authentizität								
Autonomie								
beitragen								
besonders sein								
Berechenbarkeit								
Berührung								
Bewegung								
Bewusstsein								
Dankbarkeit								

Bedürfnisse	kenne ich		sind für mich		beobachte ich häufig an mir		verstehe ich an mir	
	ja	nein	ok	nicht ok	ja	nein	ja	nein
Dauerhaftigkeit								
dienen								
Effektivität								
Ehrlichkeit								
einbezogen sein								
Einfachheit								
Einfühlsamkeit								
Einsicht								
Empathie								
entdecken								
Entspannung								
Entwicklung								
Erreichen								
Ernst								
Erfahrung								
Fitness								
Freiheit								
Freude								
Freundschaft								
Frieden								
Geben								
Geborgenheit								
Genauigkeit								
Gemeinschaft								
Gerechtigkeit								
Gesundheit								

Bedürfnisse	kenne ich		sind für mich		beobachte ich häufig an mir		verstehe ich an mir	
	ja	nein	ok	nicht ok	ja	nein	ja	nein
Gleichgewicht								
Gleichwertigkeit								
Glück								
Handeln								
Harmonie								
Heilung								
Herausforderung								
Hilfe								
Hoffnung								
Humor								
Individualität								
Information								
Inspiration								
Intensität								
Intimität								
Klarheit								
Kommunikation								
Kreativität								
Loslassen								
Lernen								
Liebe								
Respekt								
Rituale einsetzen								
Ruhe								
Sättigung								
Schaffen								

Bedürfnisse	kenne ich		sind für mich		beobachte ich häufig an mir		verstehe ich an mir	
	ja	nein	ok	nicht ok	ja	nein	ja	nein
Schönheit								
Schutz								
Selbstbestimmung								
Sexualität								
Sicherheit								
Sinn								
Spaß								
Spiritualität								
Stimmigkeit								
Stimulation								
Struktur(en)								
Tiefe								
Toleranz								
Transparenz								
Treue								
Trost								
Unabhängigkeit								
Unterstützung								
Verantwortung								
Verbindlichkeit								
Verbundenheit								
Verständigung								
Verständnis								
Wahrhaftigkeit								
Wärme								
Weiterkommen								

Bedürfnisse	kenne ich		sind für mich		beobachte ich häufig an mir		verstehe ich an mir	
	ja	nein	ok	nicht ok	ja	nein	ja	nein
Wertschätzung								
Wissen								
Wissen um den Weg								
Würde								
Zärtlichkeit								
Zugehörigkeit								
Zuhören								
Zuneigung								
Zusammenarbeit								

Eine Auswahl an Bedürfnissen aus: KJ Becker, Seefeld. 1 Listen zur gewaltfreien Kommunikation.

Lassen Sie uns noch etwas innehalten:

Welche Bedürfnisse kennen Sie wirklich nicht?

- Haben Sie gar keine Ahnung, was dieses Bedürfnis bedeutet?
- Haben Sie eine Idee, wen Sie fragen könnten, um herauszufinden, für welches Bedürfnis diese Worte stehen könnten?

____

____

____

Welche Bedürfnisworte gehören für Sie zusammen?

____

____

Welche Bedürfnisse haben Sie bei sich noch nicht beobachtet?

- Wäre es möglich, dass Sie sich diese Bedürfnisse nicht erlauben?
- Gibt es etwas, das Sie tun, damit Sie diesen Bedürfnissen aus dem Weg gehen können?
- War das schon immer so, oder kennen Sie diese Bedürfnisse aus früheren Zeiten in Ihrem Leben?
- Wen könnten Sie fragen, um herauszufinden, ob Sie diese Bedürfnisse bei sich zwar nicht wahrnehmen, aber andere schon? Und in welchen Situationen könnten andere sie bei Ihnen beobachten oder beobachtet haben?

____

____

____

Welche Bedürfnisse sind für Sie nicht ok?

- Waren das verbotene Bedürfnisse?
- War der Ausdruck von Bedürfnissen in Ihrem früheren Leben erlaubt?
- Ist er es in Ihren Beziehungen heute?
- Wer hat erlaubt oder verboten, Bedürfnisse zu haben oder zu äußern?
- Wer Ihrer Bezugspersonen war hier bis heute ein prägendes Vorbild im Umgang oder in der Haltung zu diesen Bedürfnissen für Sie?

____

____

____

Welche Bedürfnisse verstehen Sie nicht oder nicht gut bei sich selbst?

Hier kehren wir zu den Fragen direkt unter »Welche Bedürfnisse sind für Sie nicht ok?« zurück. Meistens hängen diese Bedingungen (etwas nicht dürfen und etwas nicht verstehen) zusammen.

____

____

____

Sollten Sie starke Gefühle von Ohnmacht, Verzweiflung und Wut nach dieser Übung spüren – das ist völlig normal. Oft lösen solche Übungen Erinnerungen aus, die wir verdrängt haben. Sie sind ein guter Zugang zu unserem bisher ungelebten Erleben. Sollten Sie jedoch das Gefühl haben, sie nicht gut aushalten oder regulieren zu können, nehmen Sie gerne Kontakt zu einem Psychotherapeuten oder einer Psychotherapeutin auf oder suchen Sie das Gespräch mit einem befreundeten Menschen.

Vermutlich kennen Sie viele der im Arbeitsblatt gelisteten Bedürfnisse. Vielleicht sind Sie aber überrascht, dass es Bedürfnisse gibt, die Sie an sich noch nicht wahrgenommen haben – hier fängt das Abenteuer an:

- Haben Sie diese Bedürfnisse überhaupt (sehr wahrscheinlich)?
- Ist es ein erlaubtes oder ein unerlaubtes Bedürfnis? (Wer hat es denn erlaubt oder verboten in Ihrer Lerngeschichte? Oder wer Ihrer Bezugspersonen war hier bis heute ein prägendes Vorbild im Umgang oder in der Haltung zu diesem Bedürfnis für Sie?)
- Ist es ein Bedürfnis, das gefährlich oder anstößig ist?
- Oder eines, das Sie so gut sichergestellt haben, dass es sich nicht meldet?

Unerfüllte Bedürfnisse erzeugen Stress – damit sollen wir befähigt werden, diese offenen Bedürfnisse zu erfüllen. Schauen wir daher noch einmal auf Signale, die uns ein Stresserleben vermitteln, und welche Bedeutung Gefühle als Signale für Dysbalancen oder unerfüllte Bedürfnisse haben.

Gefühle als Navigationshilfe im Alltag

Gefühle sind essenziell. Sie zeigen uns die Balance zwischen unseren Bedürfnissen und den vorhandenen körperlichen, psychischen und sozialen Ressourcen an. Meistens können wir sie nicht genau benennen, weil sie noch auf der Ebene der Stimmungen verbleiben – ein diffuses Empfinden von Spannung, Widerstand oder Mitschwingen oder einfach Neutralität.

Achtsam für unsere Stimmung zu sein, hilft uns, bewusster mit unseren Gefühlen in Kontakt zu treten. Dabei bedeuten Gefühle konkrete Dinge: Wut und Angst beispielsweise bedeuten drohenden Verlust und mögliche Bedrohung von Körper, Psyche oder sozial wichtigen Faktoren. Trauer empfinden wir bei realem Verlust von Menschen oder auch Dingen, die für uns eine hohe Bedeutung hatten. Kränkung erleben wir, wenn wir uns in unserem Selbstbild nicht wahrgenommen und/oder ausreichend wertgeschätzt fühlen. Enttäuschung entsteht, wenn wir Wünsche oder Vorstellungen nicht (ausreichend) umsetzen können.

Wenn wir sowohl die Auslöser für diese Gefühle kennen als auch die in uns verankerten Bedürfnisse, Werte und Wünsche, können wir uns um unsere Bedürfnisse kümmern. Wir können alte Wege verlassen und neue ausprobieren, wenn wir bemerken, dass altes Verhalten nicht mehr dieselbe Wirkung für uns hat. Wir können Überzeugungen ändern, wenn wir bemerken, dass diese für uns nicht (mehr) passen oder sogar ein Teil unseres Problems darstellen. Wir können unsere Wünsche ändern, wenn wir bemerken, dass wir sie trotz größter Bemühungen nicht mehr erreichen können.

Im Kontakt mit unseren Gefühlen zu sein, zeigt uns auf, wo wir erhalten, was wir brauchen (angenehm erlebte Gefühle wie Freude, Zufriedenheit, Glück, Verliebtheit, Liebe etc.) oder wo wir etwas ändern sollten, weil es uns auf Dauer nicht gut geht (unangenehm erlebte Gefühle wie Wut, Trauer, Ärger, Kränkung, Enttäuschung etc.).

Wir sollten nicht vergessen: Das Kontrollieren oder Vermeiden von einzelnen Gefühlen beinhaltet immer auch, dass andere, erwünschte Gefühle nicht intensiv wahrgenommen werden können. Wenn Sie Trauer oder Wut vermeiden, weil Sie gelernt haben, dass dies nicht von Ihrem Umfeld toleriert wird, können Sie sich leider auch nicht ausreichend freuen oder zufrieden sein.

» *Gefühlsmäßige Befreiung bedeutet beides: das intensivere Erleben von angenehm erlebten Gefühlen und das intensive Erleben von unangenehm erlebten Gefühlen. Erst, wenn Sie die Existenz beider Gefühlsformen als gegeben annehmen, können Gefühle das für Sie sein, was sie sind: Anzeiger für Ihr körperliches und seelisches Wohlbefinden – die zwei anderen Sprachen unseres Körpers neben dem Schmerz.*

Im Arbeitsblatt »Welche Gefühle kenne ich von mir selbst?« (S. 125) haben wir Ihnen eine Auswahl von Stimmungs- und Gefühlsbenennungen aufgelistet.

Welche Gefühle kenne ich von mir selbst?

Ziel des Arbeitsblattes

Stimmungen und Gefühle sind unser Kompass im Alltag, der uns anzeigt, ob und in welchem Ausmaß unsere Bedürfnisse und die Gegebenheiten unserer Umgebung (bzw. auch die Gegebenheiten unserer innerer körperlicher und/oder psychischer Zustände) aufeinanderpassen. Seine Stimmungen und Gefühle wahrzunehmen und »lesen« zu können, verhilft uns zu Handlungen, die unserem Wohlbefinden zuträglich sind. Im Folgenden haben wir Ihnen eine Auswahl von Stimmungs- und Gefühlsbenennungen mitgebracht.[19]

Aufgabe

Gehen Sie die Tabelle in Ruhe durch und kreuzen Sie die jeweiligen Kästchen an, die auf Sie zutreffen.

Gefühle	kenne ich		sind für mich		beobachte ich häufig an mir		verstehe ich an mir	
	ja	nein	ok	nicht ok	ja	nein	ja	nein
angenehm erlebte Gefühle								
ausgeglichen								
behaglich								
begeistert								
berührt								
dankbar								
entspannt								
erfreut								
ermutigt								
erleichtert								
erstaunt								
fasziniert								
freundlich								
fröhlich								
gelassen								

Gefühle	kenne ich		sind für mich		beobachte ich häufig an mir		verstehe ich an mir	
	ja	nein	ok	nicht ok	ja	nein	ja	nein
glücklich								
gut gelaunt								
hoffnungsvoll								
inspiriert								
interessiert								
lebendig								
motiviert								
mutig								
neugierig								
optimistisch								
ruhig								
selbstsicher								
sorglos								
stolz								
überrascht								
unbekümmert								
vergnügt								
verliebt								
vertrauensvoll								
zärtlich								

Gefühle	kenne ich		sind für mich		beobachte ich häufig an mir		verstehe ich an mir	
	ja	nein	ok	nicht ok	ja	nein	ja	nein
unangenehm erlebte Gefühle								
ängstlich								
ärgerlich								
aufgebracht								
betroffen								
besorgt								
bösartig								
deprimiert								
eingebildet								
einsam								
eitel								
enttäuscht								
erschöpft								
erschrocken								
frustriert								
gelangweilt								
genervt								
gestresst								
gleichgültig								
hilflos								
hoffnungslos								
irritiert								
jämmerlich								
lustlos								
missmutig								
misstrauisch								

Gefühle	kenne ich		sind für mich		beobachte ich häufig an mir		verstehe ich an mir	
	ja	nein	ok	nicht ok	ja	nein	ja	nein
nervös								
schlapp								
schlecht gelaunt								
schüchtern								
streitlustig								
traurig								
unbehaglich								
ungeduldig								
unglücklich								
verstört								
verzweifelt								
verwirrt								
widerwillig								
wütend								
zufrieden								
zögernd								
zornig								

Die Gefühle stammen aus: Marshall Rosenberg (Gewaltfreie Kommunikation, Junfermann Verlag Paderborn 2001, Seite 57f) und Ingrid Holler (Trainingsbuch Gewaltfreie Kommunikation, Junfermann Verlag Paderborn 2003, Seite 65)

Lassen Sie uns noch etwas innehalten:

Welche Gefühle oder Stimmungen kennen Sie wirklich nicht?

- Haben Sie gar keine Ahnung, was dieses Gefühl oder diese Stimmung bedeuten?
- Haben Sie eine Idee, wen Sie fragen könnten, um herauszufinden, für welche Gefühle oder Stimmungen diese Worte stehen könnten?
- Sie können gerne auf dem Arbeitsblatt zu den Bedürfnissen nachschauen – vielleicht werden Sie hier auch fündig.

____

____

____

Welche Gefühle oder Stimmungen gehören für Sie zusammen?

Welche Gefühle oder Stimmungen haben Sie bei sich noch nicht beobachtet?

- Wäre es möglich, dass Sie sich diese Gefühle oder Stimmungen nicht erlauben?
- Gibt es etwas, das Sie tun, damit Sie diesen Gefühlen oder Stimmungen aus dem Weg gehen können?
- War das schon immer so, oder kennen Sie diese Gefühle oder Stimmungen aus früheren Zeiten in Ihrem Leben?
- Wen könnten Sie fragen, um herauszufinden, ob Sie diese Gefühle und Stimmungen bei sich zwar nicht wahrnehmen, aber andere schon? Und in welchen Situationen könnten andere sie bei Ihnen beobachten oder beobachtet haben?

Welche Gefühle sind für Sie nicht ok?

- Waren das verbotene Gefühle oder Stimmungen?
- Waren Wut, Trauer oder Enttäuschung in Ihrem Umfeld erlaubt?
- Sind sie es heute?
- Wer hat erlaubt oder verboten, sich so zu fühlen?
- Wer Ihrer Bezugspersonen war hier bis heute ein prägendes Vorbild im Umgang oder in der Haltung zu diesem Gefühl für Sie?

Welche Gefühle verstehen Sie nicht oder nicht gut bei sich selbst?
Hier kehren wir zu den Fragen direkt unter »Welche Gefühle sind für Sie nicht ok?« zurück. Meistens hängen diese Bedingungen (etwas nicht dürfen und etwas nicht verstehen) zusammen.

Sollten Sie starke Gefühle von Ohnmacht, Verzweiflung und Wut nach dieser Übung spüren – das ist völlig normal. Oft lösen solche Übungen Erinnerungen aus, die wir verdrängt haben. Sie sind ein guter Zugang zu unserem bisher ungelebten Erleben. Sollten Sie jedoch das Gefühl haben, sie nicht gut aushalten oder regulieren zu können, nehmen Sie gerne Kontakt zu einem Psychotherapeuten oder einer Psychotherapeutin auf oder suchen Sie das Gespräch mit einem befreundeten Menschen.

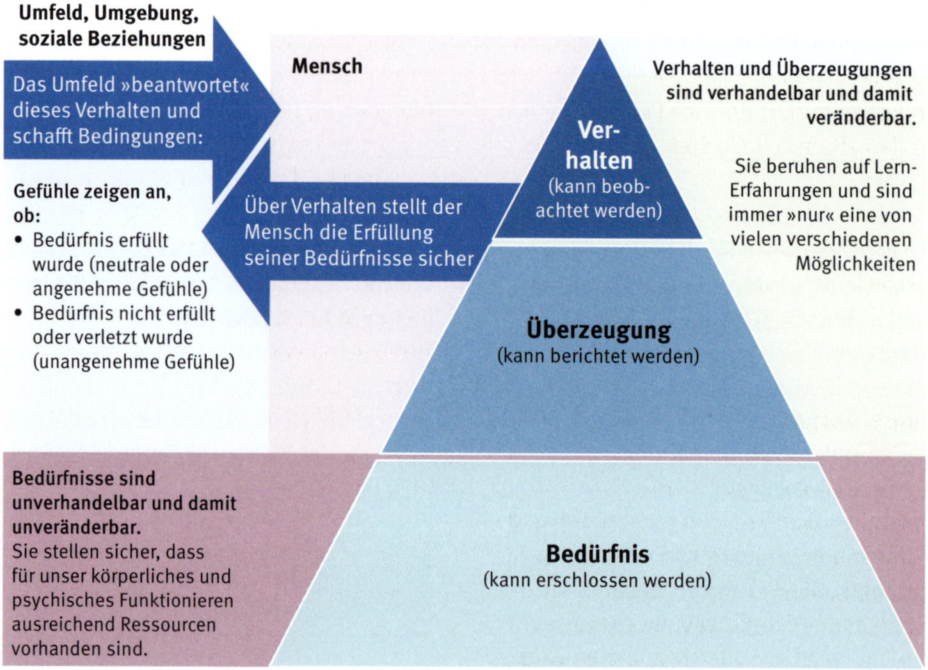

Die Bedeutung von Bedürfnissen.

Stimmungen und Gefühle als Signale unseres Körpers

Alle Menschen haben Gefühle, auch wenn das nicht jeder oder jede gerne zugibt. Manche von uns haben einen schnellen, unkomplizierten Zugang zum gefühlsmäßigen Erleben. Es gibt aber auch andere, denen es schwerfällt, das Gefühlte in Worte zu fassen. Manche Menschen meinen sogar, dass sie wenig bis gar nichts fühlen. Das ist schade, denn Stimmungen (als Vorstufe zu Gefühlen) und Gefühle sind eine sehr wichtige Sprache unseres Körpers. Mit Stimmungen und Gefühlen »informiert« er uns über unser psychisches und unser körperliches Befinden. Gefühle sind also Anzeiger für die Balance zwischen unseren körperlichen und psychischen Bedürfnissen auf der einen und der Passung der Umwelt zu diesen Bedürfnissen auf der anderen Seite.

Wie Sie bereits wissen, sind Bedürfnisse unverhandelbar. Dazu zählen nicht nur körperliche Bedürfnisse, wie essen, trinken und schlafen, sondern z. B. auch das Bedürfnis, in Sicherheit zu leben. Sie leiten uns durch unser Leben und die Umgebung und erinnern uns daran, was wir brauchen, um gesund zu bleiben und sicher zu überleben – sowohl im körperlichen als auch im psychischen Sinne.

In unserer Kindheit wurde uns vermittelt, wie Bedürfnisse »am besten« erfüllt werden. Die eine Familie hat das Bedürfnis nach Sicherheit übersetzt in: »Wir müssen immer über ausreichend Geld verfügen.«

Die Familie im Hof nebenan übersetzt dasselbe Bedürfnis nach Sicherheit für sich in: »Wir müssen hohe Mauern um unseren Hof bauen, damit uns niemand überfällt.« Je nachdem investiert die eine Familie ihr Geld in Aktien, die andere in Steine und Mörtel.

» *Anders als die Bedürfnisse selbst sind die Überzeugungen, wie wir sie uns erfüllen wollen, und unser Verhalten, mit dem wir versuchen, sie sicherzustellen, sehr wohl änderbar.*

Für unser körperliches und seelisches Wohlbefinden sollten wir uns unserer Bedürfnisse und der Wege bewusst sein, wie wir sie sicherstellen wollen. Denn manchmal passt das eine mit dem anderen nicht (mehr) zusammen oder es ist nicht mehr möglich (wenn die eine Familie plötzlich verarmt und nicht mehr in Aktien investieren kann).

Gefühle sind unsere Bedürfnisanzeiger

Ob wir im Gleichgewicht mit unseren Bedürfnissen sind, zeigen uns Stimmungen und Gefühle. Stimmungen verstehen wir dabei als Vorstufe zu konkreten Gefühlen. Sie sind häufig diffus, uneindeutig und schwer zu beschreiben. Gefühle sind dagegen deutlich konkreter und können mit Worten beschrieben werden (wie beispielsweise Angst, Ärger oder Freude).

- Dabei sind neutrale Gefühle und Stimmungen eher unauffällig. Wir beachten sie weniger und haben auch fast keine Worte dafür. Es ist so etwas wie ein »zufrieden«. Wir fühlen uns ausgeglichen, ruhig und gelassen. Wir fühlen uns im wahrsten Sinne des Wortes ungestört.
- Sogenannte positive Gefühle oder Stimmungen zeigen die Erfüllung unserer Bedürfnisse an, und auch, wenn sie »übererfüllt« sind. Dazu gehören Freude, Ausgelassenheit, Fröhlichkeit (meist auch als längere Stimmung), Zuversicht, Hoffnung, Überraschung, Verliebtheit und Liebe.
- Sogenannte negative Gefühle oder Stimmungen zeigen dagegen die Nicht-Erfüllung bis hin zur Bedrohung unseres Gleichgewichtes an. Dazu gehören auf der leichteren Ebene Kränkung, Enttäuschung, Trauer, Angst, Ärger. Wenn es zur Bedrohung kommt, entstehen Wut, Verzweiflung und Panik.

» *Wir sollten uns gewahr sein, dass wir selten nur positive oder negative, sondern meist gemischte Gefühle oder Stimmungen haben. Wir können also sowohl froh über eine überstandene Aussprache als auch verärgert über das Verhalten unseres Gegenübers sein.*

Stresserleben als Anzeiger von Belastung

Ein Beispiel für die Sprache unseres Körpers hinsichtlich dessen, was er erlebt und was er benötigt, ist das Stresserleben. Stresserleben bzw. die Orientierungsreaktion entsteht, wenn wir uns einer Situation ausgesetzt sehen, die uns herausfordert. Mögliche Konsequenzen aus dieser Situation und unserem Verhalten in ihr sind für uns wichtig. Dabei spielen neben der Umgebung sowohl die körperliche Stressneigung der Person als auch die psychische Konstellation eine große Rolle. Unter körperlicher Stressneigung verstehen wir, ob der Körper dieser Person schneller oder langsamer bei Stress reagiert. Psychische Konstellation bedeutet, was dieser Person wichtig ist, wie gut sie ihre Ressourcen und Fähigkeiten kennt und welche sie hat sowie ihre Bewertung und Haltung zur Umwelt und zu sich selbst.

Situation

Zusätzlich zu Ihrer Arbeit als Pflegefachkraft auf Ihrer Station bekommen Sie von der Stationsleitung eine neue Aufgabe zugeteilt mit der Bemerkung, dass sie dafür eine qualifizierte Mitarbeiterin benötige.

Einschätzen der Situation (primäre Bewertung)

irrelevant:
»Okay, das mache ich mit. Alles Routine!«

stressend:
»Wenn das nur gut geht. Ich darf jetzt keinen Fehler machen (Bedrohung). Immer ich. Die nächsten Wochen sind damit ausgebucht (Schaden/Verlust). Es ist eine Chance! Ich werde mich sehr anstrengen« (Herausforderung).

angenehm:
Interessante Tätigkeit! Endlich was Neues. Gut, dass sie mich ausgewählt hat.

Einschätzen eigener Kompetenzen (sekundäre Bewertung)

»Wie soll ich das bloß schaffen?«
»Das habe ich noch nie gekonnt.«
»Bislang habe ich neue Aufgaben immer gepackt.«
»Was ich nicht kann, kann ich lernen.«
»Diesem ständigen Druck bin ich nicht gewachsen:«

STRESSREAKTION

nach Kaluza, aus: Andreae S, Anton W, Schön J, von Hayek D, Hrsg. I care – Altenpflege Langzeitpflege. 1. Aufl. Stuttgart: Thieme; 2023. Quelle: Anton W, Hörauf H. Gesundheitsfachberufe- Berufe ohne Gesundheit? Empfehlungen zur didaktisch-methodischen Implementierung ausgewählter gesundheitsfördernder Konzepte. Saarbrücken: VDM Verlag Dr. Müller; 2007.

Nicht jede Herausforderung führt zu einem starken Stresserleben.

Wir unterscheiden mehrere Stadien des Stresserlebens

Sie haben sich bereits zur Orientierung, welche Aktivität zu Ihnen passt, mit drei Stresstypen (Flucht, Kampf, Erstarrung) auseinandergesetzt. Dies diente als erste Hilfestellung zu einem besseren Grundverständnis, vor allem aber der Wahl der Bewegungsart, um einen passenden Ausgleich zu der »angestauten Stresssituation« zu finden.

Knüpfen wir daran an. Nicht nur bei der Auswahl der geeigneten Aktivitäten spielt das Maß an Stress und die daraus entstehende körperliche Reaktion eine wichtige Rolle. Die Aufmerksamkeit auf unser Stresserleben zu richten, hilft uns auch dabei, Belastungen und Anforderungen in unserem Alltag in Einklang mit unseren Möglichkeiten und Zielen zu bringen und gut zu bewältigen.

Sicherheit – leichtes Stresserleben: Wir haben das Gefühl, dass wir alles an Ressourcen und Fähigkeiten haben, diese Situation zu bewältigen. Der Ausgang dieser Situation ist für uns nicht bedrohlich.

Sie haben sich mit Freunden zu einem Karaoke-Nachmittag verabredet (sichere Umgebung, kein gefährlicher Ausgang zu erwarten). Sie kennen fast alle Liedtexte, Sie haben große Lust auf das gemeinsame Singen (alle Fähigkeiten und Ressourcen sind vorhanden). Als jemand Sie bittet, ein Lied allein zu singen, das Sie gut kennen und selbst auch sehr lieben, verspüren Sie zu Beginn des Vorspiels ein leichtes Herzklopfen und fühlen sich etwas aufgeregt. Als Ihr Einsatz kommt, singt es sich fast von allein. Sie beschreiben diesen Zustand später Ihren Freunden als etwas aufgeregt, etwas angespannt, aber die Stimmung an sich war euphorisch oder zumindest fröhlich.

Orientierungsreaktion – leichtes bis mittleres Stresserleben: Wir haben Ressourcen und Fähigkeiten, von denen wir wissen, dass wir die Situation mit ihrer Hilfe meistern können. Allerdings sind uns diese Fähigkeiten oder Ressourcen nicht ganz selbstverständlich verfügbar, es kostet uns einige Anstrengung, sie für diese Situation einzusetzen. Der Ausgang der Situation ist für uns wichtig.

Sie bereiten sich auf eine Zwischenprüfung Ihrer Ausbildung vor (wichtiger Ausgang: bestandene Prüfung, um weiter in der Ausbildung voranzukommen). Einige Themen können Sie sehr gut erklären, einige Themen fallen Ihnen allerdings schwer. Sie müssen sich sehr konzentrieren, wenn Sie dazu befragt werden, können aber die Fragen befriedigend beantworten. Sie verspüren Herzklopfen, eine Anspannung in Rücken und Nacken sowie feuchte Hände und kurzen Atem, als Sie den Prüfungsraum betreten und noch einmal, als die Sprache auf das etwas schwierige Thema kommt. Sie haben allerdings noch ausreichend Zugriff auf alle gelernten Inhalte und können die Situation sowohl gut wahrnehmen als auch gut einschätzen.

Ihren Freunden berichten Sie später von der körperlichen Anspannung und dass Ihnen furchtbar heiß war. Sie beschreiben Ihre Stimmung als angespannt, kurz vor der Prüfung gereizter und auch, dass Sie zwischenzeitlich Phasen von Angst und Ärger erlebt haben. Ihre Stimmung nach der Prüfung ist erleichtert und Sie sagen, dass Sie froh sind (Freude), die Prüfung überstanden zu haben und nun in die Ferien gehen zu können.

Kampfmodus – starkes bis sehr starkes Stresserleben: Wir haben Ressourcen und Fähigkeiten, aber die Situation ist für uns bedrohlich. Der Ausgang ist sehr wichtig oder sehr unvorhersehbar. Für uns geht es um viel, wir aktivieren sehr viele Ressourcen unseres Körpers, um die Situation zu bewältigen, indem wir »nach vorn« gehen.

Sie gehen am späten Abend einen dunklen Weg entlang, von dem Sie in den letzten Tagen gehört haben, dass sich hier »Gesindel« herumtreibt und Menschen anspricht. Passiert ist bisher noch nicht viel, aber man weiß ja nie, wann es das erste Mal geschieht, dass jemand zu Schaden kommt. Hinter sich hören Sie Geräusche, Schritte, die näher kommen. Sie wissen, dass Sie allein sind und dass es noch einiges an Weg ist, bis Sie in bewohntes Gebiet gelangen. Sie persönlich haben nun einen Grundkurs in Selbstverteidigung erhalten und fühlen sich mutig genug, sich diesem Störenfried in den Weg zu stellen. Sie drehen sich um, bleiben stehen und sind körperlich auf eine Konfrontation vorbereitet.

Sie empfinden dann neben dem Herzklopfen und der schnellen Atmung auch eine Aktivierung gerade der Bein- und Armmuskulatur – vielleicht haben Sie auch (unbewusst) Ihre Hände zu Fäusten geballt (die aber innen sehr verschwitzt sind). Wegen der Lenkung der Aufmerksamkeit auf die bedrohlich wirkende Person nehmen Sie Ihre körperlichen Signale des Stresses allerdings sehr wenig wahr. Wenn der vermeintliche

Signale für kurzfristiges und langfristiges Stresserleben

körperliche Stressreaktionen	psychische Stressreaktionen
kurzfristig	
• Aktivierung des Gehirns • reduzierter Speichelfluss, trockener Mund • beschleunigter, flacher Atem • Schwitzen • erhöhte Muskelanspannung • schnellere Reflexe • erhöhter Blutdruck • erhöhte Herzfrequenz • Hemmung der Verdauung und der Energiespeicherung	• erhöhte Wachheit • schnellere Aufmerksamkeit • schnellere gedankliche Fähigkeit zum Analysieren • schnellere Fähigkeit zur Entscheidung • leichte Gefühle von Angst • Gefühl von Herausforderung
langfristig	
• Schlafstörungen • Verspannungen • Erschöpfungserleben • Appetitverlust • Libidoverlust	• innere Unruhe, Nervosität • Unzufriedenheit • Ärger • Selbstvorwürfe • Gefühle und Gedanken der Hilflosigkeit • Grübelgedanken • Leere im Kopf • Konzentrationsschwierigkeiten • Niedergeschlagenheit • Überforderungserleben

Angreifer als harmloser Spaziergänger enttarnt und an Ihnen vorbeigelaufen ist, werden Sie ganz sicher beobachten, dass Ihnen die Knie weich werden, die Hände zittern und Ihr Magen sich ganz schön flau anfühlt: alles Reaktionen Ihres Körpers, wenn Sie von einer hohen Anspannung loslassen.

Wenn Sie über diese Situation erzählen, dann berichten Sie von starker Angst, aber auch Wut und Angriffsfantasien. Manchmal treten in solchen Situationen auch Gefühle wie Hass und Ekel auf.

Fluchtmodus – starkes bis sehr starkes Stresserleben: Wir haben keine Ressourcen oder Fähigkeiten, die Situation in dem Sinne zu beeinflussen, dass wir einen guten Ausgang erwarten. Im Gegenteil, wir befürchten, Schaden zu nehmen und sehen keine Handlungsmöglichkeiten, uns zu schützen. Für uns geht es vor allem um das »Überleben um jeden Preis«: Wir aktivieren daher sehr viele Ressourcen unseres Körpers, um der Situation zu entgehen und sie zu vermeiden, also »zurück« oder »raus« zu gehen.

Sie gehen, wie im obigen Beispiel, die Straße entlang und es ist alles, wie oben beschrieben – außer, dass Sie nun gerade keine Ahnung von Selbstverteidigung haben. Bis zu einem bestimmten Moment halten Sie es aus, dass die Schritte näherkommen: Sie erinnern sich an die immer bedrohlicher werdenden Geschichten über diese Straße in den letzten Tagen. Es gibt dann einen Punkt, an dem Sie einfach anfangen zu laufen, um die belebte Gegend so schnell wie möglich zu erreichen. Ihr Körper fühlt sich während des Lauschens angespannt an, Ihr Herz klopft, Ihre Sinne sind besonders scharf gestellt; als Sie beginnen zu rennen, brennen Ihre Beine vor Energie – und wenn Sie dann die belebte Gegend erreichen und sich beruhigen, spüren Sie eine bleierne Müdigkeit, Schwere und ziehende oder reißende Schmerzen in Ihren Muskeln vom schnellen Laufen.

In den Erzählungen über solche Momente berichten Menschen von starken bis hin zu überwältigenden Erfahrungen von Gefühlen wie Verzweiflung, Angst und Panik.

Erstarrungsmodus – sehr starkes Stresserleben: Wir haben keine Ressourcen und Fähigkeiten, die Situation in einem guten Sinne zu beeinflussen. Uns droht sehr großer Schaden, wenn wir uns ihr weiterhin aussetzen, aber wir können ihr nicht entfliehen. Auch hier geht es um das »Überleben um jeden Preis«: Wir verfallen, weil wir weder fliehen noch kämpfen können, in eine Starre.

Prüfungssituationen bei als ungnädig oder gar beleidigend erlebten Prüfer*innen, erlebte traumatische Situationen, die ein hohes Maß an Bedrohung für Leben oder psychisches Wohlbefinden darstellen, können dazu führen, dass Sie Ihr Empfinden für Ihre Gefühle oder den Bezug zur Realität verlieren. Blackout-Erfahrungen im Rahmen von Prüfungen oder hochgradig belastenden sozialen Situationen, Wortfindungsstörungen oder der Verlust ansonsten gewohnter Reaktionsmuster gehören auch zu Formen des Erstarrungsmodus. In den seltensten Fällen fallen Menschen in solchen Situationen auch in Ohnmacht. In diesen, glücklicherweise eher seltenen Situationen kann es sogar sein, dass überhaupt keine Gefühle mehr wahrgenommen werden, weil der Körper diese zum Schutz des Überlebens und vor allem des ER-Lebens ausschaltet. Das führt jedoch dazu, dass in der Verarbeitung von solch schweren Lebenserfahrungen schwere Störungen auftreten können, die eine intensive Psychotherapie erforderlich machen. Ohne Gefühle bleiben uns die Zugänge zu unseren Erinnerungen verschlossen und das innere, erstarrte Erleben kann nicht verändert werden. Es führt auf Dauer zu starkem Leiden, zu Rückzug und Aufgabe von Beziehungen nach außen und letztlich auch zur eigenen Person.

» *Lassen Sie uns zusammenfassen: Beim Stresserleben handelt es sich ebenfalls um eine biopsychosoziale Reaktion. Sowohl von der körperlichen als auch von der psychischen Seite her erhalten wir Signale, die uns zeigen, dass wir eine vorübergehende Stress- bzw. eine Orientierungsreaktion erleben. Bei längerfristigem Stresserleben und ohne richtige Erholungsphase können diese körperlichen und psychischen Stresssignale zu dauerhaften Begleitern werden. Wenn Stresserleben andauert und Erschöpfung das tägliche Erleben bestimmt, entsteht ein Schmerzantreiber.*

Um in Balance zu kommen, brauchen wir Achtsamkeit

Wir haben schon festgestellt, dass es Achtsamkeit braucht, um ein Leben im Gleichgewicht zu führen, in dem Aufregung, Anspannung und Stress immer wieder durch Bewegung, Entspannung und Ruhephasen in Balance gebracht werden. Der Begriff der Achtsamkeit ist Ihnen sicher geläufig, da er seit geraumer Zeit in aller Munde ist. Wir können Achtsamkeit als eine Art der Beobachtung verstehen. Sie kann auf alles gerichtet werden, was uns als Menschen ausmacht: auf unser Verhalten, auf unsere Gedanken, Gefühle, Bedürfnisse, Überzeugungen oder Werthaltungen.

Wir verwenden in der Therapie oft das Bild des Scheinwerfers, den wir auf bestimmte Aspekte unseres Erlebens richten, damit wir diese genauer betrachten können. Meist, und deshalb gefällt uns das Bild des Scheinwerfers an dieser Stelle sehr gut, geht das achtsame Beobachten von etwas uns eigentlich Vertrautem mit dem Eindruck einher, es in neuem Licht zu sehen.

Achtsam zu sein, ist einerseits ein Verhalten, das umso leichter gelingt, je öfter wir es üben. Achtsamkeit meint aber auch eine bestimmte Haltung. Eine bekannte Therapeutin schreibt dazu: »Achtsamkeit ist ein Prozess, bei dem die Aufmerksamkeit nicht wertend auf den gegenwärtigen Augenblick gerichtet ist. Sie nimmt wahr, was ist, und nicht, was sein soll. Das heißt: Sie ist einerseits nüchtern, real, desillusionierend, andererseits annehmend, integrierend und vielleicht sogar auf mütterliche Weise liebevoll.«[20] Sie beschreibt Achtsamkeit als ein Instrument, um uns in unserem Empfinden im Hier und Jetzt zu betrachten und den Kontakt zur Gegenwart herzustellen. Achtsamkeit schafft damit einen unmittelbaren Erlebensbezug, den wir in unserem Kulturkreis durch allzu gegenwärtiges Planen, Vorausschauen und Rückwärtsgrübeln verlernt haben.

» *Sowohl das Verhalten Achtsamkeit als auch eine achtsame, wertneutrale Haltung zu sich und seiner Umwelt ist uns nicht von Natur aus gegeben. Es muss geübt werden, wenn wir es für uns nutzen wollen.*

Übung bedeutet, dass wir auch hier einige Zeit benötigen, um dieses Verhalten so zu erlernen, dass wir es sicher abrufen können. Häufig werden wir abgelenkt, »vergessen« den Scheinwerfer, richten ihn nicht genau aus oder stellen das Licht zu breit (oder zu schmal) ein. Üben können Sie Achtsamkeit im Prinzip in allen Lebenslagen: durch gezielte Übungen und Meditation auf der einen Seite, durch kleine Momente des achtsamen Umgangs mit sich selbst auf der anderen.

Ein wichtiger Aspekt von Achtsamkeit ist die wertneutrale Haltung: Sie bedeutet, dass wir während des Beobachtens nicht werten, was wir sehen. Statt beim Stolpern über eine Bordsteinkante zu denken »Ach, das geht schon wieder nicht, wie soll das noch enden, ich bin so ein Schussel« zu denken »Hier habe ich eine Schwelle übersehen, beim nächsten Mal schaue ich an dieser Stelle besser nach unten«.

Gedankliche Entschmelzung schafft Raum für neue Erfahrungen

Unsere Überlegungen, was es für ein Leben in Balance braucht, führen uns damit nahtlos zu einem zweiten Begriff, dem der gedanklichen Entschmelzung. Hier müssen wir etwas ausholen, weil dieser Begriff noch nicht so weit verbreitet ist, wie der der Achtsamkeit. Hinter diesem Begriff steht auch eine sehr fundierte philosophische

Theorie, auf die wir an dieser Stelle leider nur verweisen können.[21]

Ausgangspunkt dieses Begriffs ist die Tatsache, dass wir als Menschen immerfort in Beziehung stehen: zu uns selbst und unserer Vergangenheit, zu unserer Arbeit und den Kolleg*innen, zu unseren engeren Angehörigen und zu unserer Nation. Die Arbeitsweise unseres Gehirns lässt sich ganz einfach zusammenfassen: Es ist eine Lernmaschine, und Lernen bedeutet, Beziehungen herzustellen zu allem, was uns ausmacht und uns umgibt. Dabei gibt es zwei grundlegende Formen von Lernen, von denen wir bereits berichtet haben: das Erfahrungslernen (klassische Konditionierung und operante Konditionierung, S. 32) und das regelgeleitete Lernen (Modell-Lernen oder das soziale Lernen, S. 33).

- Erfahrungslernen bedeutet, dass ich lerne, dass ein Ofen heiß ist, weil ich ihn angefasst und mich furchtbar verbrannt habe.
- Regelgeleitetes Lernen bedeutet, dass mir gesagt wird, dass ich den Ofen nicht anfassen darf, weil er heiß sein und ich mich verbrennen kann.

Im ersten Fall habe ich tiefgründige, umfassende Erfahrungen gemacht (Verhalten: zurückziehen der Hand; Gedanken: Mist, ist das heiß; körperliche Reaktion: Hitzegefühl, Schmerz; Orientierungsreaktion, Gefühl: Schreck, Angst, Bedrohtheit), die ich ganz sicher nicht mehr vergessen und an die ich mich in ähnlichen Fällen auf allen diesen Ebenen erinnern werde. Der erlebte Schreck und der Schmerz sind meine ganz eigenen Erfahrungen.

Im zweiten, dem informierten Fall, weiß ich das zwar, aber ich habe es nicht erlebt. Es wurde mir von wichtigen Menschen in meiner Umgebung (meist in der Kindheit) beigebracht und ich wurde vor der konkreten Erfahrung in dem betreffenden Fall bewahrt (meist um mich zu schützen).

In beiden Fällen, dem Erfahrungslernen und dem regelgeleiteten Lernen, werden wir vermeiden, heiße Öfen zu berühren, aber nur im ersten tun wir es aus unserer eigenen Erfahrung heraus. Für das (Über-)Leben in der Umwelt sind sie beide wichtig.

- Mit dem Erfahrungslernen verbinden wir uns mit unserer Umgebung und mit uns selbst auf einer sehr tiefen, emotionalen Ebene. Dieses Wissen ist höchst individuell und durch alle Sinne in unserem Gehirn abgespeichert. Es ist plastisch und schnell abrufbar.
- Das regelgeleitete Lernen dagegen hilft uns vor allem dann, wenn es um (lebens-)bedrohliche Aspekte geht. Wir müssen uns nicht erst von einem Säbelzahntiger fressen lassen und eine giftige Pflanze probieren, um zu wissen, dass dies uns unter Umständen das Leben kosten könnte. Dieses Wissen ist, da es meist über Hörensagen oder Anweisungen vermittelt wurde, vor allem gedanklich. Dennoch leitet es uns, häufig auch auf einer unbewussten Ebene in Form von Überzeugungen und Werthaltungen.

Dabei prägen unsere Erfahrungen unsere Sprache: Wir sehen einen Ofen und lernen ihn als solchen zu bezeichnen. Wenn jemand später »Ofen« sagt, sehen wir einen vor unserem inneren Auge, ohne dass er da sein muss.

Bereits mit diesem Bild des »Ofens« verbinden sich unsere anderen Erfahrungen – tiefgreifend und auf allen Erfahrungsebenen, wenn wir selbst konkrete Erfahrungen wie Wärme, Hitze, Verletzung oder Wohlgefühl erlebt haben. Regelgeleitet, wenn wir einen Ofen gesehen, aber nie berührt haben, weil uns gesagt wurde, er könnte heiß sein. Da wir aber wissen, wie sich Hitze anfühlt und dass sie gefährlich ist, haben wir zu diesem Bild eine etwas schwächere, aber dennoch sichere Verbindung zu Hitze und Gefahr. Alle diese Erfahrungsaspekte werden im Gehirn aktiviert bzw. abgerufen, wenn wir das Wort »Ofen« hören oder selbst sagen.

Für Dinge, die wir sehen und berühren können, wie einen Ofen, ist das alles sehr hilfreich. Für Dinge, die wir nur berichten und beobachten können, wie beispielsweise, dass bestimmte Formulierungen andere Menschen psychisch verletzen könnten, ist es allerdings schwieriger. Wenn Sie in einem Elternhaus aufgewachsen sind, das mit Gefühlen frei und entspannt umgeht, auch wenn diese laut und fordernd sind (wie Wut beispielsweise), lernen Sie erfahrungsgeleitet, Ihre eigenen Gefühle wahrzunehmen, sie zu benennen und mit ihnen umzugehen. Stammen Sie dagegen aus einem Elternhaus, das nur »gute« Gefühle wie Fröhlichkeit oder Freude zulässt, alle »schlechten« dagegen ignoriert oder deren Ausdruck sogar mit Liebesentzug bestraft, dann werden Sie Freude fühlen und benennen können. Andere, negativ erlebte Gefühle dagegen kennen Sie vielleicht nur aus der Erzählung (regelgeleitet). Sie befürchten deren Auftreten, weil Sie gelernt haben, dass dies schlecht ist. Sie können die vielen negativ erlebten Gefühle nicht gut voneinander unterscheiden und haben nicht gelernt zu verstehen, wofür sie sind. Häufig führt das Bezeichnen von Gefühlen als »schlecht« dazu, dass sie entweder erfahrungsgeleitet (durch konkrete Strafen wie Liebesentzug bei einem Wutausbruch) oder regelgeleitet (durch das Androhen von Strafe wie Liebesentzug bei einem sich anbahnenden, aber nicht ausgebrochenen Wutausbruch) dazu führen, dass wir uns vor ihnen fürchten und zunehmend vermeiden, sie »zu haben«.

Wenn wir unangenehme Gefühle vermeiden wollen, können wir versuchen, diese nicht zu fühlen. Wir lenken uns dann bewusst (über Lesen, Aktivitäten, Alkohol und Drogen) oder unbewusst (vielleicht über Grübeln, Mantras zur Beruhigung, Checklisten etc.) ab. Dabei verlieren wir aber gleichzeitig wichtige Signale für unser Befinden aus dem Blick und werden mit der Zeit ein Spielball des Lebens – oder des Schmerzes. Wir entwickeln die Überzeugung, nichts mehr im Griff zu haben, wir können uns nicht wehren oder an Stellen nein sagen, wo wir es sollten.

Wir können außerdem versuchen, die Situationen zu vermeiden, in denen negative Gefühle auftreten. Dann verlieren wir zum einen häufig Bereiche des Lebens, die uns wichtig sind. Wir vermeiden, Menschenmengen aufzusuchen, Verkehrsmittel zu benutzen und schränken damit unseren Lebenskreis erheblich ein. Wir verlieren aber auch die Notwendigkeit, uns mit Dingen auseinanderzusetzen. Wir vermeiden Streit, um Ärger nicht fühlen zu müssen – und können dann unsere Bedürfnisse weder formulieren noch durchsetzen. Wir vermeiden die Wahrnehmung von Schmerz, indem wir schmerzhafte Bewegungen vermeiden – und erzeugen ein neues Problem, weil wir die schmerzhaften Körperbereiche nicht mehr bewegen und damit mittelfristig Muskulatur schwächen. Oder wir vermeiden bestimmte Freizeitaktivitäten und damit regelmäßige Kontakte zu Menschen, die uns wichtig wären. Damit entsteht ein Einsamkeitsproblem.

» *Was wir aber vor allem verlieren, ist das Gespür für uns selbst: wo wir stehen, was wir brauchen, was wir wollen und ganz am Ende manchmal sogar, wer wir für uns und andere sein wollen.*

Und damit geraten wir ganz automatisch in einen Kreislauf, der für sich selbst genommen zu einem Problem werden kann; denn Gefühle können wir nicht vermeiden. Sie kommen einfach. Sie gehören zu unserem Leben dazu. Und sie sind wichtig.

Gedankliche Entschmelzung bemüht sich, unser Erleben von einer bewertenden Sprache zu trennen, um alte Muster aufzubrechen und Raum für neue Erfahrungen zu schaffen. Beispielsweise versucht gedankliche Entschmelzung, Gefühle nicht in »gut« und »schlecht« zu unterteilen. Gefühle sind, was sie sind. Mehr nicht. Aber auch nicht weniger. Wie die Therapeuten der Akzeptanz-Commitment-Therapie selbst sagen: »Es geht nicht darum, sich gut zu fühlen, sondern darum, gut zu fühlen.«[22]

Wie viel Bewertung in unserem Denken aktiv ist, erstaunt viele unserer Patient*innen am Anfang unserer Therapie. Über diese unbewussten Bewertungen leiten wir uns selbst in unserem Verhalten, beispielsweise wie sich »ein guter«, »ein kluger«, »ein aufopferungsvoller« Mensch eben verhält. Ob uns das guttut, ob wir wirklich der Überzeugung sind, darüber denken wir selten nach. Und manchmal stellen wir selbst fest, dass unsere stille Bewertung ganz und gar nicht sinnvoll ist. Deshalb ergibt es Sinn, sich dieser stillen Bewertung gewahr zu werden.

Hier laufen die wertneutrale Haltung der Achtsamkeit mit der Entschmelzung wertender Sprache zusammen. Wofür wir das brauchen, fragen Sie? Nun, später werden wir Ihnen gerne aufzeigen, warum wir uns für diese Information so viel Zeit genommen haben.

Leistungsfähigkeit mit »Graded Activity« aufbauen

Lassen Sie uns noch einmal auf das vorherige Kapitel und den besprochenen »Kreislauf der Schonung« zurückkommen. Dort haben wir gesehen, dass wir uns nichts Gutes damit tun, wenn wir uns weniger bewegen. Die Devise sollte also lauten: Wie komme ich wieder in die Aktivität?

Eine bewährte Methode zur stufenweisen Steigerung des Aktivitätsniveaus und der Leistungsfähigkeit ist das Konzept »Graded Activity«. Dies ist ein einfaches Handwerkszeug und Sie brauchen dafür keine Vorerfahrung, Geräte oder sonstige Hilfsmittel. Ziel dieser Methode ist es, die Belastbarkeit schrittweise zu erhöhen, dabei aber Überlastung oder Angst vor Schmerzen zu vermeiden.

Diese Technik kann jeder für eine beliebige Aktivität anwenden und der Aufbau ist immer gleich: Zu Beginn legen Sie eine Aktivität fest, die Sie gerne schrittweise steigern möchten (z. B. gehen/walken/joggen, dynamisches Sitzen auf einem Pezziball, Kraftübungen, Alltagsbewegungen wie Treppe steigen etc.). Als Nächstes bestimmen Sie folgende Werte für sich:

- **Abbruchwert erfassen:** Also wie oft bzw. wie lange können Sie die gewünschte Bewegung/Aktivität ohne Einschränkungen durchführen? (z. B. 30 Minuten lang ohne Pause zügig spazieren gehen.)
- **Startniveau festlegen:** Berechnen Sie 70–80 % des Abbruchwertes aus Schritt 1. (z. B. statt 30 Minuten am Stück ohne

Pause schnell zu spazieren, würde man zunächst nur 21 Minuten lang die Aktivität ausüben.)

- **Langsame Steigerung:** Jeden 2. oder 3. Tag wird nach festgelegten Parametern gesteigert. Mögliche Parameter, die Sie passend zu Ihrer gewählten Aktivität festlegen können, sind: Wiederholungen, Zeit, Strecke oder Gewicht (z. B. die Dauer allmählich steigern und das flotte Gehen jede Woche um eine Minute verlängern).

Mit dem Konzept der »Graded Activity« können Sie sich auch an schlechten Tagen nicht überfordern, da Sie immer nur bei 70–80 % Ihrer Leistungsfähigkeit trainieren[23].

Beispiel aus dem Alltag:
Die gewünschte Aktivität, die gesteigert werden soll, ist »Sitzen am Schreibtisch« mit einer aufrechten und aktiven Haltung.

- Abbruchwert: 10 Minuten
- Startniveau: 70 % = 7 Minuten
- Planung einer gleichmäßigen Steigerung (z. B. jeden 3. Tag die Dauer um 1 Minute erhöhen) und nicht vergessen: Auch Pausen (ohne Steigerung) in dem Plan dokumentieren!

Bitte beachten:

- Nehmen Sie sich genügend Zeit zum Planen.
- Denken Sie daran, eine realistische Aktivität für das Training zu wählen. Sie sollten die Bewegung jeden Tag durchführen können!

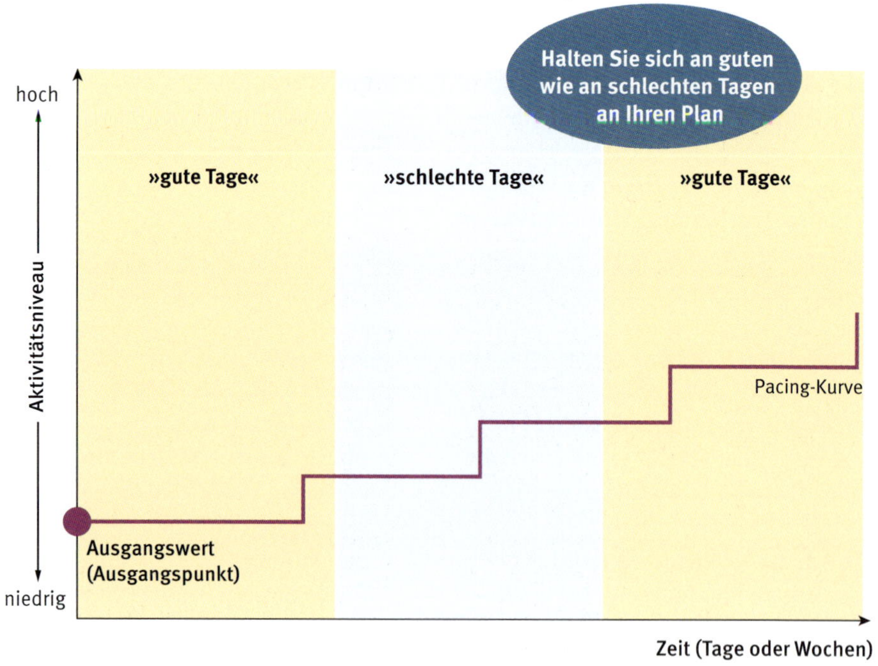

Basierend auf Nicholas M et al. Den Schmerz in den Griff bekommen. 2. Aufl. Bern: Hans Huber; 2014.

- Versuchen Sie, die erreichte Steigerung zu halten (z. B. nur Steigerung um 30 Sekunden statt um 1 Minute). Die Zeitdauer für Ihre Aktivität muss also in einen normalen Tag passen und darf keiner großen Vorbereitung oder Planung bedürfen!
- Bleiben Sie stets in Ihrem individuellen Trainingsplan und steigern Sie immer konstant, auch wenn Sie am Anfang das Gefühl haben, »noch mehr zu können«.
- Natürlich gibt es immer »gute Tage« und »schlechte Tage«. Ziel dieser Methode soll sein, dass man sich durch die konstante Bewegung von 70–80 % des Maximalen immer in einem für sich angenehmen Bereich befindet. Es soll Freude machen!
- Falls Beschwerden auftreten oder Sie den Wert der Steigerung trotzdem nicht einhalten können, passen Sie das Tempo der Steigerung an (z. B. nicht immer die Zeit um 1 Minute verlängern, sondern nur um 30 Sekunden).
- Die Grafik zeigt den Ablauf noch einmal und verdeutlicht, dass es immer »gute« und »schlechte« Tage geben kann – das ist ganz normal! Das Ziel ist, immer im Plan zu bleiben. Durch Bewegung in einem angenehmen, nicht zu anstrengenden Bereich (siehe oben: 70–80 % der maximalen Leistung) kann Ihr Leistungs- und Aktivitätsniveau wie eine Treppe langsam und Schritt für Schritt steigen.

Jetzt sind Sie dran! Nutzen Sie für die Planung gerne das Arbeitsblatt »Aktivitätenplanung – Handwerkszeug »Graded Activity«« (S. 143). Führen Sie, wie bereits oben beschrieben, zunächst Ihre gewünschte Aktivität so lange bzw. so oft aus, bis Sie keine Kraft mehr haben.

Auch Schmerzen können »normal« sein (z. B. leichtes Ziehen nach einer Übung, Muskelkater)

Bitte orientieren Sie sich immer an der Aktivität und der Ihnen möglichen Leistung bzw. der anfangs ermittelten Dosierung und nicht an einer Zunahme der Schmerzen! Grundsätzlich gilt: Man geht nur bis zum Schmerz heran, dadurch entstehen aber weder neue Schmerzen noch eine Verstärkung bestehender Schmerzen.
Die Methode »Graded Activity« dient als Instrument zum Schmerzmanagement und zur Reduzierung von Bewegungsängsten. Durch die langsame, stufenweise Steigerung wird die Angst vor Schmerzen, vor einer Schmerzverstärkung oder auch vor Verletzungen aktiv entgegengewirkt. Fassen Sie wieder Vertrauen zu Ihrem Körper! Durch diesen Plan und der stufenweisen Steigerung haben Sie eine gute HIlfestellung, in einem gesunden Ausmaß wieder in die Aktivität zu gelangen. Ziel ist dabei keine (direkte oder schnelle) Schmerzreduktion, sondern in erster Linie eine Aktivitäts- und Funktionsverbesserung. Erst daran anschließend und über einen längeren Zeitraum wirkt sich das Durchbrechen des Teufelskreises positiv auf Ihr Schmerzerleben aus.
Bei Unsicherheiten, Fragen oder starken Schmerzverstärkungen suchen Sie bitte sofort Rat bei Ihrer Ärztin bzw. Ihrem Arzt oder Ihrer Therapeutin bzw. Ihrem Therapeuten.

» *Wichtig: Es sollten bei der Testung der maximalen Leistung keine Beschwerden oder Schmerzen auftreten!*

Bitte versuchen Sie, das Limit frühzeitig zu setzen, sodass Sie stets noch Freude an der Bewegung haben (kein »Zähne zusammenbeißen«). Diese Zeit bzw. Wiederholungszahl ist Ihr aktueller Abbruchwert. Nach dem daraus ermittelten Startniveau planen Sie in der beigefügten Tabelle (S. 145) Ihre kontinuierliche Steigerung der Belastung. Und vergessen Sie nicht die Pausen!

Im Alltag kann immer etwas Unvorhergesehenes passieren – das ist ganz normal. In der Tabelle (S. 145) im Arbeitsblatt können Sie deshalb nicht nur Ihre Ergebnisse, sondern auch Ihren tatsächlichen Ablauf eintragen. Abweichungen sind kein Problem, wichtig ist nur, dass Sie sie beachten und versuchen, falls möglich, darauf zu reagieren.

Aktivitätenplanung – Handwerkszeug »Graded Activity«

Ziel des Arbeitsblattes

Wir möchten Ihnen hier eine Anleitung sowie eine Möglichkeit der Protokollierung vorstellen. Graded Activity ist etwas, das geplant wird und Zeit für die Betrachtung, Planung, Durchführung und erneute Betrachtung benötigt. Mithilfe dieser Anleitung sowie der Protokollierung geben wir Ihnen eine Orientierungshilfe an die Hand.

Bei Unsicherheiten in Bezug auf die Durchführung wenden Sie sich bitte an Ihre Physiotherapeutin oder Ihren Physiotherapeuten!

Aufgabe

1. Zuerst überlegen Sie sich eine körperliche Aktivität, die Sie gerne besser oder länger ausführen wollen. Bitte nehmen Sie wirklich erst einmal nur EINE!
2. Als Nächstes bestimmen Sie folgende Werte für sich und halten Sie diese in dem unten angefügten Protokoll fest:
   - Abbruchwert erfassen: Also wie oft bzw. wie lange können Sie die gewünschte Bewegung/Aktivität ohne Einschränkungen durchführen?
   - Startniveau festlegen: Berechnen Sie 70–80 % des Abbruchwertes aus Schritt 1.
   - Jeden 2. oder 3. Tag wird nach festgelegten Parametern gesteigert: Mögliche Parameter passend zu Ihrer gewählten Aktivität könnten sein: Wiederholung, Zeit, Strecke, Gewicht.
3. Erstellen Sie für sich einen Wochenplan, WANN, WO und WIE LANGE Sie diese Aktivität durchführen werden. Für die Durchführung hilft es, sich einen Wecker zu stellen, um die Übung zu beginnen UND dann auch nach der festgelegten Zeit zu beenden.

Beispiel »Sitzen am Schreibtisch« Die gewünschte Aktivität, die gesteigert werden soll, ist »Sitzen am Schreibtisch« mit einer aufrechten und aktiven Haltung.

- Abbruchwert: 10 Minuten
- Startniveau: 70 % = 7 Minuten
- Planung einer gleichmäßigen Steigerung (z. B. jeden 3. Tag die Dauer um 1 Minute erhöhen) und nicht vergessen: Auch Pausen (ohne Steigerung) in dem Plan dokumentieren!

- Ein möglicher Wochenplan könnte so aussehen:

Aktivität	Montag	Dienstag	Mittwoch	Donnerstag	Freitag	Samstag	Sonntag
sitzen	7 Min.	8 Min.	8 Min.	9 Min.	7 Min.	5 Min.	2 Min.

- Weitere Beispiele:

Aktivität	Startniveau	MO	DI	MI	DO	FR
stehen	15 Min. (70 %)	10 Min.	10 Min.	12 Min.	12 Min.	13 Min.
Last heben (vom Boden auf die Bank)	1,5 kg (70 %)	1 kg	1 kg	1,25 kg	1,25 kg	1,5 kg
gehen	20 Min. (80 %)	16 Min.	16 Min.	17 Min.	18 Min.	18 Min.

Was Sie noch bedenken sollten Steigern Sie mit der Methode der »Graded Activity« Schritt für Schritt Ihre gewünschte Aktivität und hören Sie aufmerksam in sich hinein. Natürlich gibt es immer »gute Tage«, wie auch »schlechte Tage«. Ziel dieser Methode soll sein, dass man sich durch die konstante Bewegung von 70–80 % des Maximalen immer in einem für sich angenehmen Bereich befindet. Es soll Freude machen! Bitte denken Sie auch unbedingt daran, dass Sie auch an guten Tagen GENAU diesen Plan einhalten. Auch wenn Sie mehr leisten könnten – beenden Sie unbedingt Ihre Übungen nach Plan.

Jetzt sind Sie dran!

1. Legen Sie Ihre zu steigernde Aktivität fest, bestimmen Sie die Abbruchzeit (aktuell maximal mögliche Ausführung) sowie das berechnete Startniveau.

Ausgangswerte

Aktivität	aktuell maximale Ausführung (Zeit, Wiederholungen, Strecke, Gewicht)	berechnetes Startniveau (70–80 %)
______	______	______
______	______	______
______	______	______
______	______	______
______	______	______

2. Planen und dokumentieren Sie die Aktivitäten für jeweils immer eine Woche.

* Geplanter Wert für den jeweiligen Wochentag
** Wert, den ich tatsächlich an dem jeweiligen Wochentag erreicht habe

Woche 1

	MO	DI	MI	DO	FR	SA	SO
geplant*							
durchgeführt**							

Wichtig: Üben Sie nicht mehr als den Wert, der für den jeweiligen Wochentag notiert ist!

Woche 2

	MO	DI	MI	DO	FR	SA	SO
geplant*							
durchgeführt**							

Wichtig: Üben Sie nicht mehr als den Wert, der für den jeweiligen Wochentag notiert ist!

Woche 3

	MO	DI	MI	DO	FR	SA	SO
geplant*							
durchgeführt**							

Wichtig: Üben Sie nicht mehr als den Wert, der für den jeweiligen Wochentag notiert ist!

Woche 4

	MO	DI	MI	DO	FR	SA	SO
geplant*							
durchgeführt**							

Wichtig: Üben Sie nicht mehr als den Wert, der für den jeweiligen Wochentag notiert ist!

Wie baue ich meine Entspannungsfähigkeit auf?

Die folgenden Empfehlungen und Vorschläge zur Durchführung betreffen vor allem Entspannungsformen, die über Anleitung (Aufnahmen auf Tonträger, Handy oder aus dem Internet) abgespielt und befolgt werden können. Aktive Formen wie Thai Chi oder Qi Gong dagegen benötigen eher die Anleitung in einer Gruppe, zumindest für den Beginn.

Die Wiederholung von Entspannungsübungen ist auch hier von großer Bedeutung. Mindestens 3-mal in der Woche sollte ein Verfahren angewendet werden, wenn Sie es später schnell und zuverlässig abrufen wollen. Dabei reichen ca. 20–30 Minuten.

Wenn Sie jetzt ausrufen »Dreimal in der Woche? Wo soll ich denn dafür die Zeit hernehmen?« möchten wir Sie vorsichtig darauf aufmerksam machen, dass Sie Sklave Ihres Sympathikus geworden sind. Der verteidigt sein Revier hartnäckig! Er wird Ihnen viele Gründe nennen, die gegen eine eigene Zeit für die Entspannung sprechen werden (»die Kinder«, »der Schichtdienst«, »die vielen Termine am Nachmittag für die Schwiegermutter«). Doch Sie haben die Wahl: Beugen Sie sich Ihrem Sympathikus oder bieten Sie ihm die Stirn? Die Konsequenzen beider Optionen haben wir Ihnen bereits aufgezeigt.

» *Sie werden Entspannung erst dann üben können, wenn Sie diese regelmäßig in Ihrem Alltag als festen Bestandteil willkommen heißen; dafür benötigen Sie eine gute Vorbereitung.*

Alle Vorschläge für die Einführung von Entspannung als regelhafte Alltagsbegleiterin stammen im Übrigen von Patient*innen aus unseren Gruppen! Sie sind also alltags- und praxiserprobt und haben sich bewährt.

Entspannung braucht Vorbereitung

Egal, ob Sie ein Verfahren selbst entdeckt oder über eine Gruppe erlernt haben, im Alltag in Ihren vier Wänden fangen Sie fast noch einmal von vorn an.

Unser 3-Punkte-Plan zur Vorbereitung

Überlegen Sie sich, welche Entspannung Ihnen am besten gefallen würde! Lassen Sie sich Zeit bei der Auswahl! Prüfen Sie gut für sich, ob Sie Wortwahl, Stimme, Vorgehen oder Bilder akzeptieren können. Nicht alles passt für jede und jeden von uns!

Wichtig ist, dass Sie ein Verfahren bei der Erprobung wenigstens 2 Wochen regelmäßig durchgeführt haben, bevor Sie sich für ein anderes entscheiden. In Volkshochschulen, bei Krankenkassen oder in Physio- bzw. Psychotherapiepraxen werden auch hin und wieder Entspannungskurse angeboten. Der Vorteil hier ist, dass Sie eine erfahrene Übungsleitung haben, die Ihnen Fragen beantworten oder Anregungen geben kann. Vielleicht lernen Sie dort auch noch nette Menschen kennen.

Organisieren Sie sich eine Aufnahme davon. Es gibt sehr gute Aufnahmen im Netz oder auch bei Ihrer Krankenkasse. Sie können aber auch eine der Entspannungsanleitungen, die online zur Verfügung stehen (siehe Box S. 273), selbst auf ein Handy sprechen und zum Üben abrufen. Oder Sie fragen Ihre Partner*in oder eine andere Person, zu der Sie Vertrauen haben, ob sie Ihnen eine Aufnahme erstellen kann.

Planen Sie sorgfältig die Zeit ein, in der Sie die Entspannung üben wollen:

- Suchen Sie sich einen festen Ort, an dem Sie nicht gestört werden und an dem Sie sich sicher und geborgen fühlen.
- Suchen Sie sich eine Zeit, in der Sie gut für sich allein sein und andere auf Sie verzichten können. Das kann morgens vorm Aufstehen sein, abends vor dem Einschlafen oder wann immer Sie am Tag für eine halbe Stunde ungestört sein können. Wichtig ist, dass Sie vor allem in der Übungsphase eine Regelmäßigkeit in der Zeit haben, also am besten immer früh oder immer abends üben, weil unser Körper beim Lernen auch die Umgebung (bis hin zu Tagesgeräuschen und Lichtverhältnissen) einschließt.
- Am besten lernt der Körper durch Wiederholungen, die maximal 6 Tage auseinanderliegen. Noch besser ist eine Wiederholung innerhalb von 1–3 Tagen.
- Informieren Sie Ihre Familien- oder Lebensangehörigen darüber, dass Sie in der bestimmten Zeit nicht gestört werden wollen.
- Wenn Sie kleinere Kinder haben, können Sie diese auch in die Entspannung einbeziehen. Es gibt sehr schöne Aufnahmen mit Entspannungsübungen für Kinder (meist dann Bilderreisen oder Fantasiereisen), von denen auch wir Erwachsene profitieren.
- Vereinbaren Sie innerhalb der Wohnung ein Signal oder einen Gegenstand, der anzeigt, dass Sie für die nächste halbe Stunde nicht erreichbar sind. Manchmal kommen Familienmitglieder sorglos zur Tür hereingepoltert. Gerade am Anfang erzeugt das Frustration auf beiden Seiten.
- Fangen Sie einfach an!

Was Sie beim Einüben beachten sollten

Unter folgenden Bedingungen lässt sich Entspannung nicht erlernen:

- Wenn Sie starke Schmerzen haben.
- Wenn Sie starke Belastungen erleben bzw. sehr unruhig sind.
- Wenn Sie sich am Übungsort nicht sicher fühlen.

Ideale Voraussetzungen zum Erlernen von Entspannung sind:

- Ein ruhiger, warmer Ort (je nach Belieben hell oder dunkel); ein Zudecken kann vor allem am Anfang gegen kalte Füße und Hände helfen.
- Eine gute Position (liegend oder sitzend), die Ihnen ein ruhiges Sitzen oder Liegen für ca. 30 Minuten ermöglicht. Lagerungshilfen sind hier bei bestimmten Erkrankungen des Rückens oder der Extremitäten unbedingt nötig.
- Eine feste Zeit ohne dringende Anschlusstermine.

» *Ein weiterer wichtiger Grundsatz ist: Entspannung ist das Gegenteil von Zwang: Entspannung kann nur von selbst kommen, sie kann sich einstellen. Wir können sie nicht herstellen oder gar machen.*

Aus unserer klinischen Erfahrung durchlaufen Menschen mit dominierendem Sympathikus verschiedene Phasen, bevor sie wirklich ein Entspannungserleben spüren können, wie die Abbildung (S. 148) veranschaulicht.

Entspannung einüben

Beim Einüben von Entspannung haben wir folgende Phasen beobachtet: Es beginnt mit einer unangenehmen Schmerzverstärkung. Nach weiteren Wiederholungen erleben die

Häufige, vorübergehende »Nebenwirkungen« beim Erlernen von Entspannungsübungen:

- unwillkürliche Muskelzuckungen, Muskelkrämpfe
- verstärkter Speichelfluss
- innere Unruhe
- Schwindel
- Hitze- oder Kälteschauer
- leichte innere Erregung

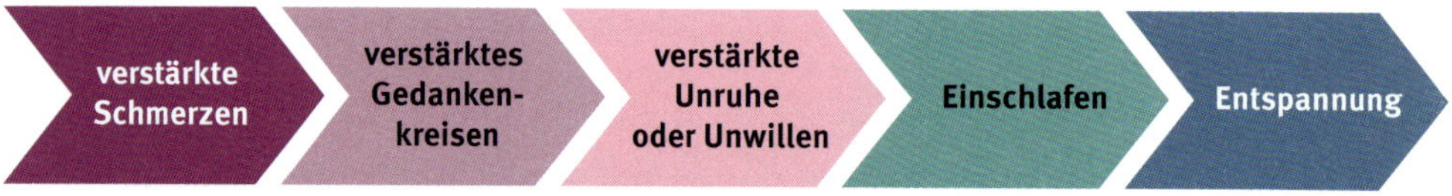

Wie kann ich damit umgehen?
Oder: Regeln für die Durchführung und Beendigung von Entspannungsübungen

- **immer** beenden, wenn es unangenehm wird!
- dafür **regelmäßig** wiederholen
- lieber **kurz** als gar nicht
- Aktivierung **nach** der Entspannung ernst nehmen (bspw. Hände und Füße kreisen, dehnen, warten mit dem Aufstehen etc.)

Entspannung erzeugt vor allem am Anfang der Übungszeiten unangenehme Begleiterfahrungen – mit diesen Anpassungen legt sich das schnell!

Übenden ein unangenehmes, nicht beeinflussbares Gedankenkreisen, das dann von einem unangenehmen Erleben von Unruhe bzw. Unwillen abgelöst wird. In der Regel erfolgt dann das spontane Einschlafen. Und erst danach erleben Sie »echte Entspannung«, bei der der Parasympathikus ungestört am Werk ist.

Unser 6-Punkte-Plan für das Einüben von Entspannung

1. Achten Sie auf eine gute Lagerung:
   - Im Sitzen sollten beide Füße den Boden entspannt berühren und nicht überkreuzt werden, die Arme auf den Oberschenkeln liegen und der Rücken gut am Stuhl anliegen.
   - Im Liegen sollten Sie sich fragen, ob Sie in dieser Position wenigstens 10 Minuten aushalten können.
   - Sie dürfen gerne Ihre Knie unterstützen, unter Arme und Hände Rollen (z. B. aus Handtüchern oder Decken) bzw. unter Ihren Kopf ein zusätzliches Kissen legen. Egal wie Sie sich »drapieren«, Hauptsache, Ihr Körper ist frei und muss nicht unangenehme Haltungen ausgleichen. Es sieht Sie ja niemand.
2. Nehmen Sie sich bitte am Anfang wirklich die Zeit und die Sorgfalt, auf Ihre Entspannungslagerung zu achten.
3. Überlegen Sie sich zu Beginn der Entspannung, wie es Ihnen geht und legen Sie fest, welches Ausmaß an Schmerzzunahme,

Zunahme von Unruhe oder Gedankenfluten Sie noch erträglich finden. Wir empfehlen unseren Patient*innen immer, bei leichten Verschlechterungen des Befindens zu reagieren. Durchhalten ist an dieser Stelle kontraproduktiv, weil Sie dann Ihren Sympathikus wecken. Wir wollen aber den Parasympathikus dabeihaben.

4. Bitte beenden Sie sofort die Entspannungsübung, wenn Sie eine solche Verschlechterung erleben. Am Anfang sind meist nur 5–10 Minuten möglich. Die Übungen stattdessen regelmäßig wiederholen. Lieber mit dreimal die Woche mit 3–5 Minuten beginnen als es aufgeben. Es hilft sehr, wenn es derselbe Ort zu möglichst derselben Zeit ist. Ihr Körper integriert auch Ihre Umgebung in seine Lernerfahrung.

» *Sie werden staunen: diese unangenehmen Begleiterscheinungen während der Entspannung hören von ganz allein auf. Vorausgesetzt, Sie kämpfen nicht gegen sie an!*

5. Sollten Sie in die spontane Einschlafphase eintreten, stellen Sie sich für die nächsten Übungseinheiten einen Wecker auf 30 Minuten. Stehen Sie dann wirklich auf! Es wird Sie am Anfang einige Überwindung kosten.
6. Bitte bedenken Sie immer:
   - Es ist auch bei der Entspannung keine Meister*in vom Himmel gefallen. Auch hier zählt: Übung, Übung, Übung.
   - Es wird unterschiedlich gut gelingen, mal schlafen Sie ein, mal kommen Sie überhaupt nicht in die Entspannung. Lassen Sie sich davon nicht entmutigen.
   - Entspannung können wir nicht erzeugen. Sie entsteht, wenn unser Körper Vertrauen erst in die Umgebung und deren Sicherheit und dann in seine eigene Entspannungsfähigkeit entwickelt hat. Wir können ihm nur immer wieder die Gelegenheit dazu geben!

Nach der Entspannung wieder aktivieren

Häufig erleben Menschen in der Übungsphase sogenannte paradoxe Reaktionen (Zucken, Herzrasen, Druck etc.). Das ist dem Kampf zwischen unseren zwei Gegenspielern geschuldet, die erst wieder eine gemeinsame Mitte finden müssen. Wenn Sie die Aktivierung im Nachgang zu Ihrer Entspannungsübung ernst nehmen, wird sich das mit der Zeit eher früher als später legen.

Unser 4-Punkte-Plan für die Aktivierung nach der Entspannung

1. Die Aktivierung nach der Entspannung ernst nehmen: Vor allem nach dem spontanen Einschlafen, aber auch nach dem Beenden vor der Zeit wegen verstärkten Symptomen oder Beeinträchtigungen sollten Sie sich bewusst aktivieren. Dazu gehört das Kreisen der Füße und Hände, das Heben und Strecken der Arme (vorsichtig), das tiefe Ein- und Ausatmen. Wenn Sie sich dann immer noch gerädert fühlen, können Sie auch vorsichtig kaltes Wasser über das Gesicht und die Handgelenke fließen lassen. Auch das macht munter.
2. Bitte legen Sie sich im Anschluss an Ihre Entspannungsübungen keine dringenden Termine. Damit Sie das Ganze in Ruhe ausklingen lassen können.
3. Bitte erschrecken Sie nicht: Manchmal weiß Ihr Körper nicht so richtig, wer nun das Sagen hat: der Sympathikus oder der Parasympathikus und diese beiden streiten sich. Das führt dazu, dass sich viele in der Übungsphase danach zerschlagen, müde oder gehetzt fühlen. Das ist völlig

normal! Bitte lassen Sie Ihrem Körper Zeit. Folgende Dinge können Sie tun, damit Sie sich schnell besser fühlen:
- noch eine Weile liegen bleiben
- tief atmen
- vorsichtig aufsetzen und noch eine Weile sitzen bleiben
- sich vorsichtig und geduldig aktivieren

4. Achten Sie bitte darauf, dass Sie nicht unmittelbar nach solchen Übungen Autofahren.

Ins Gleichgewicht kommen

Vielleicht haben Sie das Glück, mit der ein oder anderen Übung (sei es Entspannung oder eine regelmäßige körperliche Aktivität) bereits den Schmerz zu reduzieren. Sie ahnen aber sicherlich schon, was auf Sie wartet: Es geht darum, diese Erkenntnisse in einer ausgewogenen Balance in Ihr Leben zu integrieren. Wir werden Sie im nächsten Kapitel dabei unterstützen, indem wir Ihnen Arbeitsblätter und Aufgaben vorschlagen. Sie dürfen sich die wichtigsten gerne aussuchen.

Der Pausenmythos

Jede Aktivität, ob geistiger oder körperlicher Natur, benötigt Pausen. Diese Pausen erlauben es, dass Ihr Krafttank wieder aufgefüllt wird, sich körperliche Prozesse festigen können und Sie gestärkt und erfrischt an die geplanten Aufgaben gehen können.

Es gibt dabei leider keine genaue Regel, nach der Pausen eingelegt werden sollen. Im Prinzip hängt das von den aufgewendeten Kraftressourcen ab, die Ihnen die jeweilige Aufgabe abverlangt. Eine Faustregel bei gesunden Menschen besagt, dass zwischen 45–50 Minuten geistiger oder körperlicher Aktivität etwa 10–15 Minuten Pause nötig sind. Es kann allerdings bei Menschen mit Vorerkrankungen, wiederkehrenden Schmerzen oder anderen Einschränkungen die Zeit der Leistungsfähigkeit geringer ausfallen.

Um die Zeiten zu erforschen, die Sie aktiv sein können, bevor Sie eine Pause benötigen, greifen wir nun wieder auf unsere Freunde Achtsamkeit und gedankliche Entschmelzung zurück:
- Achtsamkeit benötigen wir, um die Signale wahrzunehmen, die uns die Notwendigkeit einer Erholungspause anzeigen. Meist ist das der erste Seufzer oder der erste Gedanke: Das mache ich noch fertig.
- Gedankliche Entschmelzung benötigen wir, um uns ehrlich einzugestehen, dass es so ist, wie es ist. Es sagt nichts über uns als Menschen aus, wenn wir eine Leistungszeit von 15 Minuten haben. Wir sind dann genauso wertvoll, wie andere, die meinen, zwei Tage am Stück durchziehen zu können (was an sich eine Selbsttäuschung ist, um ehrlich zu sein).

Welche Leistungszeiten haben Sie?

Es lohnt sich, Ihre Leistungszeiten über einen oder zwei Tage hinweg zu beobachten, um festzustellen, dass Sie beim Bügeln 30 Minuten gut durchhalten, beim Lesen 45 Minuten und beim Abwaschen nur 10 Minuten.

Wenn Sie mit Ihren Leistungszeiten nicht zufrieden sind, verweisen wir Sie auf den Quotenplan, wo Sie nachlesen können, wie diese Leistungszeiten zu verlängern sind. Bitte beachten Sie aber, dass dafür die körperlichen Voraussetzungen gegeben sein müssen – manches können wir beim besten Willen nicht ändern.

Wenn Ihnen Ihre Leistungszeiten bekannt sind – und Sie den ersten Schreck überwunden haben – wäre eine Planung Ihrer Aktivitäten entsprechend dieser Leistungszeiten sinnvoll. Wenn Sie in Ihren Leistungszeiten mit ausreichend Pausen bleiben, verhindern Sie eine fortschreitende Erschöpfung. Stellen Sie sich ein Bankkonto vor, von dem Sie mehr abheben, als eingezahlt wird – irgendwann ist es leer. So ist es auch mit Ihrer körperlichen (und irgendwann auch psychischen) Energie. Wenn Sie wissen wollen, welche Konsequenzen es für Sie und Ihre wiederkehrenden Schmerzen hat, schauen Sie bitte in unserem Schmerzmodell noch einmal nach dem Stichwort »Erschöpfung« (S. 27).

Pausen machen

Dabei bedeutet Pause nicht, die Beine hochzulegen oder anderweitig alles fallen zu lassen (das wäre der Pausenmythos). Pause bedeutet im engeren Sinne, einen Tätigkeitswechsel vorzunehmen. Konkret wäre eine Pause nach einer halben Stunde Bügeln (Aktivität: stehen und Arme bewegen), die Wäsche in den Schrank zu räumen, zu dem Sie eine Treppe hochsteigen und einige Schritte gehen müssen. Wenn Sie 50 Minuten am Computer gesessen und E-Mails beantwortet haben, wäre eine gute Pause, den Abwasch zu erledigen oder die Blumen zu gießen.

Aktive Bewegungspausen

Manchmal lässt sich der Alltag allerdings nicht so gut durchplanen, oder Ihr Arbeitsplatz gibt eine abwechselnde Tätigkeit nicht ausreichend her. Für solche Fälle schlagen wir Ihnen bewegte Pausen vor. Diese Pausen können unterschiedlich gestaltet werden, richten sich aber nach den körperlichen (und psychischen) Grundbedürfnissen. »Aktive Bewegungspausen« können Bewegungen sein, die Sie wieder in Schwung bringen oder den Körper aktivieren und lockern. Sie können aber auch kurze Entspannungsübungen, Atemübungen oder Imaginationsübungen beinhalten, die zur aktiven Erholung eingesetzt werden. Weitere Anregungen zum Pausenmanagement, z. B. »Pause forte« finden Sie auch im Selbsthilfebuch von Martin von Wachter[24].

Lassen Sie uns auf den Punkt kommen: Um ins Gleichgewicht zu finden, benötigen Sie

- eine sorgfältige Planung Ihres Tages oder zumindest eines Teils davon,
- eine achtsame Betrachtung Ihrer Leistungs- und Pausenzeiten sowie
- meistens auch eine Bereitschaft zur Umbewertung sowohl Ihrer Leistungsfähigkeit als auch Ihres Erholungsbedürfnisses (gedankliche Entschmelzung); vielleicht aber braucht es an dieser Stelle auch eine neue Haltung dazu, was Sie können wollen oder glauben, leisten zu müssen.

Wir können uns gerade bildlich vorstellen, wie Sie nach dieser Erklärung möglicherweise ausatmen, das Buch hinwerfen und sich fragen, wie das gehen soll und was das bringt. Bitte lesen Sie die kurze Erzählung zu einer Patientin von uns, bevor Sie Ihrem Impuls nachgeben. Vielleicht beantwortet das Ihre Frage; ihr ging es zumindest damals wie Ihnen jetzt im Moment.

Ihr Pausen-Wegweiser

»Ich bin müde«

Möchte ich mich wieder aktivieren (hochfahren)?

wohltuende Bewegung

- Spazieren gehen
- aufstehen, Zimmer lüften und ein paar Atemzüge am Fenster nehmen
- sanfte Dehnungen des Schulter-Nacken-Bereiches (z.B. Kinn zur Brust nehmen, Kopf neigen und Ohr zur Schulter sinken lassen, Kopf nach vorne nehmen und Blick Richtung Achsel lenken)
- Gelenke lockern (z.B. Schultern kreisen, Arme schwingen, Hände ausschütteln)
- Kreislauf in Schwung bringen: 3-mal Arme schwingen, beide Arme weit in die Höhe strecken und tief einatmen, bei der Ausatmung Arme wieder sinken lassen (3-mal im eigenen Atemrhythmus wiederholen)

Möchte ich entspannen (runterfahren, wenn man nichts mehr »leisten muss«)?

Aktivitäten zum Abschalten

- künstlerisch/handwerklich tätig sein (malen, basteln, stricken etc.)
- Handarbeiten machen
- Musikinstrument spielen
- Tagebuch oder Briefe schreiben
- Rätsel lösen
- Buch lesen
- ein Bad in der Badewanne oder ein entspannendes Fußbad nehmen

bewusstes Wahrnehmen (Achtsamkeit)

- bewusst etwas Leckeres essen (1 Stück Schokolade etc.)
- bewusst Kaffee, Tee, Wasser trinken
- Musik hören
- sich eine Kerze anmachen
- bewusstes Atmen
- bewusstes Lauschen bei geschlossenen Augen
- bewusstes Wahrnehmen des Körpers von Kopf bis Fuß einmal hinunter und zurück

Eine Reflexions- und Entscheidungshilfe für geeignete Pausenformen.

»Ich bin überdreht«

Möchte ich runterfahren (entspannen)?

Möchte ich mich auspowern (angestaute Energie loswerden/rauslassen)?

aktives Entspannen

- Atemübung
- Entspannungsübung
- Meditation
- Körperreisen (z.B. Bodyscan)
- Autogenes Training
- Progressive Muskelentspannung nach Jacobson (PMR)

Gedankenreisen

- Imaginationsübungen (z.B. »Wohlfühlort«)
- an frühere Reisen denken
- sich an schöne Landschaften erinnern
- an schöne Erinnerungen denken
- gedankliches »Glücksmomente sammeln«

gezielte Aktivierung

- leichtes, kurzes Sportprogramm: 10 Minuten schnelles Walking, flottes Spazierengehen, Treppe ein paar Mal zügig hoch- und runtergehen etc.
- 10-mal Hampelmann, 10-mal Hoch-Streck-Sprünge
- auf der Stelle joggen oder Kniehebelauf (ca. 1–3 Minuten)
- Musik anmachen und ein Lied frei nach eigenem Ermessen durchtanzen

Die eigenen Leistungszeiten akzeptieren

» *Frau S. war Patientin in unserer Tagesklinik. Sie litt unter starken Schmerzen seit einem Schlaganfall und war andauernd erschöpft. Als wir sie nach ihren Zielen für die Therapie fragten, berichtete sie, dass sie bei ihrem Sohn wohne. Sie habe dem Umzug zugestimmt, weil sie wegen ihrer Leistungseinschränkungen nicht mehr allein ihren Alltag bewältigen könne.*

Sie wünsche sich eigentlich nur, dass sie weiterhin ihr Zimmer (sie nannte es Schlafzimmer) selbst reinigen könne, um ihrem Sohn und dessen Frau nicht zu sehr zur Last zu fallen. Dabei säubere sie ihr Zimmer immer am Freitag, weil sie wisse, dass sie dann zwei Tage bräuchte, um sich zu erholen. Das Wochenende erschien ihr hierzu geeignet. In der letzten Zeit habe sie aber wahrgenommen, dass sie zunehmend mehr Kraft aufwenden müsse, um am Freitagabend das Ziel zu erreichen. Das besorgte sie in unserem Gespräch sehr.

Zuerst baten wir sie, am kommenden Freitag sich selbst zu beobachten, wie lang ihre Leistungszeiten für Betten ab- und aufziehen, Staubwischen, Staubsaugen und Bodenwischen wären. Sie kam erschrocken und frustriert zur nächsten Therapiestunde: Die Leistungszeiten bewegten sich zwischen 5 und 25 Minuten. Sie berichtete, dass sie so frustriert gewesen sei, dass sie an diesem Tag ganz auf die Pausen verzichtet habe. Dafür habe sie am Montag überlegen müssen, ob sie überhaupt genug Kraft für die Therapie aufbringen könne, sie habe fast bei uns abgesagt. Noch im Gespräch berichtete sie über Erschöpfungsempfinden, das stärker sei als sonst.

Wir besprachen mit ihr dann das geplante Vorgehen: Bett abziehen und nach den 5 Minuten Leistungszeit 10 Minuten Staub wischen, um dann in den weiteren 5 Minuten das Bett zu Ende abzuziehen usw. Wir rieten ihr dazu, sich einen Wecker für die Zeiten zu stellen. Wir schrieben mit ihr zusammen einen detaillierten Plan. Frau S. wurde immer skeptischer und zuletzt lachte sie uns aus. Sie würde so niemals ihr Zimmer an einem Tag reinigen. Sie wurde zwischenzeitlich sogar wütend auf uns, weil sie meinte, wir würden sie nicht ernst nehmen. Wir vereinbarten mit ihr, dass sie probeweise diesem Plan eine Chance einräumen könnte und baten sie, uns zu beweisen, dass er nicht klappen kann.

Zur nächsten Sitzung kam Frau S. sehr verärgert. Wir waren erschrocken, wir gingen ja davon aus, dass wir mit unserem Plan vielleicht wirklich nicht richtig gelegen hatten. Aber Frau S.' Ärger hatte einen unerwarteten anderen Grund. Sie hatte unseren Plan zwar mit Widerwillen, aber dennoch so umgesetzt, wie wir es besprochen hatten. Am Abend hatte sie tatsächlich alles erledigt und war natürlich auch erschöpft. Allerdings war sie am Wochenende bei Weitem nicht so erschöpft und schmerzgeplagt wie sonst. Nun hatte sie auf einmal freie Zeit und eigentlich auch Energie, um etwas zu unternehmen. Sie ärgerte sich einerseits, dass sie das Wochenende nun einfach verplemperte, weil nichts geplant war, und auch darüber, dass sie die zurückliegenden Wochenenden unnötig erschöpft verbracht hatte, weil sie sich an ihren Haushaltsfreitagen keine Pausen gegönnt hatte.

Ein Zwischenfazit

Aufmerksame Leser*innen haben es wahrscheinlich schon bemerkt: Der kleinste gemeinsame Nenner in allen vorausgegangenen Kapiteln ist das Finden von Gleichgewicht. Es gilt:

- ein ausgewogenes Maß mit Schmerzmedikamenten zu finden,
- Aktivität und Entspannung bzw. Ruhe in Einklang zu bringen, um Sympathikus und Parasympathikus ausreichend Raum für ihre Funktionen zu bieten und Leistungs- und Erholungsfähigkeit auszubauen (oder beizubehalten) und
- ein Gleichgewicht zwischen den äußeren Anforderungen und den eigenen Bedürfnissen zu entwickeln.

In der Schmerztherapie hat sich in den letzten Jahrzehnten herauskristallisiert, dass es nicht die eine Lösung im Umgang mit wiederkehrenden oder chronischen Schmerzen gibt.

Genau genommen ist das Beharren auf einer Lösung oder auf Lösungen, die mittelfristig oder langfristig nicht funktionieren (auch wenn sie in anderen Bereichen Ihres Lebens der absolute Geheimtipp sind) ein Bestandteil eines Chronifizierungsprozesses. Menschen, die Bewegung konsequent vermeiden, weil sie sich vor den danach oder währenddessen aufkommenden Schmerzen fürchten, geraten in das Syndrom des Nichtgebrauchs, mit der mittelfristigen Konsequenz eines Leistungsabfalls aufgrund eines degenerierten Muskelstatus. Menschen, die alles aufrechterhalten, was sie an Leistung früher gebracht haben, geraten in die Erschöpfung. Beides sind Faktoren, die Chronifizierung fördern.

Am Ende geht es oft darum, neue Wege zur Sicherstellung Ihrer Bedürfnisse zu finden, die besser zu Ihnen, Ihren persönlichen Grenzen und Möglichkeiten auf der einen Seite und den Anforderungen und Ressourcen Ihres Umfeldes auf der anderen Seite passen. Und genau hier liegt die Herausforderung: Ab hier wird es persönlich und individuell. Ab hier können wir Ihnen nichts mehr raten oder mitgeben. Nun ist es an Ihnen, auszuprobieren, zu wagen und zu beobachten. Zu prüfen und anzupassen. Sich auf Ihren eigenen Weg zu begeben.

Wenn Sie sich unsicher oder überfordert fühlen, suchen Sie Kontakt zu Psychotherapeut*innen. Suchen Sie auch gerne eine Einrichtung auf, in der es eine interdisziplinäre Schmerztherapie gibt und holen Sie sich für eine gewisse Zeit Unterstützung. Helfen können Ihnen zudem niedergelassene ärztliche Schmerztherapeut*innen. Wir bleiben natürlich noch immer bei Ihnen: mit Arbeitsblättern und Anregungen zum Beobachten und zum Reflektieren.

Was haben Schlaf und Ernährung mit wiederkehrenden Schmerzen zu tun?

Die meisten unserer Patient*innen leiden unter Schlafstörungen. Ihren Berichten zufolge, können sie oft wegen der Schmerzen nicht einschlafen oder werden in der Nacht durch Schmerzen geweckt.

Sie fühlen sich am Morgen gerädert und erschöpft. Wenn dies über einen längeren Zeitraum anhält, landen wir mit den Schlafstörungen als Schmerzantreiber in unserem Schmerzmodell. Durch mangelnden Schlaf kann unser Parasympathikus seine Arbeit nicht verrichten; Verlust an Energie, Antriebslosigkeit, Kraftverlust und das dauerhafte Gefühl von Erschöpfung sind die Folgen, die wiederum unsere Schmerzschwelle senken und unser Schmerzerleben verstärken.

Dabei sind Schlafstörungen auch bei Menschen ohne wiederkehrende Schmerzen nicht selten! Häufige Ursachen für Schlafstörungen sind andauerndes Stresserleben und mangelnde Schlafhygiene. An beidem können Sie, trotz Schmerzen, ansetzen. Es gibt viele Ratgeber, die Ihnen helfen können, Ihr Schlafverhalten zu beleuchten und Lösungen zu finden. Dabei sollten Schlafmedikamente die letzte Option sein, wenn Ihr Schlaf nicht durch körperliche Erkrankungen oder Medikamentenwirkungen gestört wird.

Schlafregeln

Grundvoraussetzungen für einen guten, ungestörten Schlaf sind Ihnen sicher bekannt. Und dennoch lohnt es sich, einen Augenblick innezuhalten und zu prüfen, ob Sie doch an der einen oder anderen Stelle gegen gute Schlafregeln verstoßen:

- Wir sollten regelmäßige Schlafzeiten einhalten.
- Wir benötigen eine optimale Schlafumgebung. Dazu gehört ein angenehmes Raumklima (Temperatur, Luftzufuhr und Luftfeuchte), eine Umgebung, die Sicherheit und wohlfühlen vermittelt (ein relativ aufgeräumter Raum, eine gute Matratze und Bettzubehör) und die Reduktion von Störquellen wie Lärm, Luftzug, Licht und Gerüche.
- Wir sollten anregende Getränke (Kaffee, Schwarzer Tee, Cola) nicht mehr nach dem Abendessen zu uns nehmen: Sie rufen den Sympathikus!
- Wir sollten unseren Körper nicht mit nächtlichen Aufgaben belasten. Dazu gehört auch,

Alkohol und schwere Mahlzeiten am Abend zu vermeiden.

- Wir sollten unseren Körper tagsüber ausreichend benutzen, dazu gehört regelmäßige körperliche Aktivität.
- Wir sollten unseren Körper auf das nächtliche Herunterfahren vorbereiten und ihm die ausreichende Zeit dafür geben: indem wir allmählich gegen Abend geistige und körperliche Anstrengung vor dem Zubettgehen reduzieren. Bitte beachten Sie: Fernsehen und Bildschirm- oder Handyzeiten gehören nicht zur Vorbereitung auf den Schlaf. Sie fördern mit ihrem blauen Licht die Anregung unseres Gehirns und verhindern die Schlafbereitschaft!

Und noch ein Wort zur Ernährung

Bei bestimmten Erkrankungen, wie Arthrose, Rheuma oder Migräne, gibt es Zusammenhänge zur Ernährung. Sollten Sie an einer solchen Erkrankung leiden, werden Sie sicherlich von Ihren behandelnden Ärzt*innen darüber aufgeklärt. Aber auch mit wiederkehrenden Schmerzen kann Ernährung indirekt zusammenhängen. Die üblichen Empfehlungen gelten in erster Linie auch für alle anderen Menschen. Sie zu berücksichtigen, kann eine Verbesserung des körperlichen Wohlbefindens durchaus unterstützen!

Darüber hinaus sehen wir in klinischen Studien spannende Zusammenhänge zwischen andauerndem Stresserleben, Schlafstörungen, unausgewogener Ernährung aufgrund des Stresserlebens und damit einhergehend Übergewicht. Aber auch auf unseren Schmerzkreislauf wirken diese vier Faktoren ein, ohne dass es zu Übergewicht kommt.

Um das körperliche Wohlbefinden zu wahren oder sogar noch zu verbessern, benötigen wir also ganz einfache Dinge wie eine gute Schlafhygiene und gute Ernährungsgewohnheiten sowie einen ausgewogenen Umgang mit alltäglichen und ungewöhnlichen Stresssituationen.

Ihr persönlicher Alltag mit Schmerzen – vom Ist zum Soll

Wir stehen nun im letzten Drittel unseres gemeinsamen Weges. Lassen Sie uns die Zeit nehmen, noch einmal mit den neuen Erkenntnissen und Erfahrungen innezuhalten, zu überlegen, wo wir gemeinsam bzw. Sie herkamen und wo es nun hingehen soll. Wir werden auf den folgenden Seiten alle Aspekte unserer drei Säulen (Medikamente, körperliche Aktivität und Entspannung) noch einmal intensiv in Ihrem Alltag betrachten. Wir betrachten aber auch Ihre Umgebung und Ihre Fähigkeiten zur Achtsamkeit. Es lohnt sich, die folgenden Arbeitsblätter über einen längeren Zeitraum zu bearbeiten. Je öfter Sie sich in unterschiedlichen Umgebungen (bzw. Kontexten) beobachten, umso genauer werden Sie verstehen, was Sie ausmacht, wo Sie sich gut leiden können und wo Sie Veränderungen wagen möchten.

Um diese anstehenden Erkenntnisse und Ergebnisse Ihres Nachdenkens festzuhalten, möchten wir Ihnen die WOOP-Methode vorstellen. Dies ist eine wissenschaftlich fundierte mentale Strategie, um Wünsche zu finden und zu erfüllen, Präferenzen festzulegen und Gewohnheiten zu ändern. WOOP steht für Wish (Wunsch), Outcome (Ergebnis), Obstacle (Hindernis), Plan (Plan).

Die WOOP-Methode

Diese Methode wurde von Gabriele Oettingen, einer Psychologie-Professorin, entwickelt.[25] Die WOOP-Methode wird im Internet ausführlich beschrieben und alle Hilfsmittel wie Fragebögen, Apps usw. sind kostenfrei verfügbar.[26] Wir halten die Methode für hilfreich und wollen Sie Ihnen hier daher kurz vorstellen. Sie können diese Methode für Fragen, die aus der Lektüre unseres Buches entstehen, aber auch für jeden anderen Bereich in Ihrem Leben anwenden. Bei der WOOP-Methode geht es darum, persönliche Wünsche zu identifizieren, sie inneren, kontrollierbaren Hindernissen gegenüberzustellen und daraus einen konkreten Plan abzuleiten, wie diese zu überwinden sind.

So werden Wünsche zu verbindlichen Zielen, die tatsächlich umgesetzt werden.

Wir werden diese Methode für das folgende Kapitel als roten Faden verwenden. Sie können dieses Angebot jederzeit annehmen und einen WOOP ausfüllen. Sie können das Angebot jederzeit ablehnen – nicht alles in unserem Leben bedarf einer Veränderung! Sie können jederzeit auch für andere Bereiche Ihres Lebens WOOPen und dafür die Homepage aufsuchen.

Vom »So ist es« zum »So könnte ich es mir gestalten«

Die in der Tabelle rechts beschriebenen Arbeitsblätter können Sie der Reihe nach abarbeiten. Es kann sein, dass Sie dafür einige Wochen benötigen. Sie können aber auch die Themenfelder so wählen, wie Sie Ihnen gerade wichtig, leicht oder nah am Herzen erscheinen. Wichtig ist nur, dass Sie die Reihenfolge der Arbeitsblätter innerhalb eines jeden Themas beibehalten, weil diese aufeinander aufbauen. Diese Reihenfolge soll Ihnen helfen, Schritt für Schritt vorzugehen. Nicht alles ist auf einmal möglich und für manches bedarf es einer Annäherung.

Folgende Themen erwarten Sie auf den nächsten Seiten zur eigenen Bearbeitung

Thema	Arbeitsblätter
Schmerz und mein Umfeld **Hier geht es um Sie und Ihre früheren und aktuellen Beziehungen zu anderen Menschen.**	So ist: soziale Mindmap (S. 161) So könnte ich es mir gestalten: WOOPen Sie Ihr soziales Umfeld (S. 166)
Meine Haltung zu meinem Schmerz **Hier geht es um die Bewertung, die Sie im Moment Ihrem Schmerz zuschreiben.**	So ist: Bewertung von Schmerz (S. 169) So könnte ich es mir gestalten: WOOPen Sie Ihre Haltung zum Schmerz (S. 175)
So nehme ich meine Stimmung wahr **Hier geht es um die aktuelle Wahrnehmung Ihrer Stimmungen und Gefühle.**	So ist: Affektbarometer (S. 178)
So achtsam bin ich mit mir und meiner Umwelt gegenüber **Hier geht es darum einzuschätzen, wie gut Ihnen im Moment Achtsamkeit gelingt.**	So ist: Achtsamkeitsfragebogen (S. 181) So könnte ich es mir gestalten: WOOPen Sie Ihre Achtsamkeit (S. 185)
So nehme ich mich zurzeit wahr (Ist-Zustand) **Hier geht es noch einmal um eine zusammenfassende Beobachtung des aktuellen Befindens.**	So ist mein Schmerz: Hemmer und Antreiber So sind Aktivitäten und Schmerz (S. 188) So sind Aktivitäten, Gedanken und Schmerz (S. 191) So sind Aktivitäten, Gedanken, Gefühle und Schmerz (S. 195) So ist mein Schlaf (S. 201) Für diese Arbeitsblätter haben wir Ihnen ein gemeinsames Fischernetz (S. 205) und ein gemeinsames WOOP (S. 206) vorbereitet, die Ihnen bei der Formulierung „So könnte ich es mir gestalten" helfen können.
So sind meine bisherigen Bewältigungsversuche **Hier geht es um alle Versuche, mit Ihren Schmerzen und Ihrer Situation bisher umzugehen sowie deren Nutzen oder Verfehlen.**	So sind meine bisherigen Bewältigungsversuche (S. 208) So könnte ich es mir gestalten: WOOPen Sie Ihre Bewältigungsversuche! (S. 215)
Diese Ressourcen habe ich **Hier wollen wir Sie anregen, über alle bisher und im Moment verfügbaren Ressourcen nachzudenken.**	So ist mein Krafttank (S. 218) So könnte ich es mir gestalten: WOOPen Sie Ihren Krafttank! (S. 223)

Schmerz und mein Umfeld

Als wir die Idee zu unserem Buch entwickelten, wandten wir uns an Betroffene mit chronifizierten Schmerzen, um sie zu fragen, ob sie unsere Ideen hilfreich fänden. Einen Aspekt hatten wir aber offensichtlich vergessen: das Umfeld der Betroffenen, wobei hier die Beziehungen zu Angehörigen und Partner*innen gemeint war.

Wie wir in den früheren Kapiteln gesehen haben, spielen diese Beziehungen eine große Rolle, auch wenn wir sie noch nicht deutlich in unseren Scheinwerfer hineingenommen haben. Aber immer da, wo es um jegliche Form von sozialem Lernen geht, sind sie dabei. Im Prinzip alle Ihre Beziehungen – die von früher, die von heute, die vergessenen und die präsenten.

Für diese Beziehungen bräuchte es ein eigenes Kapitel. Darauf müssen wir leider verzichten. Dennoch finden wir es wichtig, mit Ihnen zu schauen, wer aus Ihrem aktuellen Umfeld ein guter Partner oder eine gute Partnerin sein könnte, um Sie auf Ihrem Weg zu unterstützen. Wir stellen Ihnen dazu die »soziale Mindmap« vor. Ziel des Arbeitsblattes »soziale Mindmap« (S. 161) ist es, dass Sie sich einen Überblick über die aktuellen Beziehungen in Ihrem Leben verschaffen. Dabei unterscheiden wir verschiedene Aspekte:

- Die Nähe, die Sie zu diesen Personen empfinden,
- die Intensität des Kontaktes zu diesen Personen und
- die Bedeutung, die diese Personen für Sie haben.

Nehmen Sie sich Zeit, um sich gedanklich auf dieses Thema einzulassen. Wie immer, wenn es um Wahrnehmungen geht, gibt es kein Richtig und kein Falsch. Es gibt eine Passung zwischen dem, was beide Seiten an Bedürfnissen haben und was sie zu geben bereit sind. Manchmal passt das haargenau, manchmal nur teilweise und manchmal überhaupt nicht.

Da Sie niemandem berichten müssen, wie Sie die Beziehungen zu diesen Personen einschätzen, können Sie sich selbst gegenüber sehr ehrlich sein.

Soziale Mindmap: Wer kann mich unterstützen?

Ziel dieses Arbeitsblattes

Mithilfe der sozialen Mindmap geht es darum, sich einen Überblick über die aktuellen Beziehungen in Ihrem Leben zu verschaffen.

Nehmen Sie sich Zeit. Diese Übung benötigt ca. 1–2 Stunden, die Sie auch gut gestaffelt verwenden können. Sie müssen diese Mindmap nicht auf einmal bearbeiten. Meistens ist es sogar hilfreich, anzufangen, dann nachzudenken, dann weiterzumachen, dann wieder nachzudenken usw.

Aufgabe

Im folgenden Kasten sehen Sie in der Mitte einen Kreis, in den Sie eine Bezeichnung für sich selbst hineinschreiben können. Das kann das Wort »ich« sein, oder Sie verwenden Ihren Namen. Nun geht es darum, Personen aus Ihrem nahen und etwas entfernteren Umfeld in Bezug zu Ihnen zu setzen: Malen Sie weitere Kreise um Ihre Person herum, in denen die Namen der Personen Ihres nahen und etwas entfernteren Umfeldes stehen sollen. Dabei bilden Sie

- die Nähe ab, die Sie zu diesen Personen empfinden, indem Sie die Kreise für diese Personen so nah oder so weit weg zu Ihrem eigenen Kreis setzen, wie es sich für Sie stimmig anfühlt.
- die Intensität des Kontaktes zu diesen Personen ab, indem Sie deren Kreise mit dem Ihren durch Linien verbinden, die unterschiedlich eingezeichnet sein können, je nachdem, wie es sich für Sie stimmig anfühlt. Da niemand Ihre Mindmap sehen wird, können Sie hier aufrichtig zu sich selbst sein. Sie werden mit Ihrer Einschätzung niemanden aus Ihrem Umfeld verletzen oder kränken! Zeichnen Sie die Linien:
  - Dick: Für sehr häufige Kontakte (mindestens 5-mal die Woche), die vor allem in direktem Kontakt stattfinden.
  - Dünn: Für eher häufige Kontakte (mindestens 1-mal die Woche), die sowohl in direktem oder auch indirektem Kontakt (bspw. Telefonieren, E-Mails schreiben, SMS verschicken etc.) stattfinden können.
  - Gestrichelt: Für eher seltenere Kontakte (monatlich oder jährlich), die sowohl in direktem oder auch indirektem Kontakt (bspw. Telefonieren, E-Mails schreiben, SMS verschicken, Briefe schreiben etc.) stattfinden können.
- die Bedeutung ab, die diese Personen für Sie haben, indem Sie um die Kreise herum unterschiedliche Farben verwenden:
  - **Grün:** Diese Person haben Sie bisher in unterschiedlichen Situationen als unterstützend und wertschätzend erlebt. Sie gehen davon aus, dass Sie sich an diese Person jederzeit wenden können, wenn Sie Hilfe oder Unterstützung benötigen.
  - **Rot:** Diese Person haben Sie bisher wenig oder gar nicht hilfreich oder unterstützend erlebt. Auf jeden Fall können Sie hier nicht zuverlässig sagen, ob Sie sich an diese Person wenden können, um zuverlässig Hilfe und Unterstützung zu erhalten.
  - **Schwarz:** Diese Person hat Sie bisher weder unterstützt, noch hat sie Ihnen

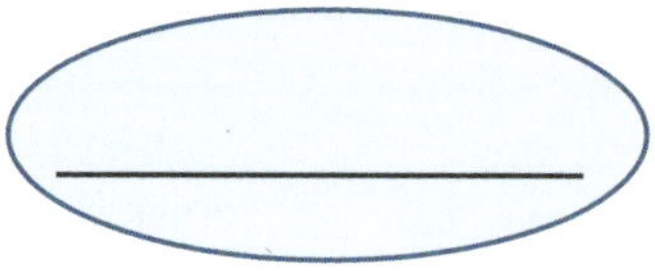

geholfen. Es ist eher so, dass diese Person Sie bisher häufig verletzt oder Ihnen anderweitig geschadet hat.
- **Blau:** Zu dieser Person können Sie wenig sagen. Sie wissen nicht, ob Sie von ihr Hilfe oder Unterstützung erhalten würden. Sie haben sie einfach in dieser Beziehung noch nie angesprochen.

Es besteht die Möglichkeit, dass es Menschen in Ihrem Umfeld gibt, die:
- sowohl grün als auch rot sein könnten – dann haben Sie entweder zu verschiedenen Zeiten oder zu unterschiedlichen Anlässen diese Person so und so erlebt.
- Rot und zeitweise schwarz sein könnten: In Ihrer Beziehungsgeschichte war die Person mal wenig unterstützend und zu einem anderen Zeitpunkt hat sie Ihnen geschadet oder Sie stark verletzt.
- Eine Person kann aber auch grün und blau sein: Sie war einmal unterstützend, aber jetzt ist der Kontakt zurückgegangen (oder vielleicht sogar abgebrochen) und nun wissen Sie nicht, wie sich Ihr Verhältnis zu ihr oder sich diese Person in der Entfernung verändert hat.

In solchen Fällen ummanteln Sie die Kreise dieser Person mit beiden Farben jeweils innen und außen – je nachdem, welche Erfahrung zuletzt von Ihnen gemacht wurde (letztere Farbe sollte dann außen liegen).

Lassen Sie Ihre Mindmap gerne eine Zeit liegen und schauen Sie sie sich dann noch einmal an. Sie dürfen gerne korrigieren.

Auswertung Arbeitsblatt »soziale Mindmap«

Nachdem Sie das Arbeitsblatt »soziale Mindmap« (S. 161) für sich ausgefüllt haben, haben Sie nun Klarheit darüber, wen Sie in Ihrem Umfeld in Ihrer aktuellen Situation als vertrauenswürdig und unterstützend empfinden und mit welchen Personen Sie das Verhältnis als eher schwierig und belastend einstufen. Da es unsere Entscheidung ist, mit welchen Menschen wir wie nah sind, wollen wir Ihnen hier aufzeigen, wie mögliche Konsequenzen aussehen könnten.

»Schwarze« und »rote« Personen

Diese Personen erleben Sie als entweder »nicht hilfreich«, also entsprechend Ihrer Bedürfnisse und Wertvorstellungen als nicht passend. Oder Sie erleben sie sogar als »gefährlich« oder »hinderlich« – als verletzend oder zerstörend. Sie können Konflikte mit diesen Personen ansprechen, wenn Sie das Vertrauen haben, dass sich diese Konflikte gemeinsam lösen lassen. Sie können sich Unterstützung im Sinne von Paartherapie oder Coaching holen, wenn Sie sich eine Lösung allein nicht gut zutrauen, Ihnen diese Personen aber sehr wichtig sind.

Sie dürfen auch entscheiden, den Kontakt ruhen zu lassen und sich erst einmal auf sich zu besinnen. Manchmal ist ein neuer Anlauf zu einem späteren Zeitpunkt erfolgreich, wenn etwas Ruhe eingekehrt ist und Sie sich besser mit Ihren Bedürfnissen auskennen. Manchmal ist es tatsächlich besser, getrennte Wege zu gehen und die guten Zeiten in guter Erinnerung zu behalten.
Auf jeden Fall sollten Sie sich zum jetzigen Zeitpunkt nicht an diese Personen wenden, um Unterstützung für Ihren Weg und Ihre

Auseinandersetzung mit dem Schmerz zu erhalten.

»Blaue« Personen

Sie wissen einfach nicht, ob diese Personen Sie verstehen könnten, denn Sie hatten entweder noch nie den Mut oder die Gelegenheit, sich ihnen gegenüber zu offenbaren oder sie um Hilfe zu bitten. Vorausgesetzt, diese Personen sind Ihnen wichtig: Sie könnten sie ansprechen und sich Ihnen anvertrauen. Sie könnten sie um (zu Beginn vielleicht kleinere) Hilfeleistungen bitten. Sie könnten sie einladen und mit Ihnen eine Unternehmung durchführen und auf diese Weise herausfinden, ob Sie sich näherkommen. Manchmal werden Sie überrascht sein, vielleicht auch manchmal enttäuscht. In jedem Fall kommen Sie aber ein Stückchen weiter; denn Sie wissen dann, ob diese Personen eher zum »grünen« oder eher zum »schwarzen« oder »roten« Bereich gehören. Und entsprechend können Sie Ihre Ressourcen einteilen.

»Grüne« Personen

Das sind Personen, denen Sie vertrauen. Von denen Sie sicher Unterstützung und Hilfe erwarten können, vielleicht sogar Verständnis. Hier geht es darum, die Beziehungen zu pflegen.

Auch wenn die Erläuterungen bei den anderen Personengruppen einen anderen, eher einseitigen Eindruck bei Ihnen hinterlassen haben sollten: Wir gehen davon aus, dass Beziehungen nur funktionieren, wenn das Geben und Nehmen im Gleichgewicht sind. Gute Beziehungen müssen von beiden Seiten gepflegt werden. Auf jeden Fall lohnt es sich hier jedoch, zu investieren. Unserer Erfahrung nach sind diese Personen meist geeignete Ansprechpartner*innen, wenn Sie Rückmeldungen, Ratschläge, Ideen oder einfach nur jemanden zum Aussprechen brauchen.

Was ist, wenn Sie keine »grünen« Personen in Ihrem Umfeld haben? Das ist eine traurige Bilanz. Gründe dafür kann es viele geben: Sie haben Pech mit Ihrem Umfeld. Die anderen sind alle egoistisch. Es gibt niemanden, dem Sie vertrauen wollen. Bisher sind Sie immer enttäuscht worden. Wenn es Sie nicht stört, gehen Sie Ihren Weg allein. Auch wenn unserer Erfahrung nach die Auseinandersetzung mit Schmerzen allein deutlich länger und schwerer ist, weil gemeinsam vieles besser auszuhalten oder zu ertragen ist, gibt es aber auch immer wieder Menschen, denen Beziehungen oder vertrauensvolles Miteinander nicht wichtig sind. Das ist absolut in Ordnung.

Wenn Sie allerdings darunter leiden, dass Sie allein sind, dass Sie sich von den Mitmenschen ausgenutzt oder verraten fühlen, dann wäre dies der Moment, auf die Suche zu gehen. Leider können wir andere Menschen nicht verändern oder zwingen, sich uns zuzuwenden. Wir können jederzeit selbst überlegen, was wir anders sagen, machen oder gestalten können, damit andere Menschen auf uns aufmerksam werden und wir uns langsam in vertrauensvolle Beziehungen einlassen können. Wenn Sie zu einem solchen Schritt bereit sind, empfehlen wir Ihnen, Kontakt zu Psychotherapeut*innen oder Coaches aufzunehmen. Es gibt viel, was wir von unserer Seite für gute Beziehungen tun können. Ihre Gedanken und Empfindungen können Sie gerne im Arbeitsblatt »Fischernetz« (S. 165) festhalten! Sie haben den Wunsch, eine Veränderung in Ihren sozialen Beziehungen in Betracht zu ziehen? Dann nutzen Sie gerne das Arbeitsblatt »WOOPen Sie Ihr soziales Umfeld« (S. 166).

Fischernetz 3

Das möchte ich mir merken:[27]

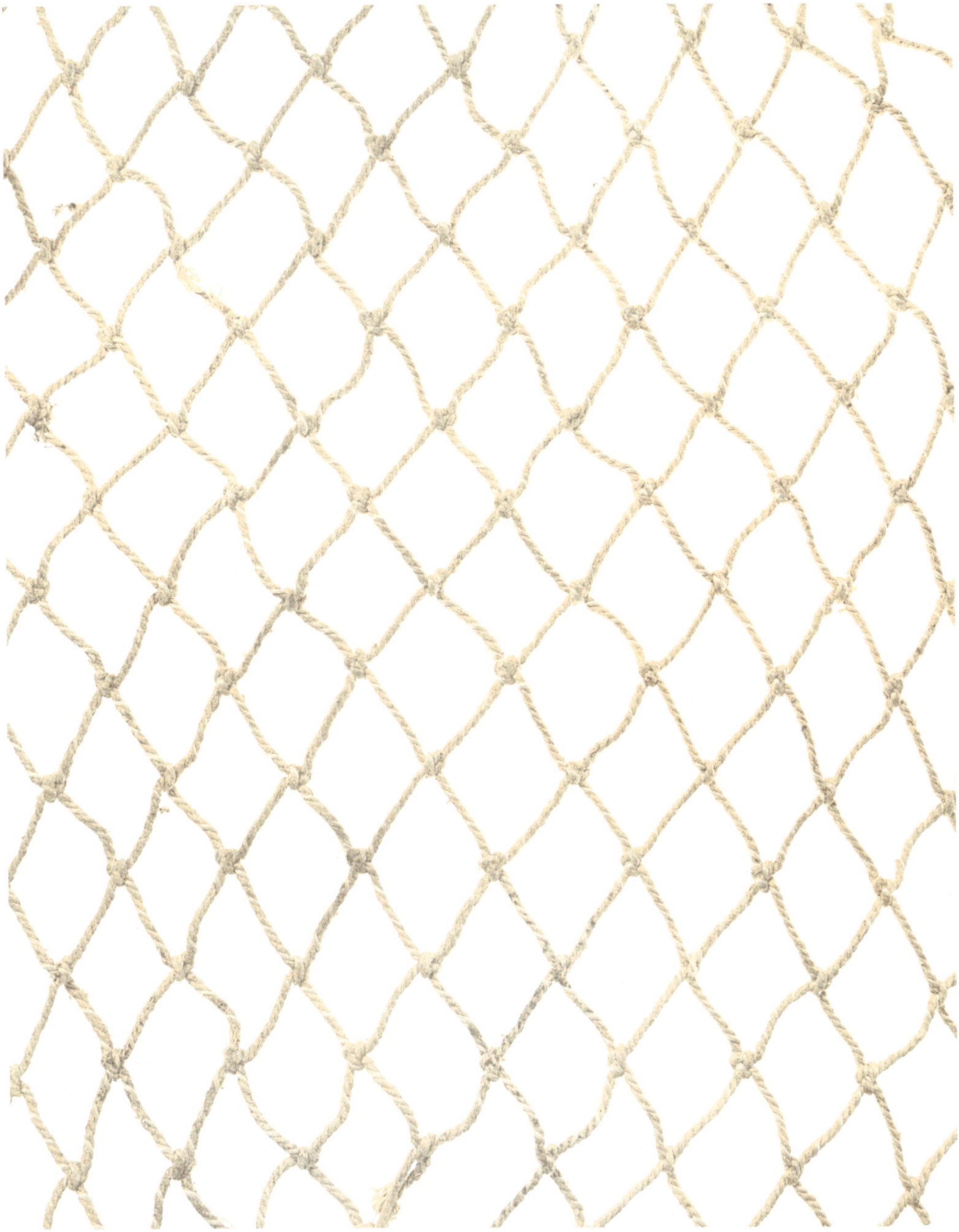

WOOPen Sie Ihr soziales Umfeld

Bevor Sie mit WOOP beginnen, erinnern Sie sich daran, dass WOOP anders ist als andere Übungen: Bei WOOP geht es um Ihre freien Gedanken und Vorstellungen und nicht um reines analytisches Denken. Atmen Sie tief ein und machen Sie es sich bequem. Es ist wichtig, dass Sie während der Übung ungestört sind. Beginnen Sie die Übung, wenn Sie sich ruhig und entspannt fühlen.

Wish – Wunsch

Denken Sie an die nächsten vier Wochen*. Was ist für diesen Zeitrahmen Ihr wichtigster Wunsch, Ihr wichtigstes Anliegen? Bitte wählen Sie einen Wunsch, der für Sie zwar herausfordernd ist, den Sie innerhalb der nächsten vier Wochen jedoch realisieren können.

Notieren Sie hier Ihren Wunsch in 3–6 Worten:

____

____

*Sie können auch einen anderen (z. B. 24 Stunden, 12 Monate) oder gar keinen Zeitrahmen festlegen.

Outcome – Ergebnis

Was wäre das Allerschönste, das Beste, wenn Sie sich Ihren Wunsch erfüllen würden? Wie würden Sie sich dann fühlen?

Notieren Sie das Schönste in 3–6 Worten:

____

____

Nehmen Sie sich nun einen Moment Zeit. Stellen Sie sich diesen schönsten, besten Aspekt in all seinen Details vor. Bitte schreiben Sie Ihre Gedanken auf:

____

____

____

Obstacle – Hindernis

Manchmal laufen die Dinge nicht so, wie wir uns das wünschen. Manchmal stehen wir uns selbst im Weg. Was ist es **in Ihnen**, das Sie daran hindert, Ihren Wunsch zu erfüllen? Was hält Sie zurück? Was ist Ihr zentrales, inneres Hindernis?

Notieren Sie Ihr Hindernis in 3–6 Worten:

____

Nehmen Sie sich nun einen Moment Zeit. Stellen Sie sich Ihr Hindernis in all seinen Details vor. Bitte schreiben Sie Ihre Gedanken auf:

____

____

____

Plan – Plan

Was können Sie tun, um Ihr Hindernis zu überwinden? Bitte nennen Sie eine effektive Handlung (oder einen Gedanken, den Sie sich sagen können) mit der (dem) Sie Ihr Hindernis überwinden können.

Notieren Sie die Handlung/den Gedanken in 3–6 Worten:

____

Stellen Sie nun folgenden Plan auf:
»Wenn mein genanntes Hindernis auftritt, dann werde ich die genannte Handlung (Gedanken) ausführen.«

Wenn __________________________________,
(Hindernis)

dann __________________________________
(effektive Handlung/Gedanke)

Gehen Sie Ihren Wenn-dann-Plan in Gedanken noch einmal langsam durch.

Das waren die vier Schritte der WOOP-Strategie. WOOP funktioniert immer gleich:

Sie können WOOP für Wünsche nutzen, die sie bald oder erst in ferner Zukunft erreichen möchten. Sie können WOOP für kleine sowie große Wünsche nutzen. Nutzen Sie WOOP, wenn Sie sich gestresst oder unwohl fühlen: WOOP hilft Ihnen, Klarheit zu finden. Nutzen Sie WOOP jeden Tag! WOOP ist ein treuer Begleiter, der Sie durch Ihren Tag leitet.

Seien Sie geduldig mit sich selbst, wenn Sie am Anfang noch Schwierigkeiten mit der Anwendung von WOOP haben sollten. Je öfter Sie WOOP anwenden, desto leichter wird es Ihnen fallen und umso mehr werden Sie von WOOP profitieren.

Weitere Informationen zur WOOP siehe Autorenkasten.

WOOP-Methode

- **W:** Zunächst benennen Sie einen **Wunsch**, der für Sie wichtig und realisierbar ist.
- **O:** Dann machen Sie für sich fest, was das **Schönste** daran wäre, wenn Sie sich Ihren Wunsch erfüllen würden und stellen sich diesen schönsten Aspekt gedanklich vor.
- **O:** Anschließend identifizieren Sie, was Ihr zentrales **Hindernis** ist, das in Ihnen selbst liegt und stellen sich dieses Hindernis gedanklich vor.
- **P:** Zuletzt legen Sie einen Wenn-dann-**Plan** fest, wie Sie das Hindernis überwinden können.

Meine Haltung zu meinem Schmerz

Wir wissen, dass Sprache unsere Wahrnehmung und unser Erleben beeinflusst. Je nachdem, wie wir durch unsere Lernerfahrung geprägt wurden, können wir auf ein und dieselbe Sache sehr unterschiedlich blicken. Unserer Erfahrung mit unseren Patient*innen nach lohnt es sich, sich in seiner Haltung auf das Schmerzerleben zu beobachten. Achtsamkeit und gedankliche Entschmelzung können hilfreich sein, Abstand zu wiederkehrenden Schmerzen zu entwickeln, aber auch zu den damit verbundenen wiederkehrenden Gedanken und vor allem Gefühlen. Sie können uns anzeigen, wo und wer wir gerne wären. Vielleicht liegt da ein Zugangsweg (von vielen anderen!), um das körperliche und psychische Wohlbefinden in Bezug auf das Schmerzerleben zu verändern bzw. zu entkoppeln.

Meine Haltung zu meinem Schmerz

Ziel dieses Arbeitsblattes

Diese Übung knüpft an die wertneutrale Haltung von Achtsamkeit und gedanklicher Entschmelzung an. Sie dient dazu, Ihre Haltung zum Schmerz sichtbar zu machen.

Aufgabe

Durchführung Tag 1 Bitte nehmen Sie sich **ausreichend Zeit** (mindestens 30 Minuten).

Überlegen Sie, wie Sie einer Angehörigen oder einem Angehörigen Ihre Schmerzen beschreiben würden. Schreiben Sie diese Überlegungen in einen Brief oder einfach so auf. Lassen Sie Ihre Gedanken kommen und halten Sie keine Formulierung zurück. Da Sie diesen Brief oder diese Formulierungen niemandem zukommen lassen müssen, können Sie ganz unverblümt schreiben, was Sie empfinden. Sie brauchen die Formulierungen nicht zu überprüfen.

Schreiben Sie bis zu dem Gefühl, alles gesagt zu haben.

Lesen Sie den Text noch einmal in Ruhe durch und ändern Sie, wo er Ihnen zu kurz oder zu unpräzise ist (kürzen ist nicht erlaubt!).

Lassen Sie ihn einen Tag liegen und nehmen Sie sich diesen Text am nächsten Tag (oder später) wieder vor.

Beantworten Sie abschließend für heute die unten aufgeführten Fragen.

Wie wohl habe ich mich während der Übung gefühlt?

0	1	2	3	4	5	6	7	8	9	10
Ich habe mich gar nicht wohlgefühlt.										Ich habe mich komplett wohlgefühlt.

Was ist mir an der Übung leichtgefallen?

____

____

____

Was ist mir an der Übung schwergefallen?

____

____

____

Welche Gedanken und Gefühle habe ich beim Schreiben erlebt?

____

____

____

Durchführung Tag 2 Heute benötigen Sie ca. 1 bis 2 Stunden.

Markieren Sie nun in Ihrem Text alle Wörter, die Ihren Schmerz bewerten. Nutzen Sie gerne verschiedene Farben, bspw. grün für positiv, gelb für ambivalent und rot für negativ bewertend.

Prüfen Sie unbedingt in mindestens zwei Runden, besser sind drei bis vier Runden.

Schauen Sie nun mit Abstand auf Ihren Text: Was fällt Ihnen zu den Farben auf? Sehen Sie ein Muster?

Zählen Sie ruhig alle Worte, die Bewertungen enthalten.

	Anzahl
Wie viele sind es für die positiven Bewertungen?	
Wie viele sind es für die ambivalenten Bewertungen?	
Wie viele sind es für die negativen Bewertungen?	
Wie viele neutrale Worte bleiben übrig?	
Was sagt Ihnen das zu Ihrer Haltung zum Schmerz?	

Welche positiven Bewertungen habe ich verwendet?

____

____

____

____

Welche negativen Bewertungen habe ich verwendet?

____

____

____

____

Welche ambivalenten Bewertungen habe ich verwendet?

____

____

____

____

Welche Haltung habe ich zum Schmerz in meiner Bewertung sichtbar gemacht?

____

____

____

Wie wohl habe ich mich während der Übung gefühlt?

0	1	2	3	4	5	6	7	8	9	10
Ich habe mich gar nicht wohl-gefühlt.										Ich habe mich komplett wohl-gefühlt.

Was ist mir an der Übung leichtgefallen?

____

____

____

Was ist mir an der Übung schwergefallen?*

* Wenn Sie hier feststellen, dass Sie nicht so leicht zwischen Bewertung und Beschreibung unterscheiden können, finden Sie am Ende dieses Arbeitsblattes einen Arbeitsblattexkurs zum Unterschied.

____

____

____

Welche Gedanken und Gefühle habe ich beim Markieren erlebt?

____

____

____

____

Schreiben Sie nun Ihren Brief oder Text noch einmal und versuchen, KEINE bewertenden Begriffe zu verwenden. Verwenden Sie ausschließlich BESCHREIBENDE Worte.**

** Wenn Sie immer noch den Unterschied zwischen Bewertung und Beschreibung suchen, schauen Sie gerne bei unserem Arbeitsblattexkurs vorbei. Sie finden ihn auf der nächsten Seite (S. 172).

Arbeitsblattexkurs: Der feine Unterschied zwischen Beschreibung und Bewertung[28]

Beschreibungen sind Begriffe, mit denen wir Eigenschaften von Dingen oder Ereignissen in Worte fassen.
Schmerz kann stechend, pochend, glühend oder schneidend sein. Er kann in Wellen kommen und gehen oder dauerhaft vorhanden sein. Das sind Beschreibungen seines Auftretens und seiner Beschaffenheit.
Ähnlich sehen wir einen Stuhl in brauner Farbe, mit vier gedrechselten Beinen und einem blauen Polster. Auch das sind Beschreibungen seiner Eigenschaften und seiner Beschaffenheit.

Bewertungen sind Worte für unsere Reaktionen auf diese Dinge oder Ereignisse oder deren Besonderheiten.
Schmerzen werden als unerträglich, belastend oder einschränkend bewertet. Sie können als bedrohlich oder nervend bezeichnet werden. Das sind Reaktionen Ihres Erlebens von Schmerzen, die mit Ihrer Haltung, Ihren Gedanken oder Ihren Erwartungen zusammenhängen.

Der Stuhl kann gefallen und als schön bewertet werden. Er kann beim Sitzen jedoch unbequem und hart erlebt werden. Sie haben zu diesem Stuhl eine positive ästhetische Reaktion, die jedoch mit der Reaktion auf seine Bequemlichkeit nicht einhergeht. Sie werden ihn also in Zukunft vielleicht als Dekor für Ihr Wohnzimmer nutzen, aber nicht gerne zum Sitzen. Die Kunst für die zukünftigen Wege mit Ihrem Schmerz besteht nun darin, die feine Unterscheidung der Beschreibung und Bewertung auch auf Ihren Schmerz oder die mit ihm verbundenen Einschränkungen zu üben.

Gedankliche Entschmelzung hilft Ihnen dabei und sie wird durch die bewusste Unterscheidung und Übung dieser Unterscheidung gefördert. Aus diesem Grund ergibt es Sinn, sich mit der Art und Weise unserer begrifflichen Beschreibung von unserem Erleben auseinanderzusetzen und sie bewusst von den Bewertungen abzugrenzen. Bereits diese Auseinandersetzung schafft Distanz zum Erleben, aus der heraus Sie in die Lage versetzt werden, sich Ihr Erleben zugänglich zu machen und zu entscheiden, ob diese Beschreibungen tatsächlich treffend sind. Manchmal sind wir überrascht, dass die Dinge aus der Entfernung anders aussehen als ganz nah dran. Und dass stechende Schmerzen unangenehm sind, aber nicht bedrohlich sein müssen.
Auch wenn sich damit die Schmerzstärke und das Auftreten nicht verändern, Ihr Erleben tut es ganz sicher. Und da dieses Erleben zum Schmerz dazugehört, haben Sie bereits etwas Grundlegendes an Ihrem SchmerzERLEBEN verändert.

Auswertung des Arbeitsblattes »Meine Haltung zu meinem Schmerz«

Nachdem Sie das Arbeitsblatt »Meine Haltung zu meinem Schmerz« (S. 169) bearbeitet haben. Hatten Sie dabei Erkenntnisse, die Sie überraschten? Und wenn ja, welche? Welche negativ belegten Bewertungen haben Sie am meisten wahrgenommen? Welche am schnellsten? Welche erst bei der Wiederholung?

Diese Informationen können Sie auf verschiedene Weise nutzen:

- Sie sagen Ihnen etwas darüber, wie Sie über Schmerzen denken.
- Sie sagen Ihnen etwas darüber, wie Sie über sich selbst und die Person denken, die Sie glauben zu sein.
- Sie sagen Ihnen etwas darüber, wie Sie über sich selbst und die Person denken, die Sie gerne wären.
- Sie sagen Ihnen etwas darüber, wie Sie über sich selbst und die Person denken, die Sie meinen sein zu müssen (z. B. in den von Ihnen angenommenen Erwartungen Ihres Umfelds).

Vielleicht hatten Sie auch noch persönliche Erkenntnisse, die hier nicht aufgeführt sind? Es lohnt sich, diese Erkenntnisse in Ruhe und mit einer freundlich-achtsamen und beobachtenden Perspektive zu betrachten:

- Was davon kommt Ihnen bereits bekannt vor?
- Was davon überrascht Sie?
- Woher kennen Sie diese Beobachtungen aus Ihrem früheren Leben? Wo haben Sie Ähnliches bei sich und/oder anderen das erste Mal beobachtet?
- Welche Werte berühren diese Beobachtungen (vor allem bei der Person, die Sie gerne wären, und der Person, und die Sie meinen sein zu müssen)?
- Welche Rollenvorstellungen verbinden Sie mit sich in verschiedenen Lebensbereichen?

Ihre Gedanken und Empfindungen können Sie gerne im AB »Fischernetz« (S. 174) festhalten! Wenn Sie den Wunsch haben, eine Veränderung in Ihrer Beziehung zu Ihrem Schmerz in Betracht zu ziehen, nutzen Sie gerne das Arbeitsblatt »WOOPen Sie Ihre Haltung zum Schmerz« (S. 175).

Fischernetz 4

Das möchte ich mir merken:[29]

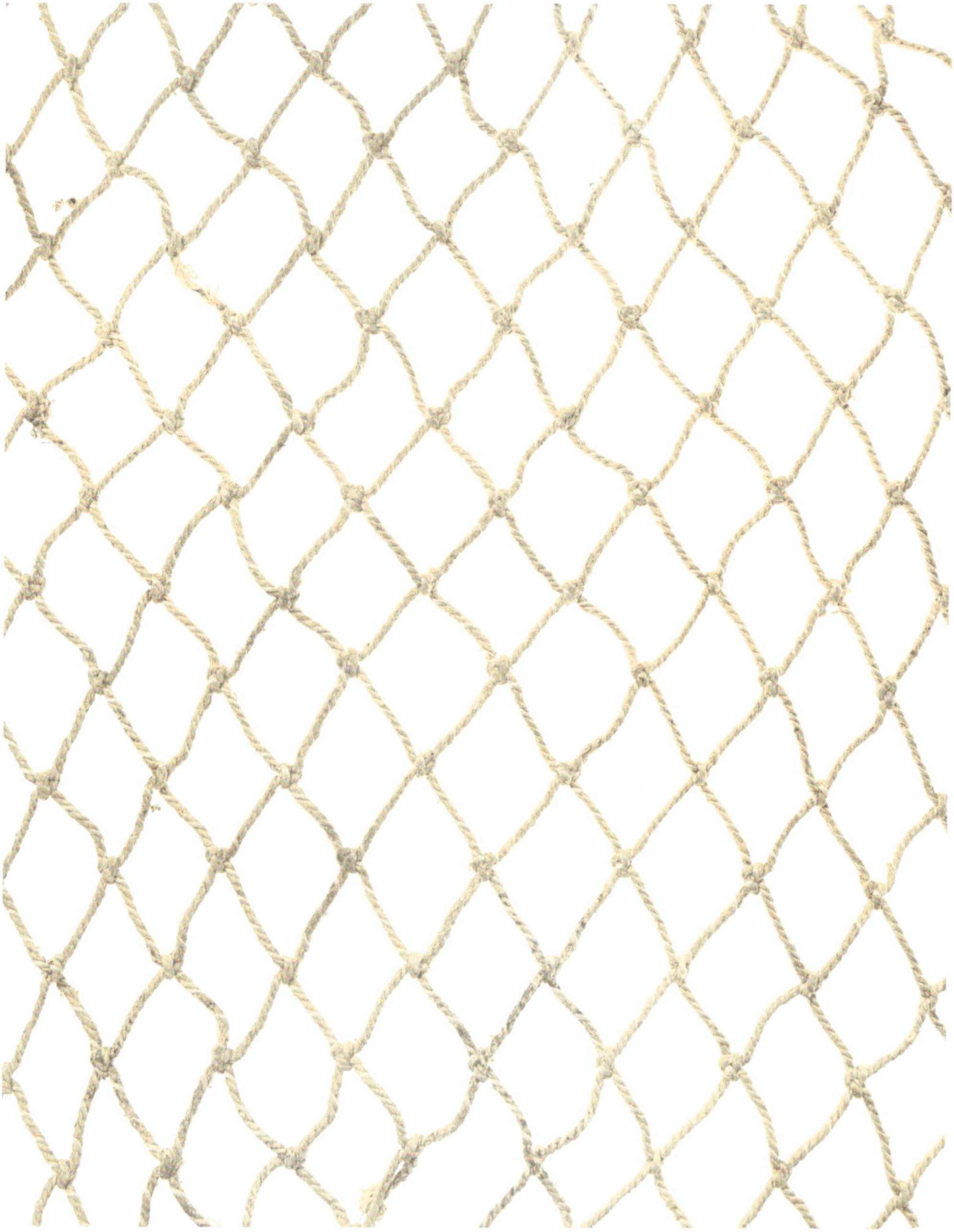

WOOPen Sie Ihre Haltung zum Schmerz

Bevor Sie mit WOOP beginnen, erinnern Sie sich daran, dass WOOP anders ist als andere Übungen: Bei WOOP geht es um Ihre freien Gedanken und Vorstellungen und nicht um reines analytisches Denken. Atmen Sie tief ein und machen Sie es sich bequem. Es ist wichtig, dass Sie während der Übung ungestört sind. Beginnen Sie die Übung, wenn Sie sich ruhig und entspannt fühlen.

Wish – Wunsch

Denken Sie an die nächsten vier Wochen*. Was ist für diesen Zeitrahmen Ihr wichtigster Wunsch, Ihr wichtigstes Anliegen? Bitte wählen Sie einen Wunsch, der für Sie zwar herausfordernd ist, den Sie innerhalb der nächsten vier Wochen jedoch realisieren können.

Notieren Sie hier Ihren Wunsch in 3–6 Worten:

____

____

*Sie können auch einen anderen (z. B. 24 Stunden, 12 Monate) oder gar keinen Zeitrahmen festlegen.

Outcome – Ergebnis

Was wäre das Allerschönste, das Beste, wenn Sie sich Ihren Wunsch erfüllen würden? Wie würden Sie sich dann fühlen?

Notieren Sie das Schönste in 3–6 Worten:

____

____

Nehmen Sie sich nun einen Moment Zeit. Stellen Sie sich diesen schönsten, besten Aspekt in all seinen Details vor. Bitte schreiben Sie Ihre Gedanken auf:

____

____

____

Obstacle – Hindernis

Manchmal laufen die Dinge nicht so, wie wir uns das wünschen. Manchmal stehen wir uns selbst im Weg. Was ist es **in Ihnen**, das Sie daran hindert, Ihren Wunsch zu erfüllen? Was hält Sie zurück? Was ist Ihr zentrales, inneres Hindernis?

Notieren Sie Ihr Hindernis in 3–6 Worten:

____

____

Nehmen Sie sich nun einen Moment Zeit. Stellen Sie sich Ihr Hindernis in all seinen Details vor. Bitte schreiben Sie Ihre Gedanken auf:

____

____

____

____

Plan – Plan

Was können Sie tun, um Ihr Hindernis zu überwinden? Bitte nennen Sie eine effektive Handlung (oder einen Gedanken, den Sie sich sagen können), mit der (dem) Sie Ihr Hindernis überwinden können.

Notieren Sie die Handlung/den Gedanken in 3–6 Worten:

____

____

Stellen Sie nun folgenden Plan auf:

»Wenn mein genanntes Hindernis auftritt, dann werde ich die genannte Handlung (Gedanken) ausführen.«

Wenn ______________________________,
(Hindernis)

dann______________________________
(effektive Handlung/Gedanke)

Gehen Sie Ihren Wenn-dann-Plan in Gedanken noch einmal langsam durch.

So nehme ich meine Stimmung wahr

Wir haben Ihnen ein Arbeitsblatt vorbereitet, das Ihnen eine Möglichkeit gibt, aufmerksam und achtsam auf leise Stimmungen (wir nennen sie Affekte, sie sind meist noch weniger konkret als Stimmungen) und Spannungsgefühle im Alltag zu werden, zu sein bzw. zu bleiben: das Arbeitsblatt »Affekt- und Schwingungsbarometer – oder: Wie nehme ich Empfindungen wahr?« (S. 178).

Das Konzept des Affektbarometers kommt aus der »Embodied Communication[30]« (auf Deutsch: verkörperte Kommunikation). Dies dient dazu, noch nicht genau zu bestimmende gefühlsmäßige Gestimmtheit bereits rechtzeitig aufzuspüren. Dabei gehen wir davon aus, dass wir natürlich sowohl unangenehm erlebte als auch angenehm erlebte Affekte und Stimmungen bis hin zu Gefühlen gleichzeitig haben können.

Affekt- und Schwingungsbarometer – oder: Wie nehme ich Empfindungen wahr?

Ziel dieses Arbeitsblattes

Empfindungen sind die erste Stufe von Stimmungen, Gefühlen oder anderen körperlich vermittelten Zuständen (bspw. Erschöpfung, Müdigkeit). Sie wahrzunehmen erfordert Übung und eine hohe Achtsamkeit. Ziel des Arbeitsblattes ist es, Ihnen eine Methode zur Wahrnehmung vorzustellen, die Sie jederzeit (auch ohne das Arbeitsblatt selbst) anwenden können.

Das Affektbarometer dient der Wahrnehmung und Betrachtung von Stimmungen, Gefühlen oder einfach nur inneren emotionalen Schwankungen, die uns manchmal nur leise anstoßen. Es gibt meist nicht nur eine Seite angenehm oder unangenehm erlebte Gestimmtheit, deshalb ist es zweiseitig. Sie können das Affektbarometer auch ausfüllen, wenn Sie noch keine konkreten Stimmungen oder Gefühle ausmachen können. Meist ist dies jedoch der Zugang zu tieferliegenden Signalen unserer Psyche, die uns zu einer übersehenen Stimmung oder Gefühl führen und uns ermöglichen, zu verstehen, was wir ggf. in einer ähnlichen Situation genauso wiederhaben wollen (angenehm erlebter Affekt) bzw. nicht mehr so haben wollen (unangenehm erlebter Affekt). Affekt erspüren wir häufig gut über Anspannungs- oder Entspannungsempfindungen.

Demgegenüber kann in Beziehungen noch etwas anderes Hinweis auf unser Wohlbefinden geben: das Schwingen mit anderen Menschen oder Situationen bzw. ein diffuses Empfinden von Widerstand oder innerer Verhärtung. Deshalb haben wir das Schwingungsbarometer hinzugefügt. Das Schwingungsbarometer dient der Betrachtung von Beziehungen zwischen uns und Situationen oder anderen Menschen. Wir können mit etwas einverstanden sein (Konsonanz, das Gefühl des gemeinsamen Schwingens) oder überhaupt nicht einverstanden sein (Dissonanz, das Gefühl von Widerstand oder Ablehnung). Meist gibt es nicht nur eine Seite, deshalb ist das Schwingungsbarometer zweiseitig. Es hilft uns zu erkennen, wo wir uns im Einklang fühlen (Konsonanz) und wo wir ggf. unterschiedliche Haltungen, Ansichten oder Verhaltensweisen haben (Dissonanz).

Aufgabe

Bitte stellen Sie sich eine herausfordernde Situation mit einer Ihnen bekannten Person vor, die noch nicht so lange zurückliegt. Bitte lassen Sie diese Situation vor Ihrem inneren Auge ablaufen und stellen Sie sich vor, Sie sitzen danach noch allein im Raum und füllen folgendes Barometer aus:

das Affektbarometer	das Schwingungsbarometer
Wie würden Sie nun Ihr Affektbarometer in Bezug auf die erinnerte Situation einschätzen?	Wie würden Sie nun Ihr Schwingungsbarometer in Bezug auf die erinnerte Situation einschätzen?
positiv: 0 – 100 negativ: 0 – 100	Dissonanz: 0 – 100 Konsonanz: 0 – 100
Welche konkreten körperlichen Empfindungen haben Sie an sich wahrgenommen?	Welche konkreten körperlichen Empfindungen haben Sie an sich wahrgenommen?
Beispiel: Spannung im Kiefermuskel, schnellerer Atem, Unruhe	Beispiel: Härtegefühl im Bauchraum, Wunsch, wegzulaufen
Welche konkreten negativen und positiven Gefühle oder Stimmungen fallen Ihnen dazu ein:	Was konkret hat dazu geführt, dass Sie sich entweder im Einklang oder im Widerstand gefühlt haben? Wenn beides zutrifft – womit waren Sie einverstanden und womit nicht?
Welche Bedürfnisse stehen hinter Ihren Affekten bzw. Stimmungen oder Gefühlen?	Welche Werte stehen hinter Ihrem Erleben von Einklang bzw. von Widerstand?
Bitte schlagen Sie gerne auch im Arbeitsblatt Bedürfnisse (S. 118) nach:	Bitte schauen Sie im Arbeitsblatt Wertekompass (S. 250) nach entsprechenden Begriffen nach:

Haben Sie zur Übung ein persönliches Fazit? Notieren Sie dies gerne hier:

Wenn Ihnen diese Übung gut gelungen ist – Gratulation. Wir verwenden diese Übung häufig bei Berufsanfängern der Medizin und Psychologie. Sie haben am Anfang oft sehr große Schwierigkeiten damit; wir hatten sie auch. Insofern sind Sie offensichtlich sehr gut aufgestellt und können diese Ressource weiterhin für sich nutzen!

Wenn Ihnen diese Übung schwergefallen oder gar nicht gelungen ist – das geht sehr, sehr vielen Menschen so. In unserem Kulturkreis ist der Umgang mit Gefühlen oft vermeidend (vor allem bei unangenehm erlebten Gefühlen), das Sprechen über Gefühle kommt erst seit den letzten Jahren etwas in Mode. All das führt dazu, dass es selten schon von Anfang an gut beherrscht wird. Aber nun kommt die gute Nachricht: diese Wahrnehmung (erinnern Sie sich an unseren Scheinwerfer der Achtsamkeit) lässt sich leicht, unkompliziert und unsichtbar üben!

Eine Kollegin hat sich das Barometer in ihren Kalender geklebt und immer, wenn sie zufällig einen Blick darauf warf, versucht, die Barometerzahlen für sich zu bestimmen. Von Patient*innen wissen wir, dass sie sich das Barometer auf den Nachttisch, an den Kühlschrank, an die Toilettentür gehängt haben. Entscheidend ist, dass Sie sich eine Art Erinnerung (z.B. das Barometer) an einen Ort hängen, wo Sie häufig vorbeigehen oder sich aufhalten, und wo Sie zumindest im Kopf Zeit hätten, kurz aufmerksam auf Ihre Stimmung und Schwingung zu werden. Es wird nicht lange dauern, dann brauchen Sie weder die Erinnerung noch den bestimmten Ort.

Auf dem Arbeitsblatt zu den Gefühlsbenennungen (S. 125) finden Sie Hinweise und Vorschläge, um Ihre erlebten Affekte in geeignete Worte zu fassen. Darüber hinaus stehen diese Affekte, Stimmungen oder Gefühle in engem Zusammenhang zu Ihren Bedürfnissen. Wenn Sie Ihre Affekte, Stimmungen oder Gefühle lesen können, wird Ihnen das dahinterliegende Bedürfnis zugänglich. Sie erhalten damit einen Zugang, für sich selbst zu sorgen und bei Notwendigkeit Veränderungsideen zu entwickeln bzw. neue Wege einzuschlagen.

So achtsam bin ich mit mir und meiner Umwelt gegenüber

Achtsamkeit ist wesentlich für:

- einen guten Umgang mit den Ressourcen und Einschränkungen Ihres Körpers
- einen guten Umgang mit den eigenen biologischen, psychischen und sozialen Bedürfnissen
- die Wahrnehmung von Gefühlen als Anzeiger für den Akkustand unserer Bedürfnisse
- für einen flexiblen Umgang mit den Änderungen unseres Umfeldes und den sich wandelnden Bedürfnislagen

Sie benötigen Achtsamkeit, um Stresserleben rechtzeitig zu erkennen und sich schützend um Ihre Ressourcen zu kümmern. Sie erinnern sich an die Belastungsgestaltung, die Leistungs- und Erholungszeiten in ein ausgewogenes Verhältnis bringen soll. Sie benötigen Achtsamkeit aber auch, um während der Wiederaufnahme körperlicher Aktivität Ihre Grenzen gut im Blick zu behalten. Sie erinnern sich an die optimalen Trainingsreize. Auch wenn wir noch viele weitere Vorzüge von Achtsamkeit aufzählen können, lassen Sie uns hier einen Punkt setzen und schauen, wie Achtsamkeit bei Ihnen im Moment ausgeprägt ist. Bitte füllen Sie dazu das Arbeitsblatt »Freiburger Fragebogen zur Achtsamkeit (FFA)« (S. 181) aus.

Freiburger Fragebogen zur Achtsamkeit (FFA)[31]

Dieser Fragebogen soll Ihre Achtsamkeit erfassen. Bitte beziehen Sie dabei die Aussagen auf die letzten 14 Tage. Kreuzen Sie bitte bei jeder Frage die Antwort an, die am besten auf Sie zutrifft. Wir möchten Sie bitten, so ehrlich und spontan wie möglich zu antworten. Es gibt keine »richtigen« oder »falschen« und keine »guten« oder »schlechten« Antworten. Ihre persönlichen Erfahrungen sind entscheidend.

Fragen	fast nie	eher selten	relativ oft	fast immer
Ich bin offen für die Erfahrung des Augenblicks.				
Ich erkenne, dass ich nicht mit meinen Gedanken identisch bin.				
Ich spüre in meinen Körper hinein, sei es beim Essen, Kochen, Putzen, Reden.				
Wenn ich merke, dass ich abwesend war, kehre ich sanft zur Erfahrung des Augenblicks zurück.				
Ich kann mich selbst wertschätzen.				
Ich nehme wahr, wie sich meine Gefühle im Körper ausdrücken.				
Ich bleibe mit unangenehmen, schmerzhaften Empfindungen und Gefühlen in Kontakt.				
Ich achte auf die Motive meiner Handlungen.				
Ich lasse mich von meinen Gedanken und Gefühlen leicht wegtragen.				
Ich merke, dass ich nicht auf alles reagieren muss, was mir gerade in den Sinn kommt.				
Ich beobachte meine Gedanken, ohne mich mit ihnen zu identifizieren.				
Ich beobachte meine Gedanken, wie sie kommen und gehen.				
Ich verliere mich im Inhalt meiner Gedanken.				
Ich bin mir der Flüchtigkeit und Vergänglichkeit meiner Erfahrungen bewusst.				
Ich betrachte Dinge aus mehreren Perspektiven.				
Ich sehe, wie ich mir selbst Leiden schaffe.				

Fragen	fast nie	eher selten	relativ oft	fast immer
Ich sehe meine Fehler und Schwierigkeiten, ohne mich zu verurteilen.				
Ich nehme meine Gefühle wahr, ohne auf sie reagieren zu müssen.				
Ich akzeptiere mich so wie ich bin.				
Ich spüre auch in unangenehme Empfindungen hinein.				
Ich bin in Kontakt mit meinen Erfahrungen, hier und jetzt.				
Ich nehme unangenehme Erfahrungen an.				
Ich beobachte das Kommen und Gehen von Erfahrungen.				
Ich bin mir selbst gegenüber freundlich, wenn Dinge schieflaufen.				
Ich beobachte meine Gefühle, ohne mich in ihnen zu verlieren.				
In schwierigen Situationen kann ich innehalten.				
Ich wehre mich innerlich gegen unangenehme Gefühle.				
Ich erlebe Momente innerer Ruhe und Gelassenheit, selbst wenn äußerlich Schmerzen und Unruhe da sind.				
Ich bin ungeduldig mit mir und meinen Mitmenschen.				
Ich kann darüber lächeln, wenn ich sehe, wie ich mir manchmal das Leben schwer mache.				

Bitte überprüfen Sie noch einmal, ob Sie auch keine Zeile ausgelassen haben.

Vielen Dank für Ihre Mitarbeit!

Auswertung des Achtsamkeitsfragebogens

Zählen Sie die Werte zuerst zusammen und teilen Sie diese durch die Anzahl der Fragen.

- 1–2: Sie wenden Achtsamkeit »selten« bis »eher selten« an.
- 2,1–3: Sie wenden Achtsamkeit »eher selten« bis »relativ häufig« an.
- 3,1–4: Sie wenden Achtsamkeit »relativ häufig« bis »fast immer« an.

Sie haben Werte zwischen 1 und 2 und bisher keine Achtsamkeit angewendet:

Wunderbar: Sie haben viel Potenzial! Regelmäßige, kleinere (und auch gerne unsichtbare) Übungen im Alltag helfen Ihnen unbedingt, Ihre Achtsamkeit zu verbessern.

Sie haben Werte zwischen 2,1 und 4 und bisher keine Achtsamkeit angewendet: Es kann sein, dass Sie Achtsamkeit anwenden, ohne dass Sie sich dessen bewusst sind! Es kann aber auch sein, dass Ihr Scheinwerfer noch sehr klein ist und Sie daher gar nicht wissen, wie groß dieser durch Übung werden kann. Regelmäßige Übungen im Alltag helfen auch Ihnen dabei, Ihre Achtsamkeit zu verbessern und deren Reichweite zu entdecken. Auf jeden Fall lohnt es sich, mit Übungen dranzubleiben!

Sie haben Werte zwischen 1 und 3 und bereits Erfahrung mit der Anwendung von Achtsamkeit: Im Falle, Sie praktizieren bereits geraume Zeit Achtsamkeit oder Meditation, dann kann es sein, dass Sie viel besser sind als Sie annehmen. Aufgrund Ihrer Übung und der damit einhergehenden Erfahrung bewerten Sie möglicherweise Ihre Fähigkeiten hier sehr kritisch oder sind sich Ihrer Versäumnisse stärker bewusst; bleiben Sie dran und machen Sie weiter!

Sie haben Werte zwischen 3,1 und 4 und bereits Erfahrung mit der Anwendung von Achtsamkeit: Im Falle, Sie praktizieren bereits geraume Zeit Achtsamkeit oder Meditation, können Sie die Ressource Achtsamkeit für sich als verfügbar und hilfreich annehmen! Wir ermuntern Sie, sich darüber zu freuen und weiterhin dranzubleiben!

Sie erinnern sich? Unseren Achtsamkeitsscheinwerfer können wir üben. Dazu gibt es im Internet und über Krankenkassenseiten inzwischen viele Hinweise, kostenlose Apps und Anleitungen, unter denen Sie ganz sicher das Passende für sich finden. Wir erinnern Sie an dieser Stelle unbedingt daran, dass wir Achtsamkeit für die nächsten Schritte bei der Betrachtung und Umsetzung von körperlicher Aktivität und Entspannung dringend benötigen!

Nehmen Sie sich also noch etwas Zeit für dieses Themenfeld und üben Sie gelassen, mit Ruhe und ausreichend Ihren Scheinwerfer. Wenn er hell leuchtet, jederzeit anspringt, wenn Sie ihn brauchen, und er sich von Ihnen gut ausrichten lässt, können Sie auf die nächsten Themenfelder körperliche Aktivität und Entspannung übergehen!

Für Ihre Gedanken und Empfindungen nutzen Sie gerne das Arbeitsblatt »Fischernetz« (S. 184) und beim Wunsch nach Veränderung bei Ihrer Fähigkeit, achtsam zu sein, das Arbeitsblatt »WOOPen Sie Ihre Achtsamkeit« (S. 185).

Fischernetz 5

Das möchte ich mir merken:[32]

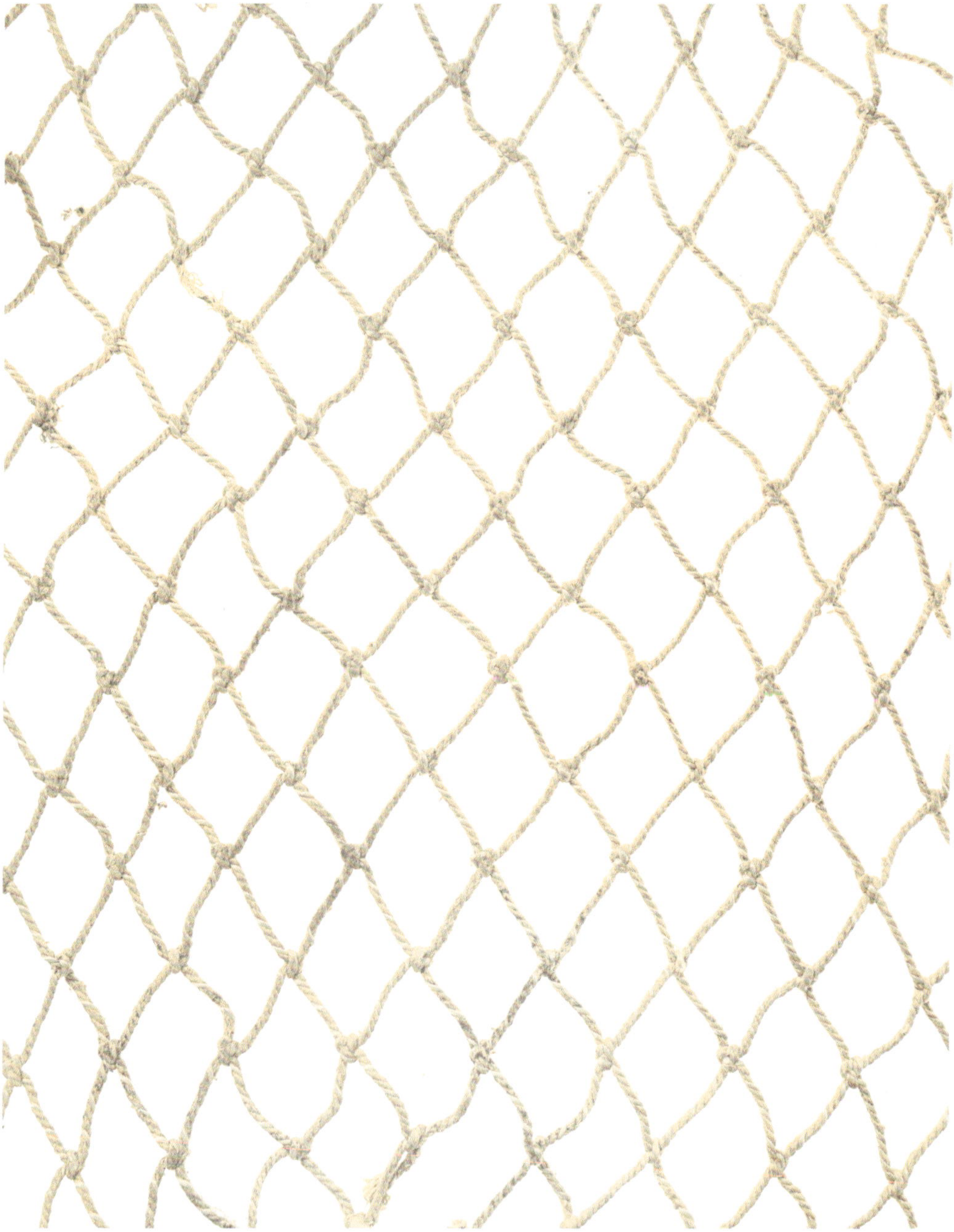

WOOPen Sie Ihre Achtsamkeit

Bevor Sie mit WOOP beginnen, erinnern Sie sich daran, dass WOOP anders ist als andere Übungen: Bei WOOP geht es um Ihre freien Gedanken und Vorstellungen und nicht um reines analytisches Denken. Atmen Sie tief ein und machen Sie es sich bequem. Es ist wichtig, dass Sie während der Übung ungestört sind. Beginnen Sie die Übung, wenn Sie sich ruhig und entspannt fühlen.

Wish – Wunsch

Denken Sie an die nächsten vier Wochen*. Was ist für diesen Zeitrahmen Ihr wichtigster Wunsch, Ihr wichtigstes Anliegen? Bitte wählen Sie einen Wunsch, der für Sie zwar herausfordernd ist, den Sie innerhalb der nächsten 4 Wochen jedoch realisieren können.

Notieren Sie hier Ihren Wunsch in 3–6 Worten:

____

____

*Sie können auch einen anderen (z.B. 24 Stunden, 12 Monate) oder gar keinen Zeitrahmen festlegen.

Outcome – Ergebnis

Was wäre das Allerschönste, das Beste, wenn Sie sich Ihren Wunsch erfüllen würden? Wie würden Sie sich dann fühlen?

Notieren Sie das Schönste in 3–6 Worten:

____

____

Nehmen Sie sich nun einen Moment Zeit. Stellen Sie sich diesen schönsten, besten Aspekt in all seinen Details vor. Bitte schreiben Sie Ihre Gedanken auf:

____

____

____

Obstacle – Hindernis

Manchmal laufen die Dinge nicht so, wie wir uns das wünschen. Manchmal stehen wir uns selbst im Weg. Was ist es **in Ihnen**, das Sie daran hindert, Ihren Wunsch zu erfüllen? Was hält Sie zurück? Was ist Ihr zentrales, inneres Hindernis?

Notieren Sie Ihr Hindernis in 3–6 Worten:

____

Nehmen Sie sich nun einen Moment Zeit. Stellen Sie sich Ihr Hindernis in all seinen Details vor. Bitte schreiben Sie Ihre Gedanken auf:

____

____

____

____

Plan – Plan

Was können Sie tun, um Ihr Hindernis zu überwinden? Bitte nennen Sie eine effektive Handlung (oder einen Gedanken, den Sie sich sagen können), mit der (dem) Sie Ihr Hindernis überwinden können.

Notieren Sie die Handlung/den Gedanken in 3–6 Worten:

____

Stellen Sie nun folgenden Plan auf:
»Wenn mein genanntes Hindernis auftritt, dann werde ich die genannte Handlung (Gedanken) ausführen.«

Wenn ______________________________,
(Hindernis)

dann ______________________________
(effektive Handlung/Gedanke)

Gehen Sie Ihren Wenn-dann-Plan in Gedanken noch einmal langsam durch.

So nehme ich mich zurzeit wahr (Ist-Zustand)

Nun kommen wir zum Herzstück, nämlich wie Sie Ihren Schmerz zurzeit wahrnehmen, also wie sich Ihr Ist-Zustand darstellt. Dieses Themenfeld benötigt Zeit, Konzentration und Ausdauer. Wie eine alte, mittelalterliche Stadt, will es genau und sorgfältig in vielen seiner Facetten betrachtet werden.

In diesem Themenfeld werden wir die bisherige Struktur etwas aufweichen. Wir haben Ihnen drei Blöcke vorbereitet: Der erste Block beinhaltet die Betrachtung Ihres Lebens mit dem Schmerz und Ihrem Umgang mit ihm. Für uns gehört hier der Schlaf fest dazu. Im zweiten Block bereisen wir Ihre bisherigen Bewältigungsversuche. Der dritte Block betrachtet Ihre wahrgenommenen Ressourcen, die wir als Krafttank bezeichnen.

Am Ende eines jeden Blocks werden wir Ihnen Anregungen zur abschließenden Betrachtung zur Verfügung stellen – eine Auswertung wird es in diesem Sinne so nicht geben können. Es wird sich dann für jeden Block eine Wunsch-Planphase anschließen. Da wir Ihnen bereits mitgeteilt haben, dass es gut ist, sich erst einmal auf einen Wunsch je Block oder Themenfeld festzulegen, bitten wir Sie hier herzlich, sich wirklich auch erst einmal für einen Wunsch zu entscheiden. Für spätere Wünsche können Sie sich jederzeit neue WOOP-Vorlagen aus dem Internet herunterladen.

- Woche 1: So sind Aktivitäten und Schmerz: Bitte füllen Sie in Woche 1 das Arbeitsblatt »Aktivitäten und Schmerz« (S. 188) aus.
- Woche 2: In der zweiten Woche bitte das Arbeitsblatt »Aktivitäten, Gedanken und Schmerz« (S. 191) bearbeiten.
- Woche 3: Für die dritte Woche sich bitte mit dem Arbeitsblatt »Aktivitäten, Gedanken, Gefühle und Schmerz« (S. 195) beschäftigen.
- Woche 4: In der vierten Woche sich bitte anhand des Arbeitsblattes »Schlafprotokoll« (S. 201) mit Ihrem Schlaf beschäftigen.

So sind Aktivitäten und Schmerz

Ziel dieses Arbeitsblattes

Zielstellung dieser Übung ist es, Ihren Aufmerksamkeitsscheinwerfer auf Ihre Aktivitäten, Ihr Wohlbefinden und Ihre erlebten Schmerzen für einen klar begrenzten Zeitraum zu richten. Dabei kann es bei konsequenter Bearbeitung dazu kommen, dass Sie Ihr Schmerzerleben, Ihr körperliches und psychisches Wohlbefinden sowie Ihre Aktivitäten in einem neuen Licht bzw. in neuen Zusammenhängen erleben. Diese Beobachtungen können Sie am Ende des Arbeitsblattes festhalten.

Wir erinnern Sie an die Unterscheidung der »drei Sprachen« unseres Körpers: das körperliche Wohlbefinden, das psychische Wohlbefinden und das Schmerzerleben.

Aufgabe

Nehmen Sie sich das Arbeitsblatt für eine Woche jeden Tag vor. Vermerken Sie, welche Aktivität Sie zum jeweiligen Tageszeitpunkt (morgens, mittags, abends) durchgeführt haben. Bitte schätzen Sie auch deren Intensität und Ihr diesbezügliches Beanspruchungserleben ein (0 niedrig, 5 sehr stark).

Notieren Sie Ihre Schmerzstärke, indem Sie die jeweilige Ziffer ankreuzen. Dabei bedeutet »0« keine Schmerzen und »10« stärkster vorstellbarer Schmerz.

Kreuzen Sie zudem an, wie Ihr körperliches Wohlbefinden und Ihr seelisches Wohlbefinden ausgeprägt sind. Dabei ist »0« ein maximal niedrig ausgeprägtes Wohlbefinden und »10« ein maximal hoch ausgeprägtes Wohlbefinden.

Kopieren oder downloaden Sie sich dieses Arbeitsblatt (siehe Box S. 273) und füllen Sie es für alle Tage der Woche aus.

Wochentag:

Meine körperliche Aktivität morgens (bitte beschreiben Sie diese mit eigenen Worten):

____

____

Die Intensität dieser Aktivität erlebte ich als:

nicht intensiv	gering	mittelgradig	etwas	stark	sehr stark
0	1	2	3	4	5

Beansprucht hat mich diese Aktivität:

gar nicht	gering	mittelgradig	etwas	stark	sehr stark
0	1	2	3	4	5

Meine Schmerzstärke morgens:

0	1	2	3	4	5	6	7	8	9	10

Mein körperliches Wohlbefinden morgens:

0	1	2	3	4	5	6	7	8	9	10

Mein seelisches Wohlbefinden morgens:

0	1	2	3	4	5	6	7	8	9	10

Meine körperliche Aktivität mittags (bitte beschreiben Sie diese mit eigenen Worten):

____

____

Die Intensität dieser Aktivität erlebte ich als:

nicht intensiv	gering	mittelgradig	etwas	stark	sehr stark
0	1	2	3	4	5

Beansprucht hat mich diese Aktivität:

gar nicht	gering	mittelgradig	etwas	stark	sehr stark
0	1	2	3	4	5

Meine Schmerzstärke mittags:

0	1	2	3	4	5	6	7	8	9	10

Mein körperliches Wohlbefinden mittags:

0	1	2	3	4	5	6	7	8	9	10

Mein seelisches Wohlbefinden mittags:

0	1	2	3	4	5	6	7	8	9	10

Meine körperliche Aktivität abends (bitte beschreiben Sie diese mit eigenen Worten):

____

____

Die Intensität dieser Aktivität erlebte ich als:

nicht intensiv	gering	mittelgradig	etwas	stark	sehr stark
0	1	2	3	4	5

Beansprucht hat mich diese Aktivität:

gar nicht	gering	mittelgradig	etwas	stark	sehr stark
0	1	2	3	4	5

Meine Schmerzstärke abends:

0	1	2	3	4	5	6	7	8	9	10

Mein körperliches Wohlbefinden abends:

0	1	2	3	4	5	6	7	8	9	10

Mein seelisches Wohlbefinden abends:

0	1	2	3	4	5	6	7	8	9	10

Sonstige Beobachtungen:

____

____

So sind Aktivitäten, Gedanken und Schmerz

Ziel dieses Arbeitsblattes

Zielstellung dieser Übung ist es, Ihren Aufmerksamkeitsscheinwerfer auf Ihre Aktivitäten, Ihr Wohlbefinden, Ihre Gedanken und Ihre erlebten Schmerzen für einen klar begrenzten Zeitraum zu richten. Dabei kann es bei konsequenter Bearbeitung dazu kommen, dass Sie Ihr Schmerzerleben, Ihr körperliches und psychisches Wohlbefinden sowie Ihre Aktivitäten in einem neuen Licht bzw. in neuen Zusammenhängen erleben. Diese Beobachtungen können Sie am Ende des Arbeitsblattes festhalten.

Wir erinnern Sie an die Unterscheidung der »drei Sprachen« unseres Körpers: das körperliche Wohlbefinden, das psychische Wohlbefinden und das Schmerzerleben.

Häufig gibt es bezüglich der Schmerzen und Aktivitäten, die Sie trotz der Schmerzen durchführen, Gedanken, die Ihnen dazu immer wieder durch den Kopf gehen, z.B. »es ist so mühsam, wenn ich bei jeder Bewegung Schmerzen habe!«, »Ich muss mich zusammenreißen, auch wenn es so doll weh tut!«, »Lieber tue ich nichts, sonst werden die Schmerzen nur stärker!«. Es kann aber auch vorkommen, dass unabhängig von Schmerzerleben Gedanken auftreten, die Ihr Wohlbefinden (vor allem zuerst Ihr psychisches, aber damit auch Ihr körperliches) beeinflussen. Wir hoffen, dass Sie mit dieser Beobachtung auf bestimmte Zusammenhänge stoßen, die Ihnen etwas darüber verraten können, wie Sie Ihr körperliches und/oder psychisches Wohlbefinden wieder in ein Gleichgewicht bringen können.

Aufgabe

Nehmen Sie sich das Arbeitsblatt für eine Woche jeden Tag vor. Vermerken Sie, welche Aktivität Sie zum jeweiligen Tageszeitpunkt (morgens, mittags, abends) durchgeführt haben. Bitte schätzen Sie auch deren Intensität und Ihr diesbezügliches Beanspruchungserleben ein (0 niedrig, 5 sehr stark).

Bitte erinnern Sie sich im Anschluss an prägnante oder hervorstechende Gedanken zum jeweiligen Zeitpunkt. Bitte schätzen Sie diese entsprechend Ihres Affektbarometers (0 kein Affekt, 100 höchst intensiver Affekt sowohl positiv als auch negativ) sowie hinsichtlich des mit ihnen einhergehenden Belastungserlebens (0 niedrig, 5 sehr stark) ein.

Notieren Sie Ihre Schmerzstärke, indem Sie die jeweilige Ziffer ankreuzen. Dabei bedeutet »0« keine Schmerzen und »10« stärkster vorstellbarer Schmerz.

Kreuzen Sie zudem an, wie Ihr körperliches Wohlbefinden und Ihr seelisches Wohlbefinden ausgeprägt sind. Dabei ist »0« ein maximal niedrig ausgeprägtes Wohlbefinden und »10« ein maximal hoch ausgeprägtes Wohlbefinden.

Kopieren oder downloaden Sie sich dieses Arbeitsblatt (siehe Box S. 273) und füllen Sie es für alle Tage der Woche aus.

Wochentag:

Meine körperliche Aktivität morgens (bitte beschreiben Sie diese mit eigenen Worten):

____

____

Die Intensität dieser Aktivität erlebte ich als:

nicht intensiv	gering	mittelgradig	etwas	stark	sehr stark
0	1	2	3	4	5

Beansprucht hat mich diese Aktivität:

gar nicht	gering	mittelgradig	etwas	stark	sehr stark
0	1	2	3	4	5

Meine Gedanken morgens (bitte beschreiben Sie diese mit eigenen Worten):

____

____

Die Intensität des angenehm erlebten Affekts in Bezug auf meine Gedanken erlebte ich als:

0	10	20	30	40	50	60	70	80	90	100

Die Intensität des unangenehm erlebten Affekts in Bezug auf meine Gedanken erlebte ich als:

0	10	20	30	40	50	60	70	80	90	100

Belastet haben mich diese Gedanken:

nicht intensiv	gering	mittelgradig	etwas	stark	sehr stark
0	1	2	3	4	5

Meine Schmerzstärke morgens:

0	1	2	3	4	5	6	7	8	9	10

Mein körperliches Wohlbefinden morgens:

0	1	2	3	4	5	6	7	8	9	10

Mein seelisches Wohlbefinden morgens:

0	1	2	3	4	5	6	7	8	9	10

Meine körperliche Aktivität mittags (bitte beschreiben Sie diese mit eigenen Worten):

____

____

Die Intensität dieser Aktivität erlebte ich als:

nicht intensiv	gering	mittelgradig	etwas	stark	sehr stark
0	1	2	3	4	5

Beansprucht hat mich diese Aktivität:

gar nicht	gering	mittelgradig	etwas	stark	sehr stark
0	1	2	3	4	5

Meine Gedanken mittags (bitte beschreiben Sie diese mit eigenen Worten):

____

____

Die Intensität des angenehm erlebten Affekts in Bezug auf meine Gedanken erlebte ich als:

0	10	20	30	40	50	60	70	80	90	100

Die Intensität des unangenehm erlebten Affekts in Bezug auf meine Gedanken erlebte ich als:

0	10	20	30	40	50	60	70	80	90	100

Belastet haben mich diese Gedanken:

nicht intensiv	gering	mittelgradig	etwas	stark	sehr stark
0	1	2	3	4	5

Meine Schmerzstärke mittags:

0	1	2	3	4	5	6	7	8	9	10

Mein körperliches Wohlbefinden mittags:

0	1	2	3	4	5	6	7	8	9	10

Mein seelisches Wohlbefinden mittags:

0	1	2	3	4	5	6	7	8	9	10

Meine körperliche Aktivität abends (bitte beschreiben Sie diese mit eigenen Worten):

____

____

Die Intensität dieser Aktivität erlebte ich als:

nicht intensiv	gering	mittelgradig	etwas	stark	sehr stark
0	1	2	3	4	5

Beansprucht hat mich diese Aktivität:

gar nicht	gering	mittelgradig	etwas	stark	sehr stark
0	1	2	3	4	5

Meine Gedanken abends (bitte beschreiben Sie diese mit eigenen Worten):

____

____

Die Intensität des angenehm erlebten Affekts in Bezug auf meine Gedanken erlebte ich als:

0	10	20	30	40	50	60	70	80	90	100

Die Intensität des unangenehm erlebten Affekts in Bezug auf meine Gedanken erlebte ich als:

0	10	20	30	40	50	60	70	80	90	100

Belastet haben mich diese Gedanken:

nicht intensiv	gering	mittelgradig	etwas	stark	sehr stark
0	1	2	3	4	5

Meine Schmerzstärke abends:

0	1	2	3	4	5	6	7	8	9	10

Mein körperliches Wohlbefinden abends:

0	1	2	3	4	5	6	7	8	9	10

Mein seelisches Wohlbefinden abends:

0	1	2	3	4	5	6	7	8	9	10

Sonstige Beobachtungen:

____

____

So sind Aktivitäten, Gedanken, Gefühle und Schmerz

Ziel dieses Arbeitsblattes

Zielstellung dieser Übung ist es, Ihren Aufmerksamkeitsscheinwerfer auf Ihre Aktivitäten, Ihr Wohlbefinden, Ihre Gedanken, Ihre Gefühle und Ihre erlebten Schmerzen für einen klar begrenzten Zeitraum zu richten. Dabei kann es bei konsequenter Bearbeitung dazu kommen, dass Sie Ihr Schmerzerleben, Ihr körperliches und psychisches Wohlbefinden sowie Ihre Aktivitäten in einem neuen Licht bzw. in neuen Zusammenhängen erleben. Diese Beobachtungen können Sie am Ende des Arbeitsblattes festhalten.

Wir erinnern Sie an die Unterscheidung der »drei Sprachen« unseres Körpers: das körperliche Wohlbefinden, das psychische Wohlbefinden und das Schmerzerleben.

Häufig gibt es bezüglich der Schmerzen und Aktivitäten »typische« Stimmungen oder Gefühle, die Sie immer wieder bewegen. Es kann aber auch vorkommen, dass unabhängig von Schmerzerleben Gefühle auftreten, die Ihr Wohlbefinden (vor allem zuerst Ihr psychisches, aber damit auch Ihr körperliches) beeinflussen. Wir hoffen, dass Sie mit dieser Beobachtung auf bestimmte Zusammenhänge stoßen, die Ihnen etwas darüber verraten können, wie Sie Ihr körperliches und/oder psychisches Wohlbefinden wieder in ein Gleichgewicht bringen können.

Aufgabe

Nehmen Sie sich das Arbeitsblatt für eine Woche jeden Tag vor. Vermerken Sie, welche Aktivität Sie zum jeweiligen Tageszeitpunkt (morgens, mittags, abends) durchgeführt haben. Bitte schätzen Sie auch deren Intensität und Ihr diesbezügliches Beanspruchungserleben ein (0 nicht intensiv/keins, 5 sehr stark).

Bitte erinnern Sie sich im Anschluss an prägnante oder hervorstechende Gedanken zum jeweiligen Zeitpunkt. Bitte schätzen Sie diese entsprechend Ihres Affektbarometers (0 kein Affekt, 100 höchst intensiver Affekt sowohl positiv als auch negativ) sowie hinsichtlich des mit ihnen einhergehenden Belastungserlebens (0 niedrig, 5 sehr stark) ein.

Betrachten Sie Ihr Erleben auch in Hinblick auf Ihre Stimmungen und Gefühle. Notieren Sie diese mit Ihren eigenen Worten (Sie können sich gerne auch im Arbeitsblatt »Welche Gefühle kenne ich von mir selbst?« (S. 125) Hilfe holen) und schätzen Sie diese ein (Intensität: 0 niedrig, 5 sehr stark; Belastungserleben: 0 keines, 5 sehr stark).

Notieren Sie Ihre Schmerzstärke, indem Sie die jeweilige Ziffer ankreuzen. Dabei bedeutet »0« keine Schmerzen und »10« stärkster vorstellbarer Schmerz. Kreuzen Sie zudem an, wie Ihr körperliches Wohlbefinden und Ihr seelisches Wohlbefinden ausgeprägt sind. Dabei ist »0« ein maximal niedrig ausgeprägtes Wohlbefinden und »10« ein maximal hoch ausgeprägtes Wohlbefinden.

Kopieren oder downloaden Sie sich dieses Arbeitsblatt (siehe Box S. 273) und füllen Sie es für alle Tage der Woche aus.

Wochentag:

Meine körperliche Aktivität morgens (bitte beschreiben Sie diese mit eigenen Worten):

____

____

Die Intensität dieser Aktivität erlebte ich als:

nicht intensiv	gering	mittelgradig	etwas	stark	sehr stark
0	1	2	3	4	5

Beansprucht hat mich diese Aktivität:

gar nicht	gering	mittelgradig	etwas	stark	sehr stark
0	1	2	3	4	5

Meine Gedanken morgens (bitte beschreiben Sie diese mit eigenen Worten):

____

____

Die Intensität des angenehm erlebten Affekts in Bezug auf meine Gedanken erlebte ich als:

0	10	20	30	40	50	60	70	80	90	100

Die Intensität des unangenehm erlebten Affekts in Bezug auf meine Gedanken erlebte ich als:

0	10	20	30	40	50	60	70	80	90	100

Belastet haben mich diese Gedanken:

nicht intensiv	gering	mittelgradig	etwas	stark	sehr stark
0	1	2	3	4	5

Meine Stimmungen und Gefühle morgens (bitte beschreiben Sie diese mit eigenen Worten):

____

____

Die Intensität dieser Stimmungen und Gefühle erlebte ich als:

nicht intensiv	gering	mittelgradig	etwas	stark	sehr stark
0	1	2	3	4	5

Die erlebten Stimmungen und Gefühle haben mich belastet:

nicht intensiv	gering	mittelgradig	etwas	stark	sehr stark
0	1	2	3	4	5

Meine Schmerzstärke morgens:

0	1	2	3	4	5	6	7	8	9	10

Mein körperliches Wohlbefinden morgens:

0	1	2	3	4	5	6	7	8	9	10

Mein seelisches Wohlbefinden morgens:

0	1	2	3	4	5	6	7	8	9	10

Meine körperliche Aktivität mittags (bitte beschreiben Sie diese mit eigenen Worten):

____

____

Die Intensität dieser Aktivität erlebte ich als:

nicht intensiv	gering	mittelgradig	etwas	stark	sehr stark
0	1	2	3	4	5

Beansprucht hat mich diese Aktivität:

gar nicht	gering	mittelgradig	etwas	stark	sehr stark
0	1	2	3	4	5

Meine Gedanken mittags (bitte beschreiben Sie diese mit eigenen Worten):

____

____

Die Intensität des angenehm erlebten Affekts in Bezug auf meine Gedanken erlebte ich als:

0	10	20	30	40	50	60	70	80	90	100

Die Intensität des unangenehm erlebten Affekts in Bezug auf meine Gedanken erlebte ich als:

0	10	20	30	40	50	60	70	80	90	100

Belastet haben mich diese Gedanken:

nicht intensiv	gering	mittelgradig	etwas	stark	sehr stark
0	1	2	3	4	5

Meine Stimmungen und Gefühle mittags (bitte beschreiben Sie diese mit eigenen Worten):

____

____

Die Intensität dieser Stimmungen und Gefühle erlebte ich als:

nicht intensiv	gering	mittelgradig	etwas	stark	sehr stark
0	1	2	3	4	5

Die erlebten Stimmungen und Gefühle haben mich belastet:

gar nicht	gering	mittelgradig	etwas	stark	sehr stark
0	1	2	3	4	5

Meine Schmerzstärke mittags:

0	1	2	3	4	5	6	7	8	9	10

Mein körperliches Wohlbefinden mittags:

0	1	2	3	4	5	6	7	8	9	10

Mein seelisches Wohlbefinden mittags:

0	1	2	3	4	5	6	7	8	9	10

Meine körperliche Aktivität abends (bitte beschreiben Sie diese mit eigenen Worten):

____

____

Die Intensität dieser Aktivität erlebte ich als:

nicht intensiv	gering	mittelgradig	etwas	stark	sehr stark
0	1	2	3	4	5

Beansprucht hat mich diese Aktivität:

nicht intensiv	gering	mittelgradig	etwas	stark	sehr stark
0	1	2	3	4	5

Meine Gedanken abends (bitte beschreiben Sie diese mit eigenen Worten):

___

___

Die Intensität des angenehm erlebten Affekts in Bezug auf meine Gedanken erlebte ich als:

0	10	20	30	40	50	60	70	80	90	100

Die Intensität des unangenehm erlebten Affekts in Bezug auf meine Gedanken erlebte ich als:

0	10	20	30	40	50	60	70	80	90	100

Belastet haben mich diese Gedanken:

nicht intensiv	gering	mittelgradig	etwas	stark	sehr stark
0	1	2	3	4	5

Meine Stimmungen und Gefühle abends (bitte beschreiben Sie diese mit eigenen Worten):

___

___

Die Intensität dieser Stimmungen und Gefühle erlebte ich als:

nicht intensiv	gering	mittelgradig	etwas	stark	sehr stark
0	1	2	3	4	5

Die erlebten Stimmungen und Gefühle haben mich belastet:

gar nicht	gering	mittelgradig	etwas	stark	sehr stark
0	1	2	3	4	5

Meine Schmerzstärke abends:

0	1	2	3	4	5	6	7	8	9	10

Mein körperliches Wohlbefinden abends:

0	1	2	3	4	5	6	7	8	9	10

Mein seelisches Wohlbefinden abends:

0	1	2	3	4	5	6	7	8	9	10

Sonstige Beobachtungen:

___

___

Schlafprotokoll[33]

Das Schlafprotokoll stellt eine wichtige Informationsquelle für Sie, aber auch für Ihren behandelnden Arzt/Psychologen dar, um Ihre Schlafqualität etwas genauer zu beleuchten und ggf. Schlafstörungen entgegenzuwirken. Wir möchten Sie daher bitten, dieses Protokoll regelmäßig, vollständig und sorgfältig zu bearbeiten. Dafür brauchen Sie nur wenige Minuten am Abend und am darauffolgenden Morgen.

Das Protokoll ist so aufgebaut, dass Sie jeweils eine ganze Woche im Überblick haben. Bitte bearbeiten Sie das Abendprotokoll unmittelbar vor dem Lichtlöschen und das Morgenprotokoll unmittelbar nach dem Aufstehen. NUR bei der Zubettgehzeit (Frage 6) und der morgendlichen Aufstehzeit (Frage 14) benötigen Sie eine Uhr! Schätzen Sie die Zeit, die Sie zum Einschlafen brauchen ebenso wie die nächtlichen Wachliegezeiten und die Gesamtschlafdauer. Machen Sie sich keine Gedanken darüber, ob Ihre Einschätzung absolut korrekt ist. Gerade nachts fällt es erfahrungsgemäß sehr schwer zu beurteilen, ob man z. B. eine oder zwei Stunden wach gelegen hat.

Wichtig ist ganz allein Ihr subjektiver Eindruck und nicht die genaue Dauer! Bei mehreren Fragen (Fragen 1, 2, 5, 7 und 8) werden Sie um eine Einschätzung z. B. Ihrer Müdigkeit gebeten. Richten Sie sich hierbei nach dem Schulnotensystem (z. B. sehr wach/frisch = 1; sehr müde = 6).

Bestimmte Fragen treffen möglicherweise an einem Tag nicht auf Sie zu. Dann machen Sie einfach keinen Vermerk und gehen zur nächsten Frage über.

Hier ist Platz für wichtige Ereignisse/Vorkommnisse in dieser Woche:

____

____

____

____

____

____

Woche vom: _____________ bis: _____________

Fragen	Bsp.	Mo.	Di.	Mi.	Do.	Fr.	Sa.	So.
Abendprotokoll (vor dem Lichtlöschen)								
Wie ist Ihre Stimmung jetzt? (1: sehr gut; 6: sehr schlecht)	3							
Wie leicht/schwer fiel es Ihnen heute, Leistungen (Beruf, Haushalt) zu erbringen? (1: sehr leicht; 6: sehr schwer)	3							
Haben Sie heute tagsüber geschlafen? Falls ja, geben Sie an, wann und wie lange insgesamt:	14 Uhr, 25 Min.							
Haben Sie in den letzten 4 Stunden Alkohol zu sich genommen? Falls ja, was und wie viel?	2 Flaschen Bier							
Wie frisch/müde fühlen Sie sich jetzt? (1: sehr frisch; 6: sehr müde)	3							
Wann sind Sie zu Bett gegangen?	21:45 Uhr							
Morgenprotokoll (nach dem Aufstehen)								
Wie frisch/müde fühlen Sie sich jetzt? (1: sehr frisch; 6: sehr müde)	3							
Wie ist Ihre Stimmung jetzt? (1: sehr gut; 6: sehr schlecht)	4							
Wann haben Sie gestern das Licht ausgemacht?	22:15 Uhr							
Wie lange hat es nach dem Licht ausmachen gedauert, bis Sie eingeschlafen sind (in Minuten)?	45 Min.							
Waren Sie nachts wach? Wie oft? Wie lange insgesamt (Min)?	2×15 Min.							
Wann sind Sie endgültig aufgewacht?	06:15 Uhr							
Wie lange haben Sie insgesamt geschlafen? (Angabe in Stunden:Minuten)	6:40							
Wann sind Sie endgültig aufgestanden?	7 Uhr							
Haben Sie gestern Abend Medikamente zum Schlafen genommen? (Präparat, Dosis, Uhrzeit)	----							

Auswertung Ihrer Beobachtungen der letzten 4 Wochen

Lassen Sie uns am Ende dieser vier Wochen Ihre Wochenprotokolle zu Schmerz, körperlichen Aktivitäten, Gedanken und Gefühlen sowie zum Schlaf betrachten: Häufig berichten uns Patient*innen zu Beginn der Therapie, dass sie davon überzeugt sind, dass erst die Schmerzen aufhören müssten, damit sich das körperliche Wohlbefinden und das psychische Wohlbefinden verbessern. Wir haben häufig allerdings den Eindruck, dass der Zusammenhang genau andersherum ist: Eine Verbesserung des körperlichen und/oder psychischen Wohlbefindens kann auch eine Verbesserung des Schmerzerlebens erzeugen.

Können Sie sicher sagen, was zuerst da war: Der Schmerz, der die körperlichen Aktivitäten, die Gedanken und Gefühle beeinflusst? Oder die Gedanken und Gefühle, die die Verstärkung des Schmerzes beeinflussen? Wie viel Schlafbeeinträchtigung geht Ihren Beobachtungen zufolge vielleicht auf ein ungünstiges Schlafverhalten zurück? Wie schätzen Sie das aus Ihren Beobachtungen heraus ein?

Wir wünschen Ihnen für alle diese Betrachtungen, die Sie auch gerne wieder schriftlich festhalten können, dass Sie eine neugierige, offene Haltung einnehmen. Denn wir sind uns fast sicher, dass Sie nun Zusammenhänge sehen, die Ihnen bislang völlig verborgen waren. Folgen Sie uns nun in das nächste Kapitel!

Schmerz, Aktivitäten und Gedanken: So soll es sein

Wir haben Sie im zweiten Kapitel zu diesem Buch über unsere Vorstellung eines hilfreichen Schmerzmodells informiert. Nehmen Sie sich gerne die Zeit, und fügen Sie diese in das hier noch einmal dargestellte Modell ein. Wenn Sie sich unsicher sind, wo Ihre Antreiber (die Sie gerne in Rot in das Modell schreiben dürfen) oder Ihre Hemmer (die Sie gerne in Grün in das Modell schreiben dürfen) hingehören können, lesen Sie in den entsprechenden Kapiteln noch einmal nach. Wenn Sie sich noch immer unsicher sind, dann schreiben Sie diese Antreiber oder Hemmer gerne auch mehrfach in das Modell. Am Ende muss es für Sie selbst Sinn ergeben!

Sie erinnern sich, dass wir dieselbe Übung mit Ihnen bereits am Ende des zweiten Kapitels vorgenommen haben? Sehr aufmerksam von Ihnen – das war mit voller Absicht. Bitte schauen Sie jetzt noch nicht nach, was Sie damals geschrieben haben! Das kommt am Ende!

Schmerzhemmer und Schmerzantreiber:

- Wenn Sie Ihre Protokolle der letzten vier Wochen betrachten, welche allgemeinen Beobachtungen zu Schmerzhemmern und -antreibern machen Sie?

Aktivitäten und Schmerz:

- Wenn Sie Ihre Protokolle der letzten vier Wochen betrachten, welche allgemeinen Beobachtungen machen Sie?
- Welche Muster sehen Sie im Auftreten der Schmerzen und den körperlichen Aktivitäten?

Aktivitäten, Gedanken und Schmerz:

- Wenn Sie Ihre Protokolle der letzten vier Wochen betrachten, welche allgemeinen Beobachtungen machen Sie?
- Welche Muster sehen Sie im Auftreten der Schmerzen und den körperlichen Aktivitäten?

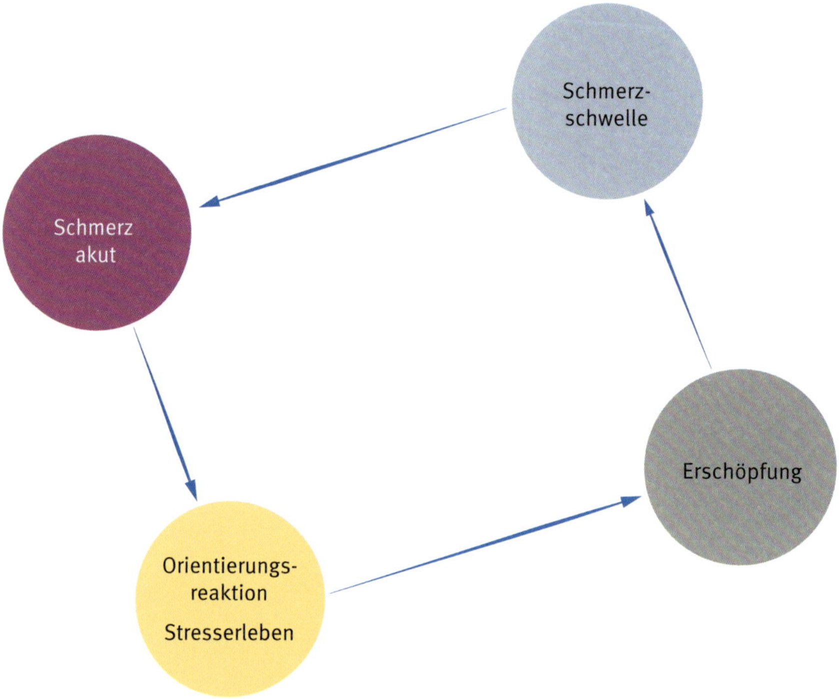

Das Schmerzmodell

- Welche Muster sehen Sie im Auftreten der Schmerzen und Ihren Gedanken?
- Welche Muster sehen Sie zwischen körperlicher Aktivität und Ihren Gedanken?

Aktivitäten, Gedanken, Gefühle und Schmerz:

- Wenn Sie Ihre Protokolle der letzten vier Wochen betrachten, welche allgemeinen Beobachtungen machen Sie?
- Welche Muster sehen Sie im Auftreten der Schmerzen und den körperlichen Aktivitäten?
- Welche Muster sehen Sie im Auftreten der Schmerzen und den Gedanken und Gefühlen?
- Welche Muster sehen Sie zwischen körperlicher Aktivität und den Gedanken und Gefühlen?

Schlaf und Schmerz:

- Wenn Sie Ihre Protokolle der letzten vier Wochen betrachten, welche allgemeinen Beobachtungen machen Sie?
- Welche Muster sehen Sie im Auftreten der Schmerzen und den Aktivitäten?
- Welche Muster sehen Sie im Auftreten der Schmerzen und den Gedanken und Gefühlen?
- Welche Muster sehen Sie zwischen Aktivität und den Gedanken und Gefühlen?
- Welche Beobachtungen haben Sie bezüglich Ihres Schlafes und Ihres Schlafverhaltens gemacht?

Ihre Gedanken und Empfindungen können Sie gerne im Arbeitsblatt »Fischernetz« (S. 205) festhalten. Wenn Sie den Wunsch nach Veränderung haben, nutzen Sie das Arbeitsblatt »WOOPen Sie Ihre Wünsche« (S. 206).

Fischernetz 6

Das möchte ich mir merken:[34]

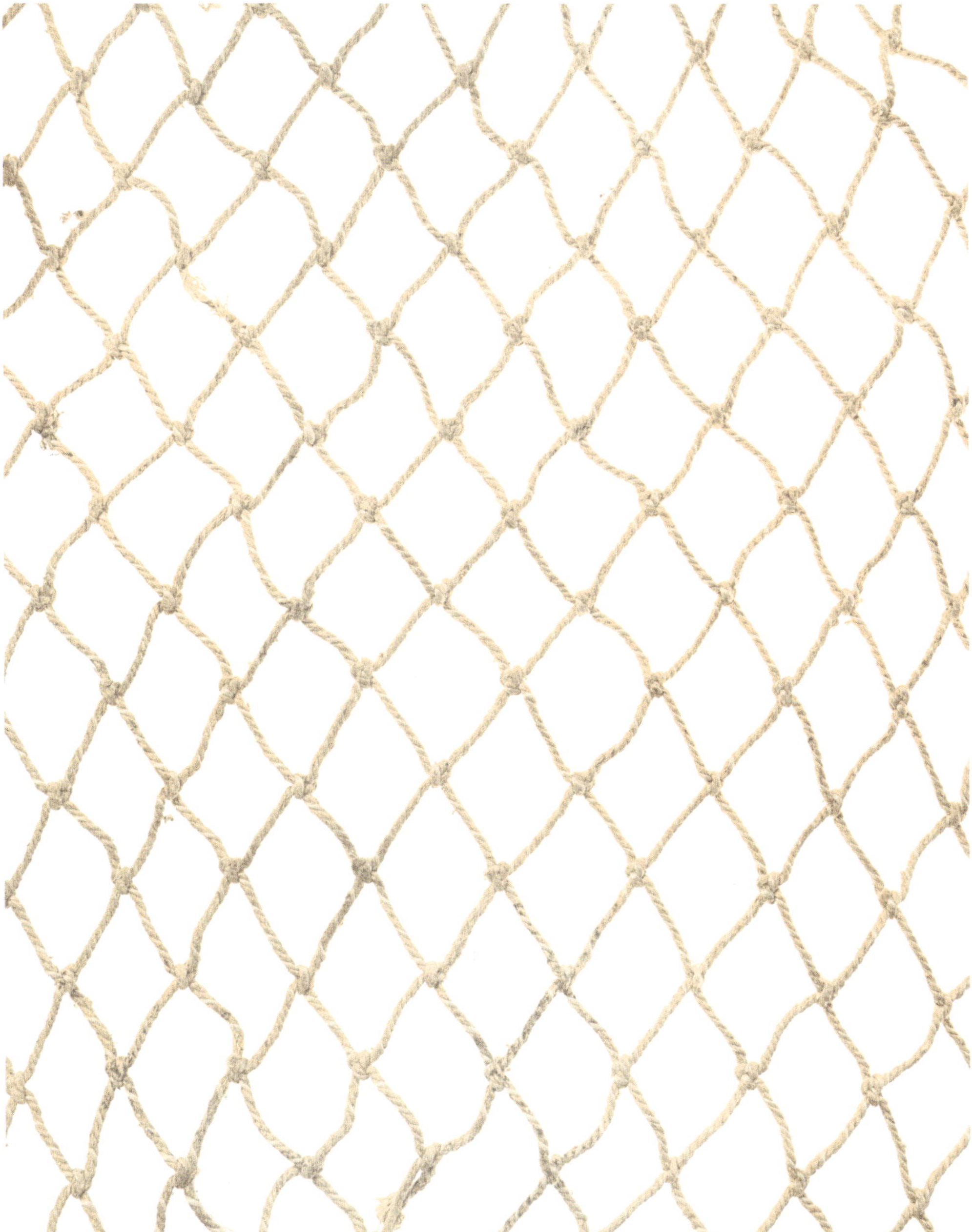

WOOPen Sie Ihre Wünsche

Bevor Sie mit WOOP beginnen, erinnern Sie sich daran, dass WOOP anders ist als andere Übungen: Bei WOOP geht es um Ihre freien Gedanken und Vorstellungen und nicht um reines analytisches Denken. Atmen Sie tief ein und machen Sie es sich bequem. Es ist wichtig, dass Sie während der Übung ungestört sind. Beginnen Sie die Übung, wenn Sie sich ruhig und entspannt fühlen.

Wish – Wunsch

Denken Sie an die nächsten vier Wochen*. Was ist für diesen Zeitrahmen Ihr wichtigster Wunsch, Ihr wichtigstes Anliegen? Bitte wählen Sie einen Wunsch, der für Sie zwar herausfordernd ist, den Sie innerhalb der nächsten vier Wochen jedoch realisieren können.

Notieren Sie hier Ihren Wunsch in 3–6 Worten:

____

*Sie können auch einen anderen (z. B. 24 Stunden, 12 Monate) oder gar keinen Zeitrahmen festlegen.

Outcome – Ergebnis

Was wäre das Allerschönste, das Beste, wenn Sie sich Ihren Wunsch erfüllen würden? Wie würden Sie sich dann fühlen?

Notieren Sie das Schönste in 3–6 Worten:

____

Nehmen Sie sich nun einen Moment Zeit. Stellen Sie sich diesen schönsten, besten Aspekt in all seinen Details vor. Bitte schreiben Sie Ihre Gedanken auf:

____

____

____

Obstacle – Hindernis

Manchmal laufen die Dinge nicht so, wie wir uns das wünschen. Manchmal stehen wir uns selbst im Weg. Was ist es **in Ihnen**, das Sie daran hindert, Ihren Wunsch zu erfüllen? Was hält Sie zurück? Was ist Ihr zentrales, inneres Hindernis?

Notieren Sie Ihr Hindernis in 3–6 Worten:

____

Nehmen Sie sich nun einen Moment Zeit. Stellen Sie sich Ihr Hindernis in all seinen Details vor. Bitte schreiben Sie Ihre Gedanken auf:

____

____

____

Plan – Plan

Was können Sie tun, um Ihr Hindernis zu überwinden? Bitte nennen Sie eine effektive Handlung (oder einen Gedanken, den Sie sich sagen können), mit der (dem) Sie Ihr Hindernis überwinden können.

Notieren Sie die Handlung/den Gedanken in 3–6 Worten:

____

Stellen Sie nun folgenden Plan auf:
»Wenn mein genanntes Hindernis auftritt, dann werde ich die genannte Handlung (Gedanken) ausführen.«

Wenn ______________________________,
(Hindernis)

dann ______________________________
(effektive Handlung/Gedanke)

Gehen Sie Ihren Wenn-dann-Plan in Gedanken noch einmal langsam durch.

So sind meine bisherigen Bewältigungsversuche

Lassen Sie uns nun Ihre Versuche zur Schmerzbewältigung in den Blick nehmen. Sie haben sicherlich in den letzten Wochen beim Lesen bzw. der Arbeit mit diesem Buch schon Beobachtungen dazu gemacht. Wir möchten Sie einladen, sich mit dem folgenden Arbeitsblatt »Bewältigungsversuche« (S. 208) gezielt Ihren bisherigen Strategien der Schmerzbewältigung zu widmen.

Bewältigungsversuche[35]

Ziel dieses Arbeitsblattes

Wir hatten mit Ihnen über Ihre Bewältigungsversuche Ihrer wiederkehrenden Schmerzen gesprochen. Dabei haben Sie entsprechend Ihrer Lernerfahrung bisher ganz sicher Versuche unternommen, diese wiederkehrenden Schmerzen zu vermeiden, zu reduzieren oder zu verhindern. Trotzdem haben Sie dieses Buch gekauft – wir gehen davon aus, dass Ihre bisherigen Versuche nicht oder nur teilweise hilfreich waren.

Die Frage ist daher, wie und wofür Ihre bisherigen Bewältigungsversuche in Bezug auf Ihr Schmerzerleben hilfreich sind bzw. waren.

Einführung in das Arbeitsblatt

Im Folgenden haben wir Ihnen ein Beobachtungsprotokoll zusammengestellt, worin Sie einzelne, Ihnen bewusst zugängliche Bewältigungsversuche zusammentragen und bewerten können. Bitte verwenden Sie diese Tabelle als Tagebuch. Füllen Sie sie über einen gewissen Zeitraum aus (wir empfehlen Ihnen erst einmal eine Woche). Wir unterscheiden der Einfachheit halber zwischen:

- **Gedanklichen Bewältigungsversuchen:** Darunter verstehen wir Versuche, an etwas Bestimmtes zu denken (wie bspw. an einen schönen Urlaubstag) oder etwas Bestimmtes NICHT zu denken (wie bspw. sich die befürchteten negativen Entwicklungen einer weiterhin wiederkehrenden Schmerzsituation vorzustellen).
- **Aktivitäten zur Bewältigung:** Darunter verstehen wir Versuche, die sich in Verhalten äußern. Dazu gehören z. B. sich hinlegen, sich ausruhen, das Auftragen von Salbe oder die Einnahme von Medikamenten. Dehnen, Lockerungsübungen fallen hier auch darunter. Darüber hinaus kann aber auch das Vermeiden von sozialen Kontakten, von Kino- oder Theaterbesuchen, das Absagen von Terminen oder Verabredungen dazugehören.

Diese Unterteilung ist eine Hilfestellung, die Sie auch gerne ignorieren können.

Dabei kann die Wirksamkeit ganz aus Ihrem eigenen Erleben heraus bewertet werden. Es gibt hier kein Richtig und kein Falsch. Es gibt Ihren persönlichen Eindruck und der zählt!

Kopieren oder downloaden Sie sich dieses Arbeitsblatt (siehe Box S. 273) und füllen Sie es für alle Tage der Woche aus.

Schwache bis mittlere Schmerzen			
Wie stark sind Ihre schwachen bis mittleren Schmerzen gewöhnlich? *0 kein Schmerz;* *10 größter erlebter Schmerz*	___	**Wie hoch ist Ihr Belastungserleben bei schwachen bis mittleren Schmerzen?** *0 kein Belastungserleben;* *10 größtmögliches Belastungserleben*	___
Wie sehr erleben Sie bei diesen Schmerzen Ihr körperliches Wohlbefinden? *0 überhaupt kein Wohlbefinden;* *10 größtmögliches Wohlbefinden*	___	**Wie sehr erleben Sie bei diesen Schmerzen Ihr psychisches Wohlbefinden?** *0 überhaupt kein Wohlbefinden;* *10 größtmögliches Wohlbefinden*	___
Beschreiben Sie Ihren gedanklichen Bewältigungsversuch bei schwachen bis mittleren Schmerzen: ___ ___		**Beschreiben Sie Ihre Aktivität zur Bewältigung bei schwachen bis mittleren Schmerzen:** ___ ___	
Kurzfristige Wirksamkeit	**Langfristige Wirksamkeit**	**Kurzfristige Wirksamkeit**	**Langfristige Wirksamkeit**
0 gar nicht wirksam; 10 unglaublich wirkungsvoll		*0 gar nicht wirksam; 10 unglaublich wirkungsvoll*	
___	___	___	___
Ist hilfreich für: ___ ___ ___ ___	Ist hilfreich für: ___ ___ ___ ___	Ist hilfreich für: ___ ___ ___ ___	Ist hilfreich für: ___ ___ ___ ___
Behindert mich bei: ___ ___ ___ ___	Behindert mich bei: ___ ___ ___ ___	Behindert mich bei: ___ ___ ___ ___	Behindert mich bei: ___ ___ ___ ___

Mittlere bis stärkere Schmerzen

Wie stark sind Ihre mittleren bis stärkeren Schmerzen gewöhnlich? *0 kein Schmerz;* *10 größter erlebter Schmerz*	____	**Wie hoch ist Ihr Belastungserleben bei mittleren bis stärkeren Schmerzen?** *0 kein Belastungserleben;* *10 größtmögliches Belastungserleben*	____
Wie sehr erleben Sie bei diesen Schmerzen Ihr körperliches Wohlbefinden? *0 überhaupt kein Wohlbefinden;* *10 größtmögliches Wohlbefinden*	____	**Wie sehr erleben Sie bei diesen Schmerzen Ihr psychisches Wohlbefinden?** *0 überhaupt kein Wohlbefinden;* *10 größtmögliches Wohlbefinden*	____

Beschreiben Sie Ihren gedanklichen Bewältigungsversuch bei mittleren bis stärkeren Schmerzen: ____ ____		**Beschreiben Sie Ihre Aktivität zur Bewältigung bei mittleren bis stärkeren Schmerzen:** ____ ____	
Kurzfristige Wirksamkeit	**Langfristige Wirksamkeit**	**Kurzfristige Wirksamkeit**	**Langfristige Wirksamkeit**
0 gar nicht wirksam; 10 unglaublich wirkungsvoll		*0 gar nicht wirksam; 10 unglaublich wirkungsvoll*	
____	____	____	____
Ist hilfreich für: ____ ____ ____ ____	Ist hilfreich für: ____ ____ ____ ____	Ist hilfreich für: ____ ____ ____ ____	Ist hilfreich für: ____ ____ ____ ____
Behindert mich bei: ____ ____ ____ ____	Behindert mich bei: ____ ____ ____ ____	Behindert mich bei: ____ ____ ____ ____	Behindert mich bei: ____ ____ ____ ____

Starke bis stärkste Schmerzen			
Wie stark sind Ihre starken bis stärksten Schmerzen gewöhnlich? *0 kein Schmerz;* *10 größter erlebter Schmerz*	____	**Wie hoch ist Ihr Belastungserleben bei starken bis stärksten Schmerzen?** *0 kein Belastungserleben;* *10 größtmögliches Belastungserleben*	____
Wie sehr erleben Sie bei diesen Schmerzen Ihr körperliches Wohlbefinden? *0 überhaupt kein Wohlbefinden;* *10 größtmögliches Wohlbefinden*	____	**Wie sehr erleben Sie bei diesen Schmerzen Ihr psychisches Wohlbefinden?** *0 überhaupt kein Wohlbefinden;* *10 größtmögliches Wohlbefinden*	____
Beschreiben Sie Ihren gedanklichen Bewältigungsversuch bei starken bis stärksten Schmerzen: ____ ____		**Beschreiben Sie Ihre Aktivität zur Bewältigung bei starken bis stärksten Schmerzen:** ____ ____	
Kurzfristige Wirksamkeit *0 gar nicht wirksam; 10 unglaublich wirkungsvoll*	**Langfristige Wirksamkeit**	**Kurzfristige Wirksamkeit** *0 gar nicht wirksam; 10 unglaublich wirkungsvoll*	**Langfristige Wirksamkeit**
____	____	____	____
Ist hilfreich für: ____ ____ ____ ____	Ist hilfreich für: ____ ____ ____ ____	Ist hilfreich für: ____ ____ ____ ____	Ist hilfreich für: ____ ____ ____ ____
Behindert mich bei: ____ ____ ____ ____	Behindert mich bei: ____ ____ ____ ____	Behindert mich bei: ____ ____ ____ ____	Behindert mich bei: ____ ____ ____ ____

Auswertung: Erkenntnisse zu Ihren bisherigen Bewältigungsversuchen

Lassen Sie uns nun Ihr Arbeitsblatt »Bewältigungsversuche« (S. 208) zu Ihren bisherigen Bewältigungsversuchen betrachten: Wir haben schon dargelegt, dass wir aufgrund unserer Lebensgeschichte bestimmte Verhaltens- und Denkweisen kennen. Viele von ihnen übernehmen wir sehr früh und sie sind uns daher oft unbewusst. Andere lernen wir später, aber da wir sie häufig anwenden und sie häufig an vielen Stellen hilfreich sind, übernehmen wir sie in unsere automatisierten Abläufe (wir Behandler*innen nennen das auch ein Muster). Wenn wir in eine neue Situation geraten, über die wir wenig wissen und deren Ausgang uns noch unbekannt ist, übernehmen wir natürlich ganz automatisch die Verhaltens- und Denkweisen, die uns bisher so gute Dienste geleistet haben. Im besten Falle funktioniert das zu unserer Zufriedenheit, manchmal aber nicht. Dann erleben wir ein vorübergehendes Scheitern, eine Dysbalance oder ein Dissonanzerleben wie in unserem Schwingungsbarometer, und unser Bewusstsein setzt sich in Gang. Es bereitet uns darauf vor, dass wir uns auf diese »Störungen« unserer automatisierten Abläufe direkt konzentrieren (d. h., unseren Scheinwerfer auf unsere Stimmungen und Gefühle und damit auf den Erfüllungsgrad unserer Bedürfnisse richten) und bewusst nach neuen Lösungsmöglichkeiten suchen.

Gerade beim Umgang mit Schmerzen gehen wir zu Beginn von einem akuten, und damit bald vorübergehenden Zustand aus. Wir wenden alles das an, was wir bei akutem Schmerzerleben (Stachel im Fuß oder Sonnenbrand beispielsweise) bisher erfolgreich eingesetzt haben. Und dennoch kommen die Schmerzen wieder. Mit der Zeit stellen wir fest, dass unsere gewohnten Lösungsversuche nicht funktionieren. Das ist der Moment, in dem Gefühle der Hilflosigkeit und Verzweiflung aufkommen können.

Zusätzlich können Sie beobachtet haben, dass es Strategien und Lösungsversuche gibt, die kurzfristig gut helfen (z. B. hinlegen lindert die Schmerzen), langfristig allerdings ganz andere Wirkungen entfalten (die Schonung kann zur Isolation und zur Unzufriedenheit mit der Alltagsbewältigung führen). Deshalb ergibt es Sinn, sich die häufigsten und spontansten Lösungsstrategien einmal genauer in Bezug auf ihre tatsächliche Nützlichkeit anzuschauen.

Bei der Prüfung und Entscheidung, welche Strategien Sie behalten können und welche Sie vielleicht ersetzen wollen, spielt nun zunehmend auch Ihre Bedürfnislage eine Rolle. Denn das ist der Anker für eine gute, nachhaltige Lösungsstrategie, deren Aufgabe es ist, unser körperliches und psychisches Wohlbefinden (also die Sicherstellung unserer Bedürfnisse) dauerhaft sicherzustellen.

Lassen Sie uns im Moment noch bei der Ist-Betrachtung bleiben. Wir stellen Ihnen wieder Fragen zur Betrachtung, die Sie für sich beantworten können. Halten Sie Ihre Antworten auf die Fragen bzw. Ihre Erkenntnisse, Ideen oder Eingebungen gerne wieder schriftlich fest.

- Welche allgemeinen Beobachtungen haben Sie bei der Bearbeitung gemacht?
- Welche Eindrücke haben Sie in Bezug auf die Wirksamkeit Ihrer bisherigen Bewältigungsversuche?
- Wie bewerten Sie Ihre bisherigen Strategien in Bezug auf ihre kurzfristige Wirkung?
- Wie bewerten Sie Ihre bisherigen Strategien in Bezug auf die langfristige Wirkung?

- Welche der Strategien hilft Ihnen sowohl kurzfristig als auch langfristig bei Ihrer Schmerzbewältigung?
- Welche der Strategien hilft Ihnen zwar kurzfristig, aber langfristig nicht zufriedenstellend bei Ihrer Schmerzbewältigung?
- Welche der Strategien behindert die Erfüllung eines oder mehrerer Ihrer Bedürfnisse, obwohl sie für Schmerzen kurz- oder langfristig hilfreich erscheint?
- Hätten Sie hier spontan Ideen, was Sie an dieser Strategie (oder an diesen Strategien) ändern könnten, um Ihre Bedürfnisse nicht zu behindern?

Ihre Gedanken und Empfindungen zu Ihren Beobachtungen können Sie gerne im Arbeitsblatt »Fischernetz« (S. 214) festhalten. Für die Veränderung der Schmerzbewältigung dient das Arbeitsblatt »WOOPen Sie Ihre Bewältigungsversuche« (S. 215).

Fischernetz 7

Das möchte ich mir merken:[36]

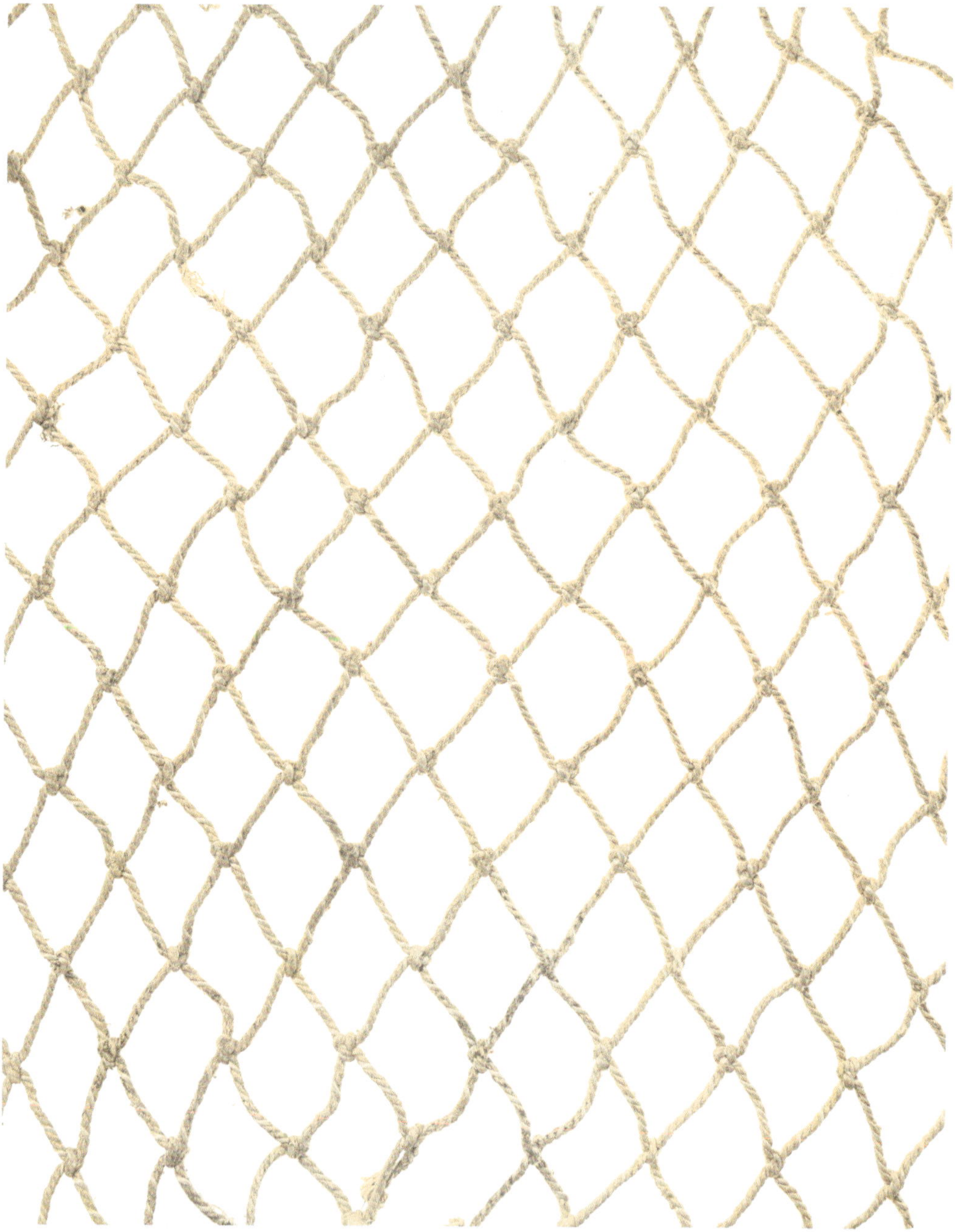

WOOPen Sie Ihre Bewältigungsversuche

Bevor Sie mit WOOP beginnen, erinnern Sie sich daran, dass WOOP anders ist als andere Übungen: Bei WOOP geht es um Ihre freien Gedanken und Vorstellungen und nicht um reines analytisches Denken. Atmen Sie tief ein und machen Sie es sich bequem. Es ist wichtig, dass Sie während der Übung ungestört sind. Beginnen Sie die Übung, wenn Sie sich ruhig und entspannt fühlen.

Wish – Wunsch

Denken Sie an die nächsten vier Wochen*. Was ist für diesen Zeitrahmen Ihr wichtigster Wunsch, Ihr wichtigstes Anliegen? Bitte wählen Sie einen Wunsch, der für Sie zwar herausfordernd ist, den Sie innerhalb der nächsten vier Wochen jedoch realisieren können.

Notieren Sie hier Ihren Wunsch in 3–6 Worten:

____

____

*Sie können auch einen anderen (z. B. 24 Stunden, 12 Monate) oder gar keinen Zeitrahmen festlegen.

Outcome – Ergebnis

Was wäre das Allerschönste, das Beste, wenn Sie sich Ihren Wunsch erfüllen würden? Wie würden Sie sich dann fühlen?

Notieren Sie das Schönste in 3–6 Worten:

____

____

Nehmen Sie sich nun einen Moment Zeit. Stellen Sie sich diesen schönsten, besten Aspekt in all seinen Details vor. Bitte schreiben Sie Ihre Gedanken auf:

____

____

____

Obstacle – Hindernis

Manchmal laufen die Dinge nicht so, wie wir uns das wünschen. Manchmal stehen wir uns selbst im Weg. Was ist es **in Ihnen**, das Sie daran hindert, Ihren Wunsch zu erfüllen? Was hält Sie zurück? Was ist Ihr zentrales, inneres Hindernis?

Notieren Sie Ihr Hindernis in 3–6 Worten:

____

____

Nehmen Sie sich nun einen Moment Zeit. Stellen Sie sich Ihr Hindernis in all seinen Details vor. Bitte schreiben Sie Ihre Gedanken auf:

____

____

____

Plan – Plan

Was können Sie tun, um Ihr Hindernis zu überwinden? Bitte nennen Sie eine effektive Handlung (oder einen Gedanken, den Sie sich sagen können), mit der (dem) Sie Ihr Hindernis überwinden können.

Notieren Sie die Handlung/den Gedanken in 3–6 Worten:

____

____

Stellen Sie nun folgenden Plan auf:

»Wenn mein genanntes Hindernis auftritt, dann werde ich die genannte Handlung (Gedanken) ausführen.«

Wenn ______________________________,
(Hindernis)

dann ______________________________
(effektive Handlung/Gedanke)

Gehen Sie Ihren Wenn-dann-Plan in Gedanken noch einmal langsam durch.

Diese Ressourcen habe ich: mein Krafttank

Täglich geben wir unser Bestes, helfen, arbeiten, unterstützen, beraten, bewegen uns, denken nach – alle diese Tätigkeiten verbrauchen Energie. Unser Körper signalisiert uns das über Müdigkeitserleben, Erschöpfungserleben oder Verminderung unserer Konzentrationsfähigkeit. Im Prinzip fällt alles, was wir aktiv leisten in den Bereich des Stresserlebens. Wenn Sie ausreichend Erholung erfahren, ist ja auch alles in Ordnung. Aber wenn das nicht (mehr) der Fall ist, dann arbeitet ein dauerhaftes Stresserleben in unseren Schmerzkreislauf hinein.

Die Frage, die wir Ihnen hier stellen wollen, bezieht sich auf den Teil des Schmerzmodells, den wir als Regeneration bezeichnet haben. Erholung können wir auch dazu sagen. Wir erinnern uns an dieser Stelle auch noch einmal an unsere beiden Gegenspieler Sympathikus und Parasympathikus, die sich ja die Waage halten müssen, wenn es uns gut gehen soll.

Haben Sie denn genug Gelegenheiten, sich ausreichend zu erholen? Haben Sie genug Möglichkeiten dazu? Wie sieht es in Ihrem Leben mit Aktivitäten aus, die Ihnen Kraft geben, Freude bereiten und Ihnen Stabilität und Fürsorge vermitteln? Auch hier wäre die Stärke Ihres körperlichen und seelischen Wohlbefindens das ausschlaggebende Entscheidungskriterium. Beide müssten mindestens während und nach der Aktivität ausreichend hoch sein!

Lassen Sie uns nun Ihre jetzige Situation betrachten! Nehmen Sie für diese kleine Exkursion auf unserer Reise das Arbeitsblatt »Mein Krafttank« (S. 218) zur Hand.

Mein Krafttank

Ziel dieses Arbeitsblattes

Unsere persönliche Kraftbilanz können wir gut mit einem Tank im Auto vergleichen: Solange genügend Treibstoff im Tank ist, fährt unser Auto auch. Wenn es Zeit ist zu tanken, leuchtet eine Signallampe auf, damit wir zeitnah eine Tankstelle aufsuchen sollten. Wenn wir zu weit gefahren sind, ohne zu tanken, bleiben wir stehen, weil der Tank leer ist. Wenn wir das zu häufig riskieren, kann der Motor unseres Autos auch Schaden nehmen.

Ähnlich funktioniert unser persönlicher Energiehaushalt: Wir sollten regelmäßig dafür sorgen, dass wir Energie und Kraft aufnehmen bzw. »tanken«. Wenn das nicht passiert, kann es sein, dass wir uns zunehmend erschöpft fühlen, unsere »Signallampe« leuchtet. Schaffen wir es nicht, Energie zu sammeln, dann kann es sein, dass wir »nicht mehr funktionieren«, dass wir uns antriebslos fühlen, unsere Schmerzen stärker werden oder sich ausbreiten, wir kaum noch unseren Alltag bewältigen können. Unser Tank ist dann leer.

Lassen Sie uns dieses Bild für Ihre persönliche Energiebilanz verwenden und entsprechend Ihre Ressourcen (was in den Tank hineingeht) und Ihre Belastungen (was aus dem Tank hinausgeht) zusammenfassen.

Aufgabe

Füllen Sie Ihren persönlichen Krafttank aus. Im unteren Bereich notieren Sie, was Sie alles im Alltag Kraft kostet (rote Pfeile) – das können Aktivitäten sein, aber auch Dinge, die Sie gedanklich beschäftigen oder Gefühle, die Sie als anstrengend erleben (z. B. Angst, Ärger). Notieren Sie dann im oberen Teil:

- was Ihnen hilft, Kraft zu tanken (grüne Pfeile – angenehme Erlebnisse, essen, schlafen, Entspannungsübungen) und
- was Ihnen seelisch guttut, aber gleichzeitig anstrengend sein kann (blaue Pfeile – z. B. Telefonat mit einer Freundin, Sport).

Betrachten Sie Ihr Bild von Ihrem Krafttank abschließend und notieren Sie sich, was Ihnen dabei durch den Kopf geht (sowohl Gedanken als auch Gefühle).

Hilft Kraft zu tanken:

Tut seelisch gut:

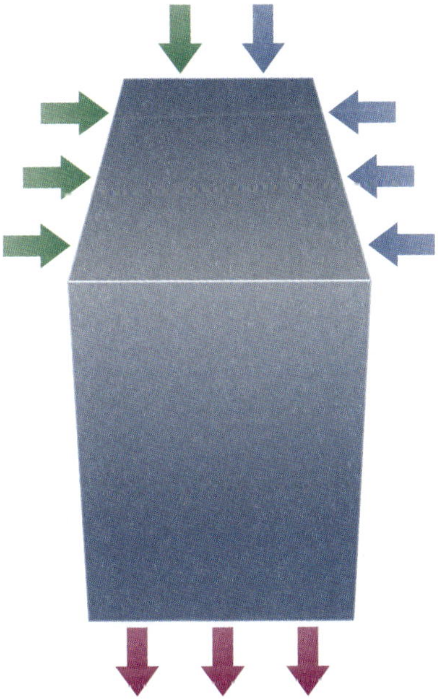

Kostet Kraft:

Hier ist ausreichend Platz für Ihre Betrachtungen:

Auswertung: Wie ist der aktuelle Stand Ihres Krafttanks?

Um uns noch einmal gemeinsam zu erinnern: Wir alle brauchen eine Balance zwischen Anstrengung und Erholung. Die Sprache unseres Körpers signalisiert uns über das körperliche und das psychische Wohlbefinden bereits frühzeitig, wenn die Balance zwischen dem, was herausgeht (Aktivitäten des täglichen Lebens) und dem, was hineinkommt (positiv erlebte Momente, Aktivitäten o. Ä.), nicht oder dauerhaft nicht mehr gegeben ist.

Dabei müssen wir immer auch berücksichtigen, dass der Tank eigentlich nie leer sein darf, denn unser Körper benötigt immer noch ausreichend Energie, um sich zu heilen, gegen Viren und Bakterien abzuschirmen, seine vielen kleinen und großen Prozesse aufrechtzuerhalten und die Organe zu pflegen. Wenn der Tank wirklich ganz geleert wäre, könnte er das nicht mehr tun.

Im Prinzip ist es ganz einfach: Da immer etwas herausgeht (wir tun auch an faulen Tagen noch genug, das Energie erfordert), muss auch immer etwas hineingefüllt werden. Im besten Falle genauso viel, wie herausfließt. Allerdings gibt es Tage und Zeiten, wo mehr herausfließt, als wir Gelegenheit haben, nachzufüllen. Dann sinkt der Füllstand (rapide). Wenn wir im Bild bleiben, hieße das, sich Tage oder Zeiten zu schaffen, wo wir mehr dafür tun, den Tank aufzufüllen. Sie können nur dann Geld verleihen, wenn Sie auch welches auf dem Konto haben. Sie können nur so lange Autofahren, wie Benzin im Tank ist.

- Manche von uns haben aus ihrer Lerngeschichte nicht mitbekommen, auf diese Füllstandsanzeige zu achten.
- Manche von uns haben gelernt, dass es ihnen nicht zusteht, hineinzufüllen.
- Manche von uns haben gelernt, dass sie nur dann wertgeschätzt werden, wenn sie möglichst viel tun, und ihren Tank leeren.
- Manche haben gar keine Vorstellung davon, dass es einen solchen Tank gibt und dass dieser Tank gepflegt werden muss.
- Manche von uns haben verlernt, was einen solchen Tank füllen könnte.

Sie sehen, warum Ihr Tank vielleicht im Moment in einem desolaten Zustand ist, hat viele Gründe.

Uns geht es hier nicht darum, die Gründe offenzulegen. Uns geht es darum, den Tank in den Blick zu nehmen. Uns geht es auch darum, Ihnen mitzuteilen, dass leider niemand Ihren Tank für Sie füllt. Eine ausgewogene Füllstandsanzeige ist allein Ihre Aufgabe. Wir möchten an dieser Stelle auch noch einmal betonen, dass der Krafttank ein Bild für das Gleichgewicht unserer körperlichen und psychischen Bedürfnisse ist. Und wir erinnern uns gemeinsam: Bedürfnisse sind nicht verhandelbar!

Bei der Füllstandsanzeige unseres Krafttankes müssen wir also sowohl unsere psychischen Bedürfnisse und Vorhaben berücksichtigen als eben auch die körperlichen Bedürfnisse und Prozesse. Letztere fallen leider häufig aus unserem Bewusstsein heraus, weil wir die Mehrheit dieser körperlichen Prozesse gar nicht sehen oder spüren können. Wir merken erst, dass das Gleichgewicht gestört ist, wenn wir Einbußen am körperlichen Wohlbefinden wahrnehmen (sehen Sie gerne auch noch einmal im Kapitel zum Stress vorbei, dort haben wir Ihnen Beispiele für solche Warnsignale genannt).

Kommen wir zu Ihrem Krafttank:

- Wie schätzen Sie im Moment das Maß an Dingen ein, die Energie benutzen (am unteren Ende des Tanks)?
- Wie schätzen Sie im Moment das Maß an Dingen ein, die Ihnen Energie, Freude, Kraft und Zuversicht oder Geborgenheit schenken (am oberen Ende des Tanks)?
- Was können Sie tun, damit weniger Kraft aus Ihrem Tank herausläuft?
- Was können Sie tun, damit mehr Kraft in Ihren Tank hineinkommt?
- Braucht es gerade ein Innehalten, um den Tank wieder ausreichend aufzufüllen (weil der Füllstandspegel niedrig ist)? Was könnte das sein?
- Welche Ideen hätten Sie für eine ausgewogene Tankentleerung und Tankbefüllung in den nächsten vier Wochen (oder auch gerne länger)? Was könnten Sie dafür tun?

Ihre Gedanken und Empfindungen zu Ihren Beobachtungen können Sie gerne im Arbeitsblatt »Fischernetz« (S. 222) festhalten.

Wenn Sie den Wunsch haben, eine Veränderung für Ihren Krafttank oder in Bezug auf Ihre Ressourcen in Betracht zu ziehen, nutzen Sie gerne das Arbeitsblatt »WOOPen Sie Ihren Krafttank« (S. 223).

Fischernetz 8

Das möchte ich mir merken:[37]

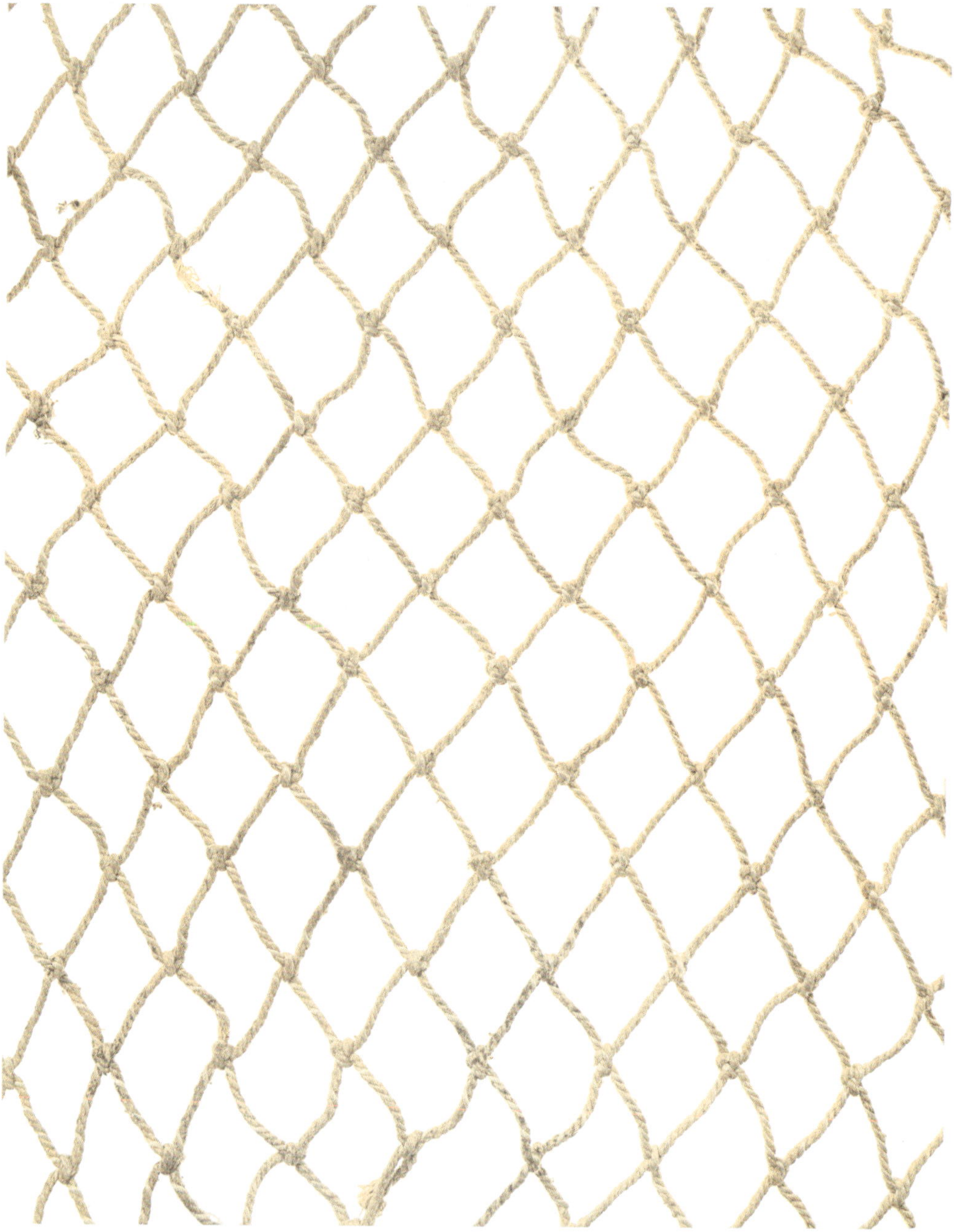

WOOPen Sie Ihren Krafttank

Bevor Sie mit WOOP beginnen, erinnern Sie sich daran, dass WOOP anders ist als andere Übungen: Bei WOOP geht es um Ihre freien Gedanken und Vorstellungen und nicht um reines analytisches Denken. Atmen Sie tief ein und machen Sie es sich bequem. Es ist wichtig, dass Sie während der Übung ungestört sind. Beginnen Sie die Übung, wenn Sie sich ruhig und entspannt fühlen.

Wish – Wunsch

Denken Sie an die nächsten vier Wochen*. Was ist für diesen Zeitrahmen Ihr wichtigster Wunsch, Ihr wichtigstes Anliegen? Bitte wählen Sie einen Wunsch, der für Sie zwar herausfordernd ist, den Sie innerhalb der nächsten vier Wochen jedoch realisieren können.

Notieren Sie hier Ihren Wunsch in 3–6 Worten:

____

____

*Sie können auch einen anderen (z. B. 24 Stunden, 12 Monate) oder gar keinen Zeitrahmen festlegen.

Outcome – Ergebnis

Was wäre das Allerschönste, das Beste, wenn Sie sich Ihren Wunsch erfüllen würden? Wie würden Sie sich dann fühlen?

Notieren Sie das Schönste in 3–6 Worten:

____

____

Nehmen Sie sich nun einen Moment Zeit. Stellen Sie sich diesen schönsten, besten Aspekt in all seinen Details vor. Bitte schreiben Sie Ihre Gedanken auf:

____

____

____

Obstacle – Hindernis

Manchmal laufen die Dinge nicht so, wie wir uns das wünschen. Manchmal stehen wir uns selbst im Weg. Was ist es **in Ihnen**, das Sie daran hindert, Ihren Wunsch zu erfüllen? Was hält Sie zurück? Was ist Ihr zentrales, inneres Hindernis?

Notieren Sie Ihr Hindernis in 3–6 Worten:

____

____

Nehmen Sie sich nun einen Moment Zeit. Stellen Sie sich Ihr Hindernis in all seinen Details vor. Bitte schreiben Sie Ihre Gedanken auf:

____

____

____

Plan – Plan

Was können Sie tun, um Ihr Hindernis zu überwinden? Bitte nennen Sie eine effektive Handlung (oder einen Gedanken, den Sie sich sagen können), mit der (dem) Sie Ihr Hindernis überwinden können.

Notieren Sie die Handlung/den Gedanken in 3–6 Worten:

____

____

Stellen Sie nun folgenden Plan auf:

»Wenn mein genanntes Hindernis auftritt, dann werde ich die genannte Handlung (Gedanken) ausführen.«

Wenn ______________________________,
(Hindernis)

dann ______________________________
(effektive Handlung/Gedanke)

Gehen Sie Ihren Wenn-dann-Plan in Gedanken noch einmal langsam durch.

Zusammenfassung: So ist zurzeit mein Leben mit dem Schmerz

Wir sind angekommen! Wenn wir noch einmal das Bild der gemeinsamen Reise beanspruchen, stehen wir nun am letzten Abend unserer Reise auf einem Berg und schauen zurück ins Tal. Das Licht ist berauschend. Wir sehen, welchen Weg wir bis hierher gegangen sind (manchmal war es schon auch ganz schön steil und anstrengend …). Wir sehen auch, wie reich und wie schön das Land unter uns ist. Lassen Sie uns kurz innehalten und uns gemeinsam freuen.

Wir hoffen, dass Sie bis hierher mit uns gegangen sind und dass Sie viel erfahren haben.

Wir fassen zusammen, dass Schmerz, gemeinsam mit körperlichem und psychischem Wohlbefinden, die Sprache unseres Körpers bildet. Durch sie vermittelt uns unser Körper die Gleichgewichte seiner ganzen Strukturen und Prozesse, einschließlich unserer psychischen Verfassung. Grundlage dieses ausgewogenen Zusammenspiels sind unsere Bedürfnisse, damit alle Strukturen und Prozesse gut miteinander auskommen und sich nicht gegenseitig behindern. Die Erfüllung unserer Bedürfnisse hängt von unseren körperlichen, psychischen, aber auch von den sozialen Bedingungen ab.

Ob nun der Schmerz das körperliche und psychische Wohlbefinden beeinflusst oder anders herum – wir glauben, dass es darauf nicht ankommt. Fakt ist, dass das Vorhandensein eines hohen körperlichen und psychischen Wohlbefindens auf jeden Fall das Schmerzerleben positiv beeinflusst. Auf den Schmerz haben wir nur bedingt Einfluss, auf unsere beiden Wohlbefinden sehr wohl.

Im Arbeitsblatt »Attackenmodell« (S. 226) laden wir Sie ein, alle gesammelten Erfahrungen und Erkenntnisse zusammenzufassen. Dieses Themengebiet werden wir mit Ihnen nicht mehr gemeinsam betrachten und auch nicht mehr woopen. Wir sehen uns dann auf unserer Heimreise im Kapitel »Was verändert werden kann und was akzeptiert werden will« wieder! Bis dahin!

Attackenmodell: persönliche Zusammenfassung zu Ihrem Schmerzmodell

Ziel dieses Arbeitsblattes

An dieser Stelle bietet es sich an, alle von Ihnen bisher gemachten Erfahrungen, Entdeckungen und Erkenntnisse in ein gemeinsames Modell zu bringen. Wir nennen es das persönliche Schmerzmodell. Für diese Übung benötigen Sie Zeit. Wir gehen davon aus, dass Sie diese Übung nicht auf einmal machen können. Wir empfehlen Ihnen, sich der Übung schrittweise anzuvertrauen: immer eine Stunde, dann kehren Sie in Ihren Alltag zurück und machen die Übung etwas später weiter. Das hat den Vorteil, dass Sie in Ruhe über Ihre Erfahrungen und die Fragen dieser Übung nachdenken können. Insgesamt braucht diese Übung sicherlich 4 bis 5 Stunden, je nachdem, wie ausführlich Sie Ihre Arbeitsblätter bisher ausgefüllt haben. Diese fassen wir jetzt mit Ihnen zusammen.

Einführung in das Arbeitsblatt

Wir benötigen nun alle Arbeitsblätter, die Sie bisher bearbeitet haben.

Wir erinnern uns darüber hinaus, dass neben Schmerz das körperliche und das psychische Wohlbefinden wichtige Sprachen unseres Körpers sind. Wir erinnern uns auch, dass

- wenn die Sprache »Schmerz« sehr laut ist, das körperliche und das psychische Wohlbefinden sehr leise (oder niedrig) sind.
- wenn die Sprachen »körperliches Wohlbefinden« und »psychisches Wohlbefinden« sehr laut sind, die Sprache »Schmerz« sehr leise (oder niedrig) ist.

Das möchten wir uns zunutze machen. Denn was zuerst da war (Schmerz oder die Verminderung unserer Wohlbefinden) spielt im Verlauf des Lebens keine wesentliche Rolle – mal ist das eine laut, mal das andere. Wir steigen einfach in diesen Fluss ein: siehe im Kasten die Wellen in Rot (für Schmerzerleben), blau (für das körperliche Wohlbefinden) und grün (für das psychische Wohlbefinden). Sie sehen, dass es Zeiten gibt, wo es weit auseinandergeht, wobei wir hier der Einfachheit halber das körperliche und psychische Wohlbefinden zusammengelegt haben.

Uns interessieren aber im Moment beide gemeinsam in Bezug auf das Schmerzerleben. Wir stellen Ihnen nun einige Fragen, die Sie mit Blick in Ihre vorhergehenden Arbeitsblätter beantworten und in diesem Arbeitsblatt zusammentragen können.

Block 1

Hier suchen wir alle Ihre Erfahrungen zusammen, die in Zusammenhang mit geringem Schmerzerleben (siehe Arbeitsblatt »Meine Schmerzhemmer« S. 40) und hohem körperlichem und psychischem Wohlbefinden stehen (siehe Arbeitsblatt »Mein Krafttank«, S. 218). Sie können auch auf Ihre Aktivitätenprotokolle 1–4 und Ihr Schlafprotokoll (S. 201) zurückgreifen.

Bitte tragen Sie alle Erfahrungen in Block 1 zusammen, die Sie dabei unterstützen, Ihr

körperliches und/oder psychisches Wohlbefinden zu erhalten oder zu stärken.

Sie dürfen jederzeit und uneingeschränkt Erfahrungen unter Block 1 ergänzen, die noch nicht auf Ihren Arbeitsblättern stehen. Ordnen Sie Ihre Erfahrungen an die Stellen (zu Schmerz [rot] und/oder zum Wohlbefinden [blau und grün]), wo sie den größten positiven Einfluss haben, sodass zwischen den Linien dann die Erfahrungen stehen werden, die sowohl auf das Schmerzerleben als auch auf die beiden Wohlbefinden wirken. Prüfen Sie zum Abschluss noch einmal Ihr Arbeitsblatt auf Vollständigkeit und ergänzen Sie gerne.

Block 2

Hier suchen wir alle Ihre Erfahrungen zusammen, die dafür verantwortlich sind, dass sich das psychische und körperliche Wohlbefinden verschlechtern. Zusätzlich interessieren uns alle Erfahrungen, die auf die Verstärkung Ihres Schmerzerlebens wirken. Bitte greifen Sie dafür auf Ihre Arbeitsblätter »meine Schmerzantreiber« sowie auf Ihre Aktivitätenprotokolle 1–4 und das Schlafprotokoll zurück.

Bitte tragen Sie alle Erfahrungen in Block 2 zusammen, die entweder negativ auf Ihr körperliches und/oder psychisches Wohlbefinden oder auf Ihre Schmerzverstärkung wirken.

Hilfreich an dieser Stelle ist, wenn Sie diese Erfahrungen zu den Bereichen zuordnen, wo sie den größten Einfluss haben, sodass zwischen den Linien dann die Erfahrungen stehen werden, die sowohl auf das Schmerzerleben als auch auf die beiden Wohlbefinden wirken. Hilfreich ist auch, wenn Sie die Erfahrungen dem zeitlichen Verlauf zuordnen: Wo wirkt welche Erfahrung zuerst? Vor dem Bereich, wo sich die Linien kreuzen? In dem Kreuzungsbereich selbst? Oder danach, wenn das Schmerzerleben Fahrt aufnimmt? Prüfen Sie zum Abschluss noch einmal Ihr Arbeitsblatt auf Vollständigkeit.

Block 3

Nun benötigen wir alle Ihre Erfahrungen, die auf das Schmerzerleben und das körperliche und psychische Wohlbefinden wirken, wenn der Schmerz am lautesten und beide Wohlbefinden zu leise sind. Was hilft Ihnen beim Durch- und Aushalten, bis sich Ihr aus der Bahn geratenes Schmerzerleben wieder beruhigt hat? Was können Sie aktiv tun, um das körperliche und das psychische Wohlbefinden wieder anzuheben? Sie können hier auf alle Ihre Arbeitsblätter zurückgreifen.

Bitte tragen Sie alle Erfahrungen in Block 3 zusammen, die Sie dabei unterstützen, Ihr körperliches und/oder psychisches Wohlbefinden zurückzuerlangen oder einen lindernden Einfluss auf Ihr Schmerzerleben haben.

Hilfreich an dieser Stelle ist, wenn Sie diese Erfahrungen zu den Bereichen zuordnen, wo sie den größten Einfluss haben, sodass zwischen den Linien dann die Erfahrungen stehen werden, die sowohl auf das Schmerzerleben als auch auf die beiden Wohlbefinden wirken. Hilfreich ist auch, wenn Sie die Erfahrungen dem zeitlichen Verlauf zuordnen: Wo wirkt welche Erfahrung zuerst? Direkt im Zustand des höchsten Schmerzerlebens und des niedrigsten Wohlbefindens? Oder eher darin, Schmerzerleben zu reduzieren und Wohlbefinden zu steigern? Prüfen Sie zum Abschluss noch einmal Ihr Arbeitsblatt auf Vollständigkeit und ergänzen Sie gerne.

Falls Ihnen einige Teile Ihres persönlichen Schmerzmodells noch zu wenig beleuchtet erscheinen, dann können Sie sich die nächsten Tage auf die Suche machen und ergänzen!

Zusammenfassung

Wenn Ihr persönliches Schmerzmodell nun ausreichend gefüllt erscheint, lassen Sie uns noch den letzten Schritt zusammen gehen: Sie finden unter den jeweiligen Blöcken einen Kasten, der noch leer ist.

Lassen Sie uns diese jetzt füllen:

- In den Kasten unter Block 3 tragen Sie bitte ein: bewältigen.
- In den Kasten unter Block 2 tragen Sie bitte ein: regulieren.
- In den Kasten unter Block 1 tragen Sie bitte ein: bewahren.

Was könnte das bedeuten?

Bewältigen bedeutet für uns, dass Sie hier vor allem Aktivitäten und Haltungen benötigen, die Ihnen helfen, diese Situation gut auszuhalten. Es geht auf jeden Fall vorbei. Hier benötigen Sie vor allem Strategien und Aktivitäten, die Sie für sich selbst fürsorglich und liebevoll einsetzen. Damit helfen Sie Ihrem körperlichen und psychischen Wohlbefinden, wieder lauter zu werden. Dieser Zustand entsteht immer dann, wenn die Balance Ihrer körperlichen und psychischen Bedürfnisse aus dem Ruder geraten und zu Lasten Ihrer Ressourcen gegangen ist. Diese Ressourcen (siehe auch Ihren Krafttank) müssen zuerst wieder aufgefüllt werden. Alles, was Sie tun oder lassen, sollte sich vor allem auf das Auffüllen Ihres Krafttanks hin ausrichten.

Regulieren bedeutet für uns, dass hier vor allem Aktivitäten und Haltungen benötigt werden, die dazu führen, diesen Prozess des Hochschaukelns zu verhindern oder abzuschwächen. Im Prinzip geht es hier darum zu verhindern, dass es sich für Sie schlimmer anfühlt. Diesen Zustand verstehen wir als Alarmsignal, dass die Balance Ihrer körperlichen und psychischen Bedürfnisse in Gefahr ist. Die Waage der Belastung und der Beanspruchung neigt sich stark nach unten; die Seite der Waage mit den kraftspendenden Ressourcen ist zu leicht, es geht also vor allem darum, diese Balance gezielt und bewusst wiederherzustellen. In diesem Zustand sind Ihre Ressourcen noch ausreichend vorhanden. Das Durchführen Ihrer Aktivitäten oder das Unterlassen von Aktivitäten dient hier dazu, Ihre Ressourcen zu schonen und die Balance Ihrer körperlichen und psychischen Bedürfnisse herzustellen. Kontaktieren Sie gerne Ihren Krafttank, um zu schauen, wo zu viel herausgeflossen und zu wenig hineingegangen ist und überlegen Sie, wie Sie das Gleichgewicht wieder herstellen können.

Bewahren bedeutet für uns, dass es hier darum geht, diesen Zustand zu erhalten. Meistens erleben unsere Patient*innen diesen Zustand als gegeben. Etwas, das da ist und auf das sie wenig Einfluss hätten. Wir erleben dagegen, dass dieser Zustand (unbewusst) durch die Balance Ihrer körperlichen und psychischen Bedürfnisse gekennzeichnet ist. Natürlich kann das im Urlaub, beim gemeinsamen entspannten Abendessen durch andere erzeugt werden. Allerdings wissen wir, dass es genauso wichtig ist, sich selbst aktiv um diesen Zustand des leisen Schmerzerlebens und des lauten angenehmen körperlichen und psychischen Wohlbefindens zu bemühen! Das heißt, dass vor allem Aktivitäten und Haltungen benötigt werden, die Ihnen dabei helfen, die Balance Ihrer Bedürfnisse aufrechtzuerhalten.

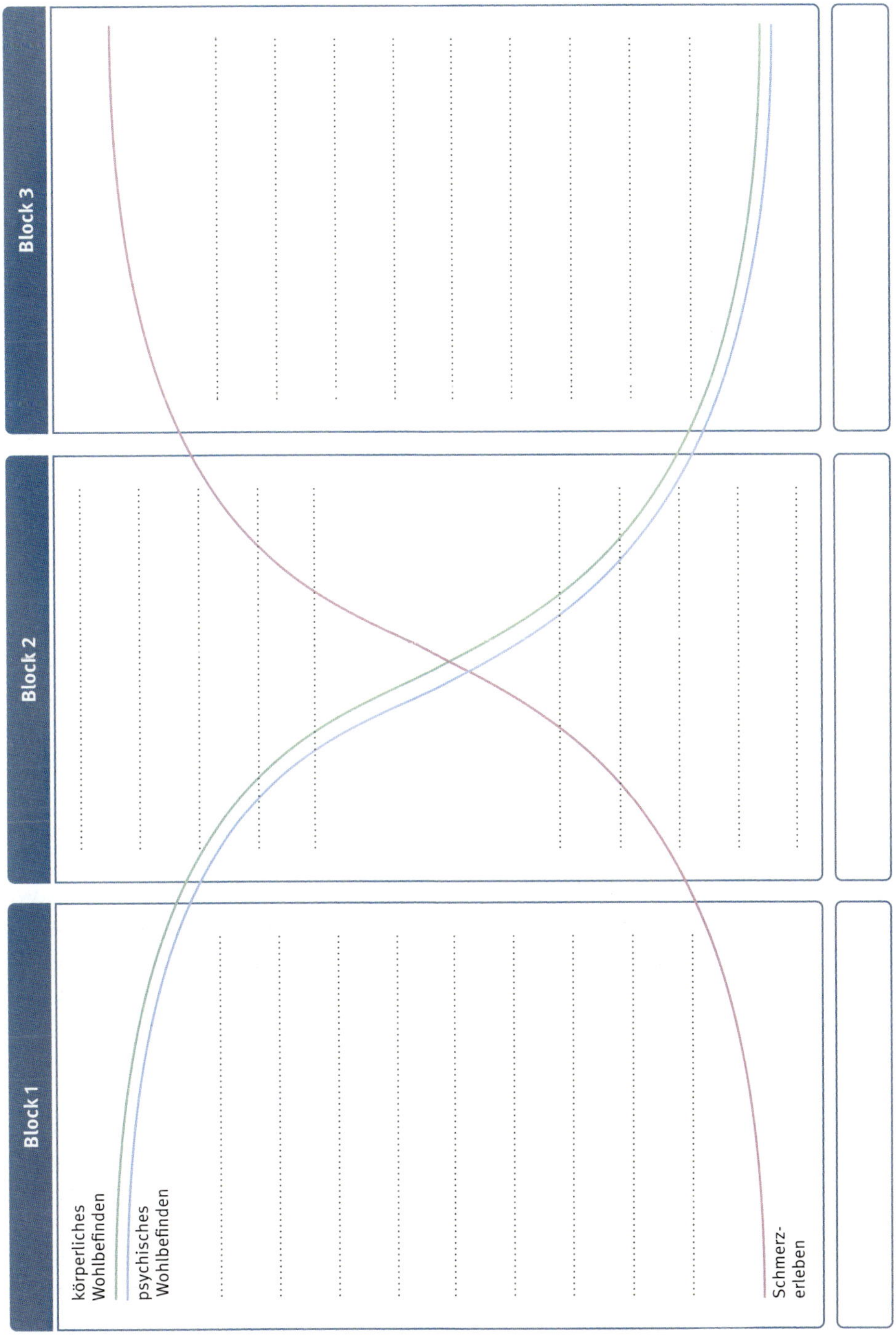
Block 1
Block 2
Block 3
körperliches Wohlbefinden
psychisches Wohlbefinden
Schmerz-erleben

Was verändert werden kann und was akzeptiert werden will

Dieses Kapitel schließt den Kreis zurück zu Ihnen. Wir befinden uns nun auf der gemeinsamen Heimreise. Viel haben Sie erlebt und gelernt. Einiges wird Sie enttäuscht oder ernüchtert, anderes Ihnen hoffentlich Mut und Zuversicht vermittelt haben.

Nach unserer Erfahrung mit den Patient*innen aus unseren Gruppen wird in dieser Phase langsam deutlich, was für Sie möglich und was vielleicht nicht (mehr) möglich ist. Es geht nun um die Frage nach dem, was Sie verändern können und was Sie akzeptieren sollten.

Bis hierher konnten wir Sie mit unserem Buch begleiten. Aus unserer Sicht waren die Schritte bis hierher vergleichsweise klein. Jetzt geht es um die wirklich großen Fragen in Ihrem Leben. In dieser Phase unserer gemeinsamen Reise geht es um Ihre Vorstellungen von einem sinnerfüllten Leben – um Ihre Überzeugungen, Werte, Rollenverständnisse.

Diese Dinge lassen sich nicht schnell und meist auch nicht ohne Hilfe von außen ändern. Diese Dinge betreffen häufig tief liegende Muster. Wir erinnern noch einmal daran, dass wir unter Mustern automatisierte Überzeugungen, Wahrnehmungen und Verhaltensweisen verstehen, die sich durch die bisherige Lernerfahrung der betreffenden Person in ihrem Lebensumfeld geformt haben. Diese Muster sind uns häufig unbewusst, sie wirken meist im Verborgenen. Wir benötigen daher jemanden an unserer Seite, der uns unsere Muster achtsam, wertschätzend und respektvoll spiegelt und unserer Verarbeitung zur Verfügung stellt. Im echten Spiegel sehen wir uns und unseren Körper mit seinen sichtbaren Narben.

Die seelischen Narben sehen wir selten ganz von selbst und nie im Spiegel. Die tragen wir nicht sichtbar auf unserer Haut, sondern tief in unserem Inneren in unseren Überzeugungen zu uns selbst als Personen und zu unserer Umwelt. Und doch sind meist diese seelischen Narben diejenigen, die uns am meisten prägen.

Wir geben Ihnen im Folgenden noch einige Anregungen mit auf den Weg. Begleiten können wir Sie hier nicht mehr.

» *Sollten Sie feststellen, dass die Hürden in Bezug auf die Veränderungen, die Sie wählen möchten, für Sie und Ihre Ressourcen zu groß sind, suchen Sie sich am besten Hilfe bei Psychotherapeut*innen oder Coaches in Ihrer Nähe.*
*Sollten Sie feststellen, dass Sie Dinge akzeptieren müssen, zu denen Sie nicht bereit sind, ist es auch eine gute Entscheidung, sich bei einer Psychotherapeutin oder einem Psychotherapeuten oder Coach Hilfe und Unterstützung zu holen. Psychotherapeut*innen der Akzeptanz-Commitment-Therapie sind für diese Fälle spezialisiert.*

Was Akzeptanz und Veränderung mit Schmerz zu tun haben

Die Bedeutung von Veränderung haben wir Ihnen sicherlich in den vorhergehenden Kapiteln ausreichend dargelegt und vielleicht hat sich für Sie schon etwas verändert. Es ging bisher um die Veränderung von Erwartungen, von Wissen und Vorstellungen zu Schmerz, Körper, Psyche und Umfeld, zu Vorstellungen des Umgangs und der Heilungsmöglichkeiten sowie um Veränderungen des Verständnisses zu grundlegenden Facetten unserer menschlichen Existenz. Im vorhergehenden Kapitel haben Sie anhand der zahlreichen Arbeitsblätter sicherlich einen Eindruck gewonnen, was Sie verändern könnten, wenn Sie es wollten. Dass wir uns im Laufe der letzten Seiten immer mehr vom Schmerz entfernt haben und ihn immer weniger erwähnten, ist Ihnen sicherlich aufgefallen. Auch das ist eine Veränderung. Dennoch wird es auf Ihrer Reise durch unser Buch Momente gegeben haben, wo Sie bereits still erkannten oder erst einmal nur ahnten, dass es Dinge oder Zustände in Ihrem Leben gibt, die sich nicht oder nur mit sehr großem Aufwand verändern lassen können. Hier steht die Auseinandersetzung mit der Möglichkeit im Raum, ob es hier nicht sinnvoller wäre, Akzeptanz als Haltung in Erwägung zu ziehen.

Wir wissen, dass es im Umgang und in der Therapie von wiederkehrenden bzw. chronischen Schmerzen Sinn ergibt, Veränderungen anzustreben. Vielleicht nicht ausschließlich, um den Schmerz zu verbannen, sondern auch, um das körperliche und psychische Wohlbefinden oder Leistungsvermögen zu verbessern oder gar wiederherzustellen.

Wir wissen aber auch, dass es Dinge im Umgang mit Schmerzen gibt, die besser durch Akzeptanz beantwortet werden.

» *Manchmal entscheiden wir uns zu akzeptieren und verändern damit Wichtiges in unserem Leben nur dadurch, dass wir mit der akzeptierenden Haltung anders in Beziehungen treten.*
Akzeptanz selbst ist bereits eine Veränderung. Und Veränderung führt manchmal zu Akzeptanz. Verstehen Sie jetzt, warum wir uns nicht genau festlegen können?

Die Entscheidungen, was verändert und was akzeptiert werden will, ist so individuell, wie Sie alle, die dieses Buch bis hierher gelesen haben. Sie liegt ganz bei Ihnen!

Was kann ich verändern?

Zu dieser Frage gibt es weder eine Checkliste noch ein Arbeitsblatt. Die Entscheidung, welche Veränderung Sie anstreben wollen, ist ein Prozess. Es ist nicht so, dass wir uns einmal entscheiden, etwas zu verändern, und für immer auf diese Entscheidung hin festgelegt sind. Manchmal müssen wir unterwegs bei Aufwendung aller Mühen feststellen, dass das Ziel nicht erreichbar ist und diese Unerreichbarkeit annehmen, um das alte Ziel zu verändern und ein neues festzulegen.

Worum es hier geht, ist das Ziel im Blick zu behalten und achtsam und entschmelzend wahrzunehmen, wenn die Erreichung unseres Ziels unwahrscheinlich wird. Um dann durch die aktive Annahme dessen, was ist, neue Perspektiven zu entwickeln. Oder uns nun endlich von alten Vorstellungen zu uns selbst, unserer Beziehung zu unserem Körper und zu unserer Umwelt zu verabschieden, damit wir neue, konstruktive und fruchtbare zulassen können.

Wie verändere ich Gewohnheiten?

Nachdem Sie die einzelnen Bausteine der Aktivität und der Entspannung für sich beleuchtet und Ihr Schmerzmodell aus Ihren Erfahrungen zusammengefügt haben, wissen Sie vielleicht nun auch, wann und wo es für Sie Sinn ergeben würde, diese beiden Elemente fest in Ihren Alltag einzubauen.

Wir möchten Sie an dieser Stelle mit zwei häufigen Hürden vertraut machen:

- der Hürde des Scheiterns
- der Hürde des inneren Schweinehundes

Die Hürde des Scheiterns vermeiden

Wir alle belächeln, was wir uns immer zum Neuen Jahr vornehmen. Und dennoch stellen wir uns unterschiedlich ernsthaft und detailliert häufig zum Jahreswechsel vor, was im neuen Jahr alles anders werden soll. Diese guten Vorsätze halten allerdings meist nicht lange. Woran das liegt, würde erneut Bücher füllen. Wir haben mit unseren Patient*innen jedoch vier Bereiche gefunden, die ein Scheitern verhindern könnten und über die wir hier berichten wollen.

Entscheidungen bewusst treffen ist der erste Schritt

Aus den letzten Kapiteln werden Sie unter Umständen viele Informationen mitgenommen haben. Vielleicht haben Sie auch einige Parallelen bei sich entdeckt und haben beim Lesen die feste Zuversicht gewonnen, was Sie nun endlich verändern, beenden, verbessern wollen. Sie haben vielleicht sogar unseren Vorschlag angenommen und einige Ihrer Themenbereiche gewoopt. Lassen Sie uns innehalten und fragen: Der letzte gute Vorsatz Ihrerseits, sei es beim Lesen unseres Buches, beim Ausfüllen Ihres WOOP-Plans oder aus einer anderen Situation, wo ist er geblieben? Wenn Sie nun schmunzeln und sich eingestehen, dass es bei dem Gedanken geblieben ist, dann ist das normal. Ein Gedanke (und eine perfekt ausgefüllte WOOP-Liste) ist noch kein Handeln.

Um etwas zu verändern, muss das Vorhaben zur Veränderung auf folgende Voraussetzungen in uns und unserer Umwelt stoßen:[38]

- Es ist wichtig für uns.
- Wir haben die Zuversicht, dass wir es ändern können, weil wir wissen, welche

Kompetenzen, Stärken und Fähigkeiten in uns selbst sowie Unterstützungsangebote aus unserer Umwelt wir benötigen und dass wir sie haben.
- Es ist dringend.

Erst, wenn alle drei Voraussetzungen erfüllt sind, werden Sie starten! Wenn eine dieser Voraussetzungen fehlt, besteht der erste Schritt der Veränderung darin, diese Voraussetzung zu schaffen:

Wenn uns die Wichtigkeit nicht deutlich ist: Wir sollten darüber nachdenken, ob und warum uns die Veränderung wichtig wäre. Dabei ist es aber erforderlich, auch die Nachteile der Veränderung offen in den Blick zu nehmen. Folgende Fragen könnten Ihnen helfen, die Wichtigkeit für sich zu klären:
- Welche Vorteile hat es, wenn alles so bleibt, wie es ist?
- Welche Nachteile hat es, wenn ich meine Veränderung wage?
- Welche Nachteile hat es, wenn alles so bleibt wie es ist?
- Welche Vorteile hat es, wenn ich meine Veränderung wage?
- Gab es bereits eine Zeit in meinem Leben, wo es so war, wie es sein soll? Was war damals anders als jetzt?
- Was ändert sich für mich zum Positiven, wenn die Veränderung erreicht ist?
- Was würde mir bei der erfolgreichen Veränderung aus der jetzigen Zeit am meisten fehlen?

Hier benötigen wir erneut die Achtsamkeit für die ausreichende Wahrnehmung der Vor- und Nachteile sowie unsere dazugehörigen Gefühle. Weiterhin benötigen wir die gedankliche Entschmelzung, um die Vor- und Nachteile sowie unsere Gefühle dazu wertneutral zu beleuchten – unabhängig von unseren üblichen Vorurteilen und kritischen Überzeugungen.

Wenn Sie diese Fragen für sich beantworten (am besten schriftlich über eine gewisse Zeit hinweg), seien Sie zu sich selbst so ehrlich wie möglich. Sie werden es keiner Person zeigen müssen!

Wenn wir keine ausreichende Zuversicht haben: An dieser Stelle bedarf es der Sammlung aller Ihnen bekannten Fähigkeiten, Kompetenzen, Menschen mit Unterstützungspotenzial etc. Folgende Fragen können Ihnen bei der Prüfung Ihrer Zuversicht helfen:
- Welche früheren Erfolge sprechen für mich und meine Fähigkeiten? Vielleicht schreiben Sie hier ein Empfehlungsschreiben über sich aus Sicht eines wohlwollenden Vorgesetzten oder aus Sicht des Erfolgs?
- Welche persönlichen Stärken geben mir Zuversicht? Hier können Sie gerne Collagen erstellen, Bilder und Fotos nutzen, die »zu Ihnen sprechen«.
- An wen kann ich mich vertrauensvoll wenden, wenn ich Unterstützung benötige? Hier erinnern wir Sie an das Arbeitsblatt »soziale Mindmap« (S. 161).

Auch hier benötigen wir Achtsamkeit und gedankliche Entschmelzung: Vielleicht gäbe es Hilfe bei einer Person, die Sie aus anderen Gründen nicht mögen? Oder Sie benötigen eine Verhaltensweise (z. B. laut werden oder offen unwirsch sein), die Sie eigentlich ablehnen? Nun, wenn es diese braucht, um Ihre Veränderung zu erreichen, können Sie sich überwinden?

Wenn uns die Veränderung nicht ausreichend dringlich erscheint: Nun, natürlich kann es sein, dass im betreffenden Moment gerade etwas anderes viel dringender ist. Das ist in Ordnung. Aber wie fiele Ihre Einschätzung zur Dringlichkeit aus, wenn Sie sich vorstellten, die Veränderung würde noch ein oder zwei oder gar fünf Jahre warten müssen? Welche Folgen hätte das für Ihr Leben, Ihr Befinden und Ihre sozialen Beziehungen? Manchmal ändert sich die Dringlichkeit einer Veränderung, wenn wir uns bewusst werden, welche Folgen ihr Ausbleiben für uns in der nahen oder mittleren Zukunft haben kann.

Planen macht den Meister

Sie erinnern sich an das Kapitel, in dem wir Ihnen mitteilten, dass Aktivitäten und Pausen geplant werden sollen, wenn Sie achtsam mit Ihren Leistungs- und Erholungszeiten umgehen wollen? Oder an die Füllstandsanzeige Ihres Krafttanks? An die Befüllung Ihres Krafttanks? Vieles von dem, was verändert werden will, muss anfangs geplant werden. Dabei gibt es drei kleine Regeln:

Nicht alles auf einmal – Schritt für Schritt aufbauen! Es lohnt sich zu überlegen, womit Sie gut beginnen können. Dabei können Sie frei wählen zwischen der Strategie der Bedeutung (das Wichtigste zuerst) oder der Strategie der Leichtigkeit (das Einfachste zuerst). Das hängt ganz von Ihrem Typ ab. Auf jeden Fall hilft es, sich eine Prioritätenliste zu erstellen und mit dem ersten (entweder dem Wichtigsten oder dem Leichtesten) zu beginnen. Wenn diese Veränderung in Ihrem Alltag »sitzt«, kann die nächste folgen.

Den Zweiten Schritt erst nach dem Ersten! Wenn Sie für die erste Regel die Liste der Prioritäten erstellen, ist es oft hilfreich, sich gleichzeitig zu überlegen, welche der Veränderungen vielleicht auf andere aufbauen oder andere bedingen. Dann ergibt es natürlich Sinn, mit der Veränderung anzufangen, die für alle anderen die Grundlage bildet (z. B. sich zuerst die Schuhe für den Tenniskurs kaufen, und dann den Tenniskurs besuchen). Wenn Sie das verpassen, kann es passieren, dass Sie sich aufgerafft haben und dann währenddessen feststellen müssen, dass Ihnen wichtige Voraussetzungen für die Veränderung fehlen (nämlich die Tennisschuhe). Vielleicht erinnern Sie sich; solche Momente können dazu führen, das ganze Vorhaben aufzugeben.

Die Veränderungen müssen durchzuhalten sein; kleine Päckchen tragen sich besser als große!

» *Jetzt verraten wir Ihnen, dass Veränderungen (vor allem, wenn es um ungewohnte Aktivität oder Entspannung geht) erst mindestens ein halbes Jahr regelmäßig durchgeführt werden müssen, damit Sie Freude daran empfinden und gleichzeitig dieses Verhalten zu Ihrem gängigen Repertoire zählen können.*

Erst dann sind Sie in der Lage, auf das Verhalten nach einer längeren, unfreiwilligen und erzwungenen Pause (z. B. durch Krankheit) wieder selbstverständlich zurückzugreifen. In dieses halbe Jahr zählen leider nicht die vier Jahre lang unternommenen Versuche, in eine Sportgruppe aufgenommen zu werden, die richtige Sportart zu finden und sich mehrmals überwinden zu müssen, trotz Müdigkeit und Schmerzen regelmäßig einmal die Woche hinzugehen. Dieses halbe Jahr zählt erst ab dem Moment, ab dem Sie regelmäßig an der Sportgruppe teilnehmen. Von Freude kann da noch keine Rede sein. Sie haben ja noch damit zu tun, sich zu überwinden, Zeit freizuräumen, die Leute kennenzulernen …

Aus diesem Grund ist es sinnvoll, Vorhaben so zu planen, dass sie sich auch irgendwann in einen Alltag so einbauen lassen, dass Sie sie regelmäßig wiederholen können. Daher ist hier weniger oft mehr.

Rückschritt ist auch ein Schritt

Wir warten hier schon auf Sie: Natürlich wird es Rückschritte geben! Sie haben sich etwas fest vorgenommen – und dann kommt das Leben dazwischen. Das ist ärgerlich, sicher. Es ist frustrierend, auf jeden Fall. Und es geht weiter.

Rückschritte sind normal. Und sie erzählen uns von den stillen Regeln, von den stillen Konflikten, den ungesehenen Gefühlen und den unerhörten Bedürfnissen, die uns von unserer Seite aus an der Umsetzung von Veränderung hindern. Wir sollten den Rückschritten dankbar sein, denn sie helfen uns, uns in unserem Verhalten zu verstehen!

Wenn Sie einen Rückschritt erlebt haben – alles gut – das kommt vor. Nehmen Sie sich wieder selbst an die Hand, reden Sie sich gut zu und nehmen Sie erneut Anlauf. Wenn Sie mehrere Rückschritte zur selben Sache erlebt haben, dann ist es ein guter Moment, noch einmal innezuhalten. Wir hätten hier zwei Wege:

Sie schauen noch einmal zurück:

- Auf unsere Regeln aus Kapitel »Wie verändere ich Gewohnheiten?« (S. 232): Haben Sie hier etwas übersehen? Fehlt Ihnen etwas an der Wichtigkeit, etwas an der Zuversicht oder ist es die Dringlichkeit? Hat sich hier etwas in der Zwischenzeit verändert? Was bedeutet das für Ihr Vorhaben?
- Auf unsere Gedanken in Kapitel »Planen macht den Meister« (S. 234): Gibt es Planungsfehler? Waren die Schritte zu groß? Wollten Sie zu viel auf einmal? Haben Sie Zusammenhänge zwischen Ihren Vorhaben übersehen? Dann sollten Sie noch einmal Zeit in eine genauere Planung investieren.

Sie schauen nach vorn:

- Manchmal sehen wir erst beim Gehen, welche Gräben, Löcher oder Zäune sich in unseren Weg stellen. Dann geht es darum, diese aus dem Weg zu räumen.

Da wir Ihnen leider nicht für jeden Zaun oder Graben einen Plan präsentieren können, möchten wir Sie hier lediglich darauf aufmerksam machen, sich diese Hindernisse in Ihnen oder in Ihrem Umfeld (bzw. im Zusammenspiel zwischen Ihnen und dem Umfeld) genauer anzusehen. Deshalb fanden wir die Arbeitsblätter des WOOPens so hilfreich, weil Sie hier bereits mögliche Hindernisse in Ihrer Planung berücksichtigen. Aber natürlich können Sie Ihren WOOP nach den neuen Erkenntnissen an neuen Hürden auch neu ausrichten.

Scheitern als Freund und Helfer

Sie haben alle Arbeitsblätter ausgefüllt und sind genauso vorgegangen, wie es von uns beschrieben wurde, und Sie haben Ihr Ziel nicht erreicht? Sie werden nun enttäuscht, traurig, vielleicht gekränkt und wütend sein. Sie haben ganz sicher nicht umsonst dieses Vorhaben gewählt und müssen vielleicht jetzt einsehen, dass es nicht erreichbar war. Oder dass Ihnen die Mittel zum Erreichen fehlten.

» *Nehmen Sie sich Zeit für Ihre Gefühle. Sie haben ein Recht, diese zu empfinden, wie Sie es tun.*

Nun sind wir an dem Punkt angekommen, wo eine tiefere Auseinandersetzung mit Ihren Wünschen und Zielen in Bezug auf Ihre Vorstellungen vom Leben, der Person, die Sie für sich und andere sein wollen, und Ihrer Vorstellung von Sinnhaftigkeit erforderlich sein kann.

Auch wenn Sie dies als Scheitern erleben, wir haben von Patient*innen bereits mehrfach gehört, dass diese nach der Phase der Trauer und der Wut für diese Erfahrung dankbar waren, weil sie ihnen eine neue Perspektive zu sich und ihrem Leben erst aufgezwungen und dann ermöglicht hat.

Die Hürde des inneren Schweinehundes

Wir haben mit unseren Patient*innen viel über den inneren Schweinehund gesprochen. Er tauchte ganz selbstverständlich in unseren Therapiegruppen und Einzelsitzungen auf, am liebsten, wenn die ersten Veränderungsvorhaben in die Tat umgesetzt werden wollten. Wir sahen uns eines Tages in der Not, den Schweinehund kennenzulernen und ihn als Co-Therapeuten in unsere Arbeit einzubinden.

Im Prinzip tut uns der innere Schweinehund leid: Alle wollen ihn loswerden, überwinden, bekämpfen, verjagen, austreiben; gelungen ist es unserer Kenntnis nach allerdings noch niemandem. Er zeigt sich sehr hartnäckig und präsent. Vor allem dann, wenn Patient*innen ihn am wenigsten haben wollen, ist er am lautesten.

Wir haben uns immer wieder gefragt: Wieso werden wir ihn nicht los? Und wäre unser Leben wirklich besser ohne den inneren Schweinehund? Wir möchten Ihnen an dieser Stelle unsere Lesart zum inneren Schweinehund vorstellen. Wir verstehen den inneren Schweinehund als »unerhörtes Bedürfnis« – unerhört in beiderlei Sinne: nicht gehört und nicht erwünscht.

Wir haben schon mehrfach betont, dass Bedürfnisse unverhandelbar sind. Wir haben sie und sie sind wichtig. Sie sind Motoren unseres Daseins. Sie stellen sicher, dass für unseren Körper und unsere Psyche ausreichend gesorgt ist. So können wir kraft- und lustvoll im Alltag unseren Dingen nachgehen und leben. Stellen Sie sich vor, wir könnten das Bedürfnis nach Sicherheit ausschalten! Die Konsequenzen wären Unfälle und Verletzungen. Oder das Bedürfnis nach Gemeinschaft; die Folgen wären Vereinsamung und soziale Not.

Wie gut, dass wir diese Bedürfnisse nicht abstellen können. Wie gut, dass sie immer lauter werden, je weniger wir uns um sie kümmern! Insofern ist der innere Schweinehund ein Mahner. Das Signal, das uns darauf aufmerksam macht, dass wir an einer Stelle unaufmerksam mit uns umgehen.

Aus unserer Sicht geht es also nicht darum, den inneren Schweinehund zu bekämpfen oder auszuschalten (und auch nicht darum, ihn auszutricksen)! Wir bekämpfen damit ein Grundbedürfnis, das bereits unerfüllt ist. Und dem wir nicht die gebührende Aufmerksamkeit schenken (wollen oder können).

Viel eher geht es darum, den inneren Schweinehund sprechen zu lassen. Zuzuhören und mit ihm (bzw. mit dem Bedürfnis) einen Weg zu finden, dem Bedürfnis zu seinem Recht zu verhelfen.

Im nächsten Schritt braucht es achtsame und entschmelzende Zuwendung, denn dieses Bedürfnis wird möglicherweise von uns abgelehnt. Wir verweisen in diesem Zusammenhang auf den Buchteil »Die eigenen Bedürfnisse wahrnehmen« (S. 116). Wir werden lernen müssen, dieses Bedürfnis wertfrei anzuerkennen und anzunehmen – zu akzeptieren. Dann versetzen wir uns in die Lage, einen Weg zur Erfüllung dieses Bedürfnisses zu finden und in dieser Hinsicht gut für uns zu sorgen.

Wie gehe ich mit dem inneren Schweinehund um?

Nun wird es mithilfe unseres Arbeitsblatts »Mein innerer Schweinehund« (S. 238) konkret. Als Erstes bitten wir Sie, sich ihm zuzuwenden. Lassen wir den inneren Schweinhund erst einmal selbst zu Wort kommen.

Mein innerer Schweinehund

Ziel des Arbeitsblattes

Wir möchten Ihnen Ihren inneren Schweinehund vorstellen! Er fühlt sich von Ihnen vernachlässigt und missverstanden. Und dabei hat er Ihnen vielleicht etwas Wichtiges zu sagen. Im Folgenden haben Sie die Möglichkeit, sich etwas intensiver mit Ihrem inneren Schweinehund zu beschäftigen.

Aufgabe

1. Malen Sie ein Bild Ihres Schweinehunds! Machen Sie sich keine Sorgen, es muss nicht schön aussehen! Es sollte Ihrem inneren Schweinehund ein Gesicht oder eine Form geben, die zu Ihnen »sprechen« kann!

Ihr innerer Schweinehund

2. Bitte schauen Sie sich das Bild sehr genau an. Was fühlen Sie: Was sagt er zu Ihnen? Tragen Sie seine Worte in Form von Aufforderungssätzen in die folgenden Kästen ein.

3. Lassen Sie nun Ihren Schweinehund zu seinem Recht kommen: Welche Bedürfnisse stehen denn hinter seinen Aussagen? Schauen Sie bitte in Ihrem Arbeitsblatt zu den Bedürfnissen (S. 118) nach, wenn Sie sich unsicher fühlen!

   Bedürfnis nach:

   ____

   ____

   ____

   ____

4. Was bedeutet das jeweilige Bedürfnis für Sie? Schauen Sie auch gerne im Arbeitsblatt zu den Bedürfnissen nach, vielleicht gehört das Bedürfnis Ihres inneren Schweinehundes zu den nicht gehörten oder nicht erlaubten?

   ____

   ____

   ____

   ____

Lassen Sie uns die Bedeutung des inneren Schweinehundes auflösen

Er ist ein guter Begleiter. Denn der innere Schweinehund verkörpert ein im doppelten Sinne unerhörtes Bedürfnis: eines, das nicht gehört wird und das darüber hinaus als unerhört oder unerlaubt gilt.

Wir haben aber bereits gesehen: Bedürfnisse sind unverhandelbar und als solche nicht zu ändern. Ändern können wir Verhalten, mit dem wir uns Bedürfnisse erfüllen (lassen). Wenn Bedürfnisse nicht erfüllt werden, wachsen sie wie Ihr Schweinehund ins Unendliche und bestimmen bald Ihr gesamten Handeln und Empfinden – und insbesondere dann, wenn Sie alles dafür tun, damit Sie es nicht fühlen oder erfüllen müssen, weil Sie gelernt haben, dass es »nicht sein darf«.

Bedürfnisse benötigen Gleichgewicht und Erfüllung. Wenn Sie sich Ihrem inneren Schweinehund zuwenden, ihn sprechen lassen und dem stillen Bedürfnis zu seinem Recht verhelfen, haben Sie bald auch wieder Energie und Kraft für anderes, denn Ihr innerer Schweinehund wird schnurrend oder schnarchend in einer Ecke Ihrer Seele liegen und zufrieden sein.

Betrachtung und Ausblick zum inneren Schweinehund

Meistens steht der innere Schweinehund bei unseren Patient*innen für das Bedürfnis nach Ruhe und Entlastung. Aber manchmal hat er sich auch mehr soziale Nähe, Kontakt zu anderen, Berührung oder Ermutigung gewünscht. In jedem Falle hatte er Recht: Das Bedürfnis kam bei den Patient*innen bisher zu kurz.

Welches Ihrer Bedürfnisse wurde durch Ihren jetzigen Schweinehund benannt? Wenn Sie sich stärker mit diesem Bedürfnis auseinandersetzen wollen, können Sie das anhand folgender Fragen tun:

- Haben Sie diese Bedürfnisse überhaupt (sehr wahrscheinlich)?
- Ist es ein erlaubtes oder ein unerlaubtes Bedürfnis? (Wer hat es denn erlaubt oder verboten in Ihrer Lerngeschichte? Oder wer Ihrer Bezugspersonen war hier bis heute ein prägendes Vorbild im Umgang oder in der Haltung zu diesem Bedürfnis für Sie?)
- Ist es ein Bedürfnis, das gefährlich oder anstößig ist?
- Oder eines, das Sie so gut sichergestellt haben, dass es sich nicht meldet?

Kommen Ihnen diese Fragen bekannt vor? Wir haben Sie Ihnen bereits gestellt. Denn wir wünschen uns, dass Sie sich an diese Fragen erinnern. Ein wenig, wie wir uns auf neuen Reisen an ähnliche Orte oder Situationen erinnern, und die uns mit jedem erneuten Wiederholen zunehmend vertrauter werden.

Was ist Akzeptanz und wie kann ich sie erreichen?[39]

Akzeptanz beschreibt im engeren Sinne (lat. accipere), das zu nehmen oder zu bekommen, was angeboten wird. Im psychologischen Sinne bedeutet Akzeptanz ein aktives Annehmen eines Ereignisses oder einer Situation. Damit sind Resignation oder Fatalismus, fälschlicherweise als Gegenentwurf zur Veränderung angenommen, ausgeschlossen. Beiden fehlt die aktive Annahme, sie sind eher gekennzeichnet durch ein passives Unterwerfen unter die Gegebenheiten.

Akzeptanz beinhaltet sowohl die Haltung, wertfrei anzunehmen, was wir in uns und unserer Umgebung vorfinden. Sie beinhaltet damit aber auch die Möglichkeit, sich aus alten Mustern zu befreien. Das betrifft jede Form unseres Daseins: unsere Überzeugungen, unsere Sicht auf die Welt und uns, unsere Gedanken und unser Verhalten. Akzeptanz kann weder verordnet werden noch erzwungen. Sie entsteht aus dem Prozess der Auseinandersetzung mit den eigenen Erwartungen, Vorstellungen und Überzeugungen vor dem Hintergrund der persönlichen Umgebung. Sie braucht die Position eines Beobachtenden auf das eigene (Er-)Leben.

An dieser Stelle erwähnen wir gerne, dass es für die direkte Auseinandersetzung mit Veränderung und Akzeptanz eine eigene Therapieform in der Psychotherapie gibt. Sie nennt sich Akzeptanz-Commitment-Therapie (ACT). Eine ausführliche Beschreibung dieser Therapieform würde jetzt und hier leider zu weit führen: Sie ist sehr komplex. Wenn Sie allerdings feststellen, dass Sie gerne an dieser Stelle tiefer arbeiten möchten und wir Sie neugierig gemacht haben, laden wir Sie ein, sich mit einer Therapeutin oder einem Therapeuten dieser Therapierichtung in Verbindung zu setzen.

Einen wichtigen Impuls aus der ACT möchten wir hier mit Ihnen teilen[40]: Leben ist vielfältig. Wertvoll für die jeweiligen Personen wird es, wenn es sinnerfüllt ist. Der Kompass unseres Umgangs mit uns selbst sind die Bedürfnisse und Gefühle, die uns einen achtsamen Umgang mit unserem Körper, unserer psychischen Beschaffenheit und unserem sozialen Umfeld ermöglichen. Anker unseres Lebens sind die Werte, die uns Sinn vermitteln.

Die ACT nimmt in der Schmerztherapie inzwischen einen sehr wichtigen Platz ein und viele der Werkzeuge, die wir Ihnen hier an die Hand gegeben haben, stammen aus der ACT. Dazu gehören die gedankliche Entschmelzung, die Achtsamkeit, das wertfreie Beobachten dessen, was ist und die Bedeutung von Bedürfnissen und dem Umgang mit ihnen.

Das Arbeitsblatt »Gedankliche Entschmelzung des Wortes Schmerz« (S. 242) gibt Ihnen die Möglichkeit, die ACT-Technik der gedanklichen Entschmelzung bewusst einzuüben und Strategien für sich zu finden. Im Anschluss machen wir uns Gedanken zur Bedeutung von Werten, die unser Verhalten und Denken beeinflussen, und die viel mit Bereitschaft zu tun haben.

Gedankliche Entschmelzung des Wortes »Schmerz«

Ziel dieses Arbeitsblattes

Mithilfe dieser Übung möchten wir mit Ihnen ausprobieren, ob das Prinzip der Entschmelzung auch auf das Erleben Ihrer persönlichen Bedeutung von Schmerz einen Einfluss hat.

Aufgabe

Kehren wir noch einmal weit nach vorn in unserem Buch zurück. Wir brauchen das Arbeitsblatt »Meine Haltung zu meinem Schmerz« (S. 169). Suchen Sie sich einen der starken, durch Sie negativ erlebten Begriffe heraus, die Sie rot markiert hatten.

Schreiben Sie ihn nun hierher:

____

Jetzt verbinden Sie diesen Begriff mit Ihrem Schmerz (z.B. unerträglich → unerträglicher Schmerz):

____

Jetzt schreiben Sie einen ganzen Satz (z.B. Meine Schmerzen sind unerträglich):

____

____

____

Nehmen Sie sich einen Moment Zeit und schalten Sie Ihren Achtsamkeitsscheinwerfer an:

- Wie fühlt es sich an, wenn Sie den Satz laut lesen? Wenn Sie ihn im Stillen denken?
- Wo in Ihrem Körper nehmen Sie Regungen wahr und wie lassen diese sich beschreiben?
- Vielleicht kommen in diesem Zusammenhang auch Gefühle bei Ihnen auf. Welche sind das? Schauen Sie dazu gerne auf die Liste auf dem Arbeitsblatt »Welche Gefühle kenne ich von mir selbst« (S. 125)?

Den meisten von Ihnen wird es nicht gut mit dem Satz gehen. Es ist möglich, dass sich in Ihrem Körper bestimmte Stellen verkrampfen, Sie die Schmerzen stärker spüren als noch zu Beginn des Kapitels und Sie Gefühle wie Hilflosigkeit, Unsicherheit, Trauer oder Wut empfinden.

Dabei war bis zu diesem Moment alles noch einigermaßen in Ordnung. Dass dies gerade jetzt nicht so ist, hat etwas damit zu tun, dass Sprache unsere Wahrnehmung und unser Empfinden prägt. Unabhängig davon, ob es tatsächlich so ist oder nicht. Bereits in unserer Vorstellung können wir Leidensszenarien entwickeln, die uns dann den ganzen Tag gedanklich und gefühlsmäßig ausgesprochen zu schaffen machen. Und die nie eintreten oder eingetreten sind.

Wir Menschen unseres Kulturkreises sind darauf geprägt (oder haben es aus unseren Lernerfahrungen mitgenommen), dass wahr ist, was wir denken. Wir denken unsere Gedanken nicht einfach, sondern wir sind unsere Gedanken. Das nennt die Akzeptanz-Commitment-Therapie gedankliche Verschmelzung.

Die Idee ist nun, anzuerkennen, dass Denken ein konstruierter Prozess ist. Es ist nicht wahr oder falsch. Es ist wie es ist. Was wir denken, muss nicht der Realität um uns herum entsprechen. Aus diesem Grund empfiehlt die Akzeptanz-Commitment-Therapie, dass wir auf unsere Gedanken mit Abstand schauen und als das ansehen sollen, was sie sind: konstruierte Beziehungen zwischen unserem Erleben und unserer Sprache. Die gedankliche Entschmelzung bedeutet genau genommen also, die Gedanken von ihren aus der Lernerfahrung stammenden Verknüpfungen zu trennen.

Wie wäre eine entschmolzene Version Ihres oben aufgeführten Satzes? In unserem Beispiel wäre der Satz dann so: Mein Rücken schmerzt und ich empfinde die Schmerzen gerade als unerträglich. Versuchen Sie, es mit Ihrem Satz genauso zu machen:

____

____

Nehmen Sie sich noch einmal einen Moment Zeit und schalten Sie Ihren Achtsamkeitsscheinwerfer an:

- Wie fühlt es sich an, wenn Sie den Satz laut lesen? Wenn Sie ihn im Stillen denken?
- Wo in Ihrem Körper nehmen Sie Regungen wahr und wie lassen sie sich beschreiben?
- Vielleicht kommen in diesem Zusammenhang auch Gefühle bei Ihnen auf. Welche sind das? Schauen Sie dazu gerne auf die Liste auf dem Arbeitsblatt »Welche Gefühle kenne ich von mir selbst« (S. 125)?
- Haben Sie einen Unterschied zu vorher bemerkt?

Im besten Falle erleben Sie einen gewissen Abstand zu diesem Satz und weniger körperliche und gefühlsbezogene Reaktionen als beim vorhergehenden. Gehen wir noch ein bisschen weiter. Bitte tragen Sie in der Mind-Map unten alle Begriffe ein, die Ihnen zu Schmerz einfallen.

Wir wären erstaunt, wenn die von Ihnen gewählten Begriffe angenehme oder freundliche Begriffe wären. Schmerz ist etwas Lautes, Störendes, Bedrohliches. Das muss er auch sein, denn an sich dient er unserer Si-

SCHMERZ

cherheit und soll uns aufmerksam machen, wenn unser Körper verletzt und in seiner Unversehrtheit bedroht ist. Er kann nicht anders. Selbst wenn er wollte.

Das Wort Schmerz ist also aus Ihrer Lerngeschichte heraus mit Alarm-Begriffen belegt. Und das Wort selbst versetzt unseren Körper bereits vorsichtig in Alarmbereitschaft (vielleicht haben Sie eine leichte Anspannung und Unruhe bei der Übung wahrgenommen).

Jetzt wird es spannend: Ziehen Sie sich, so Sie dort noch nicht sind, an einen Ort zurück, wo Sie ungestört sind. Machen Sie es sich bequem. Stellen Sie sich einen Wecker, eine Uhr oder den Timer am Handy auf 45 Sekunden und legen Sie los, indem Sie die gesamte Zeit laut und deutlich: »Schmerz« vor sich hersagen. Da Sie allein sind, müssen Sie sich nicht zurücknehmen. Los geht's!

Nachdem Sie sich mit dem Arbeitsblatt »Entschmelzung von Schmerz« (S. 242) beschäftigt haben: Wie war diese Übung für Sie? Was haben Sie im Verlauf der Übung wahrgenommen? Was geschah mit der Bedeutung des Wortes »Schmerz« während der Übung? Hatten Sie bis zum Schluss dieselbe Anspannung wie beim Ausfüllen der Mind-Map? Waren die dort beschriebenen Begriffe Ihres Alarmsystems über den gesamten Verlauf dieser Übung konstant präsent? Hat sich das Wort »Schmerz« irgendwann komisch angefühlt oder angehört? Vielleicht sogar so, als würden die Laute überhaupt keinen Sinn mehr ergeben?

Wir hoffen, dass Sie zu der Mehrheit der Menschen gehören, bei denen im Verlauf der Übung die Bedeutung des Wortes »Schmerz« verloren geht. Viele berichten ein Entfremdungsgefühl zu den Lauten in Bezug auf die Bedeutung. Die dazugehörigen Erlebensbereiche gehen ebenso verloren und die Laute verlieren ihre Bedeutung. Sie wirken auf viele am Ende komisch, fremd und sinnentleert.

Gratulation: Sie haben für diese 45 Sekunden die gedankliche Entschmelzung des bedrohlichen Wortes »Schmerz« erlebt. Das Wort ist nicht gleichbedeutend mit Ihrem Erleben dessen, was wir als Schmerz bezeichnen.

Gedankliche Entschmelzung

Hilfreich für die gedankliche Entschmelzung ist eine Beschreibung, die innere Erlebnisse als das benennt, was sie sind:

- Ich habe den Gedanken, dass …
- Ich habe das Gefühl von …
- Ich habe die Erinnerung an …
- Ich merke die Tendenz/den Impuls zu …

Das fühlt sich zunächst sperrig und umständlich an. Die Folge einer verkürzten Sprache bzw. eines verkürzten Denkens haben Sie aber bereits beim Ausfüllen des Arbeitsblatts zur Entschmelzung (S. 242) erlebt. Vielleicht ist es an der Zeit, sich selbst und Ihrer Wahrnehmung die Zeit einzuräumen, die Sie beide wirklich brauchen.

Irgendwann allerdings wird die präzisere Beschreibung zu einem hilfreichen Muster Ihrer Wahrnehmung und inneren Beschreibung Ihres Erlebens. Wenn Sie es oft genug wiederholen, wird diese Form der Sprache automatisch in Ihr übliches Verhalten integriert und fühlt sich dann sowohl weniger sperrig als auch weniger umständlich an. Der Gewinn ist dabei aber umso höher.

Wenn Sie für sich annehmen können, dass Gedanken nicht gleichbedeutend mit den Dingen sind, die sie beschreiben, dann trifft das auf vieles mehr zu als auf den Schmerz allein. Es träfe auf Sie als Person zu, wenn Sie Ihre so genannten Schwächen beschreiben (leider natürlich dann auch bei den Stärken). Es trifft auf Situationen zu und auf die von Ihnen erinnerte Vergangenheit. Nicht zuletzt dann auch auf Ihre Vorstellung von Ihrer Zukunft. In all diesen Bereichen kann gedankliche Entschmelzung helfen, alte Muster aufzubrechen und neues Verhalten zu wagen.

Gedankliche Entschmelzung ist nicht zu jedem Zeitpunkt sinnvoll und nützlich. Automatisiertes Denken und Handeln hat den unersetzlichen Vorteil, dass uns damit Ressourcen in unserem Gehirn frei bleiben, die wir für wirklich wichtige Dinge benötigen.

Wann ist die Technik der Entschmelzung hilfreich?

- Wenn Sie den Eindruck haben, dass Ihr Verstand Sie als Person und/oder andere häufig und hart bewertet.
- Wenn Sie selbst bemerken (oder von anderen darauf aufmerksam gemacht werden), dass Sie häufig und lange gedanklich abwesend sind.
- Wenn Ihr Verstand ständig darüber wertet, was richtig oder was falsch ist.
- Wenn sich Ihr Verstand unstrukturiert oder durcheinander anfühlt.
- Wenn Sie sich von Ihren Gefühlen abgeschnitten fühlen oder angenehme Gefühle vermissen.
- Wenn Sie sich, trotz aller Bemühungen dagegen anzugehen, immer wieder in belastenden Schleifen von Gedanken und Gefühlen wiederfinden, aus denen Sie nicht herauskommen.

Es gäbe zur gedanklichen Entschmelzung viel mehr zu sagen oder auch zu üben. Für unser Buch würde das leider zu weit führen. Sollten Sie jedoch neugierig auf diese Art geworden sein, sich selbst, die erlebten Schwierigkeiten in der eigenen Wahrnehmung mit Ihrer Person oder Ihrem Schmerz oder wiederkehrenden Mustern, denen Sie sich hilflos ausgeliefert fühlen, neu zu begegnen, haben wir für Sie im Literaturkapitel weiterführende Bücher gesammelt. Es besteht darüber hinaus jederzeit die Möglichkeit, sich Psychotherapeut*innen der Akzeptanz-Commitment-Therapie anzuvertrauen.

Zur Akzeptanz gehört Bereitschaft

Bei unserer Beschäftigung mit dem Thema »Akzeptanz« fehlt noch ein wichtiger Aspekt: die Bereitschaft. Diese ist Bestandteil von Akzeptanz: Akzeptanz kann ohne Bereitschaft nicht funktionieren. Was heißt Bereitschaft in diesem Zusammenhang und wofür kann man oder besser, sollten Sie bereit sein?

Wenn Sie sich erinnern, haben wir bereits beschrieben, dass das Vermeiden von unangenehm erlebten Gefühlen und Situationen dazu führt, dass wir uns in unserem Leben einschränken. Wir verlieren den Kontakt zu uns und zu unserem Umfeld. Wir verlieren aber auch die Möglichkeiten, Neues dazuzulernen und Altes besser zu verstehen. Am Ende verlieren wir uns als Person vielleicht sogar selbst.

Akzeptanz, so haben wir Ihnen erzählt, bedeutet, die Dinge oder das Erleben aufzunehmen, wie sie sind:

- Das schließt ein, sich schmerzhaft Erlebtem zuzuwenden und es wahr- und auf- bzw. anzunehmen.
- Das schließt ein, körperlich aktiv zu werden, auch wenn es am Anfang erst einmal mehr weh tut, als Ihnen lieb wäre.
- Das schließt ein, die mit dem Schmerz einhergehenden Ängste und das Bedrohlichkeitserleben wahrzunehmen, anzuerkennen und als solches zu benennen.

Akzeptanz schließt auch das Gegenteil mit ein:

- Dinge nicht mehr zu tun, die zu viel sind (wenn Sie sich an den Krafttank erinnern oder für den Fall, dass Sie WOOPten, z. B. mehr Haushalt an Ihre halbwüchsigen Kinder abzugeben).
- Anzunehmen, dass Sie sich vielleicht zuerst schlecht mit sich selbst fühlen.
- Dass Sie Ihre Gedanken, andere auszunutzen oder die Ängste, deshalb von anderen abgelehnt zu werden, erst einmal stehen lassen und als solche benennen.
- Dass Sie vielleicht auch den Ärger Ihres Umfeldes wegen der von Ihnen getätigten Veränderungen annehmen und als solchen benennen, ohne sich erneut Ihrem alten Muster zu beugen.

Und dazu braucht es Bereitschaft: Das klingt auf dem Papier unglaublich plausibel und fühlt sich meistens auch erst einmal sehr gut an. In der betreffenden Situation ist es jedoch sehr viel herausfordernder.

» *Bereitschaft beschreibt die Haltung, sich den neuen Dingen im Sinne einer akzeptierenden Grundhaltung zu stellen und das auszuhalten, was damit auch an negativ Erlebtem auftritt, ohne es erneut zu vermeiden.*

Was Bereitschaft bedeutet

Häufig hatten unsere Patient*innen in der Einzeltherapie den Wunsch, etwas in ihren Beziehungen zu ändern und in der Therapie war alles klar und gut sortiert. Wir konnten allerdings darauf warten, dass zur nächsten Therapiestunde die Ernüchterung groß war, weil das Umfeld nicht in der verständnisvollen Weise reagierte, wie sich unsere Patient*innen des gewünscht hätten. Häufig fiel in diesem Zusammenhang der Satz: »Das halte ich einfach nicht aus.« Was sich dann z. B. auf den resultierenden Ärger des Partners oder das Schweigen des Kindes bezog, nachdem die Patient*in ihren Änderungswunsch geäußert hatte.

» *In Bereitschaft sein, heißt immer auch, etwas als unangenehm Erlebtes auszuhalten.*

Genauer gesagt auszuhalten, welche Gefühle und Gedanken etwas in uns auslöst. Ein weiterer wichtiger Punkt ist, sich erst einmal nicht weiter dazu zu verhalten. Das gibt Ihnen die Gelegenheit, ganz bei sich zu bleiben, nur dann kommen Sie den Gefühlen und Gedanken, die gerade in Ihnen wirken auf die Spur. In der Akzeptanz-Commitment-Therapie heißt es dazu: »Wenn man akzeptierend und bereit ist, sagt man ja zur Gesamtheit der momentanen inneren Erlebnisse.«[41]

An dieser Stelle können wir Ihnen versichern: Das Aushalten können wir erlernen. Wir haben oft das Beispiel des Muskels gebraucht, der mit jedem Trainingsreiz stärker wird. So ist es auch mit unserem Aushalte-»Muskel«, der stärker wird, je öfter wir ihn trainieren. Dabei ist Bereitschaft wie Springen von einer Felskante in einen See; wir können nur dann abspringen, wenn wir es ganz und gar tun.[42]

» *Bereitschaft kann gewählt werden: Wir können uns für bestimmte Gefühle, Situationen oder Gedanken entscheiden, für die wir uns bereit machen wollen.*

Bereitschaft ist nicht gleichbedeutend mit »Wollen«: Etwas wollen, heißt nicht, dafür bereit zu sein. Bereitschaft bedeutet, etwas willkommen zu heißen, auch wenn man es eigentlich nicht will. Konkret könnte das bedeuten, den Muskelkater nach einer intensiven Trainingseinheit willkommen zu heißen; wollen wird ihn von uns allen niemand gerne, wir könnten auf ihn durchaus verzichten!

Bereitschaft funktioniert nur, wenn wir uns für sie bedingungslos entschieden haben: Wir können nicht für einen Teil der Situation bereit sein und für einen anderen nicht. Wir können nicht bereit sein, »nein« zu unseren Kollegen bei der Arbeit zu sagen, wenn es um neue Aufgaben geht; aber nicht bereit dafür sein, dass sie vielleicht darüber irritiert oder verärgert sind. Wenn wir bereit sind, »nein« zu sagen, dann schließt das die Bereitschaft ein, die Veränderungen im Verhalten der anderen auf unsere Änderung ebenfalls auf- bzw. anzunehmen.

Bereitschaft können wir nicht einfach versuchen: Springen können wir nicht versuchen, wenn wir in dem Bild bleiben wollen. Wir können springen oder es lassen. Wir können aber nicht versuchen zu springen. Bereitschaft ist kein Verhalten, es ist eine Haltung, die einer Entscheidung folgt. Weder eine Haltung kann versucht werden noch eine Entscheidung.

An dieser Stelle möchten wir Sie darüber informieren, dass Sie in der Entscheidung für oder gegen eine Bereitschaft zu einer tieferen Aufrichtigkeit Ihrer Person und Ihres Erlebens finden. Sie können jederzeit entscheiden, ob Sie es möchten oder ob die Zeit dafür aus Ihrer Sicht noch nicht gekommen ist. Sie können aber nicht mehr die Augen davor verschließen, dass Ihre Gedanken und Gefühle sind, was sie sind und nicht mehr davor, dass Sie eine Veränderung wünschen. Selbsttäuschungen sind in der Auseinandersetzung zur Bereitschaft nicht mehr möglich.

» *Bereitschaft heißt also, sich dem auszusetzen, was Sie vorher vermieden haben, und das damit einhergehende Erleben willkommen zu heißen.*

Sie wird Ihnen eine größere Einsicht und ein besseres Verständnis für Ihre Person ermöglichen. Bereitschaft wird Ihnen eine Flexibilität verschaffen, in eine Balance zwischen den vorhandenen Gegebenheiten Ihres Umfeldes und Ihrem körperlichen und psychischen Wohlbefinden zu gelangen.

Hier schließen wir nun den Kreis zum Anfang des Kapitels, wo wir Ihnen nicht sagen konnten, wie sich Akzeptanz und Veränderung voneinander trennen lassen. Bereitschaft brauchen wir für die Veränderung, indem wir das Defizit, Problem oder die Schwierigkeit als das oder die aufnehmen, die sie sind (was Akzeptanz wäre) und indem wir für uns anerkennen, dass wir hier eine Veränderung wünschen. Bereitschaft brauchen wir aber auch dann, wenn wir akzeptieren wollen. Die Bereitschaft zur Akzeptanz kann schon eine Veränderung sein. Und Bereitschaft für Veränderung schließt die Akzeptanz dessen, was ist, bereits ein.

Akzeptanz und Bereitschaft sind sehr komplexe Themenfelder, für die ein eigenes Arbeitsbuch hilfreich wäre. Und das gibt es bereits, es heißt »Im Abstand zur inneren Wortmaschine.«[43] Daher haben wir uns entschieden, Sie im Falle eines großen Interesses zu den Themen Entschmelzung, Akzeptanz, Bereitschaft und Werte auf dieses Buch zu verweisen. Wenn Sie sich mit diesem Themenfeld vertieft auseinandersetzen wollen, verweisen wir Sie gerne auf unsere Literaturauflistung oder an qualifizierte Psychotherapeut*innen.

Sinn und Erfüllung im Leben finden

Wir alle suchen nach Sinn und Erfüllung in unserem Leben, womit unsere Werte ins Spiel kommen. Diese sind für ein erfülltes Leben (ob nun mit oder ohne wiederkehrende Schmerzen) wichtig und unerlässlich. Was wir akzeptieren und wie wir etwas verändern wollen, um unser Wohlbefinden in körperlicher und psychischer Hinsicht (bzw. unsere Bedürfnisse) zu sichern, können wir nicht in jedwede Richtung hin entscheiden.

Wir können aus uns keine komplett neuen Menschen machen. Die Richtung, die wir einschlagen, beinhaltet immer auch die Ausrichtung auf das, was uns wichtig ist. Menschen, denen menschliche Beziehungen wichtig sind und die sie im Arbeitsbereich erfüllend erleben, können diese Beziehungen nach Eintritt in das Rentenalter z. B. als ehrenamtliche Trainer*innen oder Betreuer*innen weiter pflegen. Sie werden aber nicht ohne Beziehungen Sinn in ihrem Leben erleben. Menschen, denen künstlerische Betätigung wichtig ist und die sie aufgrund ihrer Einschränkungen nicht mehr tun können, können andere künstlerische Tätigkeiten finden, ohne diese werden sie jedoch nicht zufrieden sein.

» *Wir alle wünschen uns ein sinnerfülltes Leben. Sinn erhalten wir über die Erfüllung unserer Werte.*

Werte sind so individuell wie Sie alle, die dieses Buch gekauft und bis hierher gelesen haben (und alle anderen auch). Werte geben uns Richtung im Leben; wir gehen fest davon aus, dass Sie bereits mehrfach Entscheidungen getroffen haben, weil Sie »das nicht mehr mittragen« wollten oder es Ihnen »gehörig gegen den Strich gegangen« ist. Oder dass Sie Tätigkeiten oder Situationen kennen, die Ihnen einfach nicht wichtig sind, andere dafür vermissen Sie, wenn Sie nicht teilhaben können. Sie alle kennen Tage oder auch längere Zeiten, in denen Sie sich nutzlos, sinnlos oder auch »verloren« oder abgehängt fühlten.

Mit all den Erfahrungen aus diesem Buch schließen wir damit ab, dass Sie bei der Wahl Ihrer Veränderungen oder zu akzeptierenden Dinge Ihre Werte im Blick behalten sollten. Dann treffen wir in der Regel die für uns bessere Wahl. Dabei geht es nicht um sogenannte moralische Verpflichtungen, wie »immer für andere da zu sein« oder »nie andere zu enttäuschen«. Das sind die stillen Regeln, die wir aus der Biografie mitgenommen haben. Sie haben mit Werten nichts zu tun, sondern dienten meist dazu, uns als Teile einer Gemeinschaft einzuschwören. Wir halten sie für gefährlich, weil sie vorgaukeln, werthaft zu sein, es aber nicht sind. Sie sind auch nicht zu erfüllen.

Werte sind durch Sie selbst gewählte Lebensrichtungen[44]. Dabei liegt die Betonung auf »gewählt« und auf »Richtung«. Richtung bedeutet, dass wir dorthin nie gelangen können; wir fahren einfach immer nach Osten. Osten selbst als Ort existiert allerdings nicht. Werte entsprechen der Qualität unseres Tuns (z. B. wertschätzend sein, liebevoll sein oder genau und zuverlässig sein etc.). Sie beschreiben nichts, was wir haben (z. B. Geld, Status oder Anerkennung; diese Begriffe liegen eher im Bereich unserer Bedürfnisse). Wichtig ist in diesem Zusammenhang auch, dass Sie selbst es waren, die diese Himmelsrichtung aus allen möglichen ausgewählt haben. Ihre Gründe sind dazu zweitrangig; vielleicht können Sie diese selbst auch nicht immer beschreiben. Es fühlt sich für Sie »nur einfach richtig« oder »sehr wichtig« an.

Was haben Sie beim Lesen gerade erlebt? Haben Sie sich gefragt, was Ihnen wichtig ist? Wunderbar. Dann sind Sie bereit für das nächste Kapitel!

Mein Wertekompass

In Bezug auf die Werte hatten wir festgestellt, dass es im Prinzip nicht zwingend um Schmerzen geht, die Ihr Leben beeinträchtigen. Es geht vor allem darum (mit oder ohne wiederkehrende Schmerzen) das Leben zu führen, das Ihnen wichtig ist. Es geht um Sinn und um Sinnhaftigkeit. Die gewählte Ausrichtung auf Werte gibt unserem Leben eine bedeutsame Richtung.

Wenn Sie Ihre Werte kennen, können Sie in Ihrem Alltag aus allen vorhandenen Alternativen diejenigen auswählen, die Ihnen helfen, ein sinnerfülltes Leben zu führen. Mit dem letzten Arbeitsblatt »Wertekompass« (S. 250) bieten wir Ihnen Gelegenheit, sich Ihre Werte zu vergegenwärtigen. Dieses Arbeitsblatt werden wir nicht mit Ihnen auswerten; denn zu den Werten gibt es kein »richtig« oder »falsch«, kein »mehr« oder »weniger«. Werte sind unverhandelbar und stehen für sich allein.

Wertekompass

Einführung

Jeder Mensch hat in seinem Inneren mehr oder weniger klare Vorstellungen darüber, wie er sein Leben leben möchte und worauf es ihm dabei ankommt. Diese Vorstellungen nennen wir Werte.

Werte sind frei wählbar und damit ein Bereich, über den wir Kontrolle haben. Die Thematisierung von Werten dient mehreren Zwecken: Die Auseinandersetzung mit den eigenen Werten ermöglicht es uns einen Bereich zu erleben, in dem wir »heil« sind: Während das Funktionsniveau von Menschen mit Schmerzen im Vergleich zu Personen ihrer Umwelt drastisch reduziert ist, bietet der Bereich der Werte Ihnen eine Möglichkeit, sich als intakt zu erleben und sich – da sie sich auf diesem Gebiet wenig von anderen Menschen unterscheiden – mit anderen verbunden zu fühlen.

Unsere Werte sorgen für eine gewisse Verbindung zwischen unseren, zum Teil sehr verschiedenen Zielen.

Werte sind immer positiv formuliert. Auf sie zurückzukommen kann insbesondere dann sehr nützlich sein, wenn wir ein Ziel erreicht haben – und immer auch, wenn wir gescheitert sind. Bei einer zu starken Fixierung auf Ziele, die nicht mit Werten »unterfüttert« sind, kann es sonst passieren, dass Misserfolge, aber auch Erfolge, zu Orientierungslosigkeit und innerer Leere führen.

Ziel dieses Arbeitsblattes

Ziel dieser Übung ist es, sich mit den eigenen Werten auseinanderzusetzen, sich derer bewusst zu werden und sie zu formulieren. Zentrale Botschaften zu Werten können dabei hilfreich sein, die kommenden Werte einzuschätzen und zu wählen:

- »Wofür soll mein Leben stehen? Und tut es das auch?«
- »Wenn es möglich wäre, eine Richtung einzuschlagen, welche würde ich wählen?«
- »Bin ich bereit zu tun, was getan werden muss, um mich in Richtung der Dinge fortzubewegen, die sich für mich wertvoll anfühlen?«

Aufgabe

Sie sehen im Folgenden eine Tabelle mit verschiedenen Werten. Entscheiden Sie bei jedem Wert für sich:

- Wie wichtig ist mir dieser Wert?
- Wie stark lebe ich diesen Wert in meinem Alltag?

Werte[45]	**Ihre Einschätzung**									
	Wie wichtig ist dieser Wert für Sie?					Wie stark leben Sie diesen Wert in Ihrem gegenwärtigen Alltag?				
	sehr unwichtig	eher unwichtig	teils teils	eher wichtig	sehr wichtig	gar nicht stark	eher wenig stark	teils teils	eher stark	sehr stark
gut für meine Familie sorgen										
den Familienzusammenhalt stärken										
für ein gemütliches und schönes Zuhause sorgen										
in der Familie einen vertrauten Umgang pflegen										
dazu beitragen, dass es in meiner Ehe/Beziehung uns beiden gut geht										
Zärtlichkeit/Erotik/Sexualität erleben										
eine liebevolle Beziehung zu meinem (Ehe-)Partner pflegen										
meinen Kindern ermöglichen, ihre Persönlichkeit zu entfalten										
meinen Kindern ein Vorbild sein										
für meine Kinder da sein, wenn sie mich brauchen										
meine Kinder auf ihrem Weg ins Leben unterstützen										

Werte[45]	Ihre Einschätzung									
	Wie wichtig ist dieser Wert für Sie?					Wie stark leben Sie diesen Wert in Ihrem gegenwärtigen Alltag?				
	sehr unwichtig	eher unwichtig	teils teils	eher wichtig	sehr wichtig	gar nicht stark	eher wenig stark	teils teils	eher stark	sehr stark
in freundschaftlichen Beziehungen zuverlässig sein										
ein offenes Ohr für andere haben										
andere teilhaben lassen an dem, was in mir vorgeht										
anderen helfen										
auf andere Menschen zugehen										
erholsame und entspannende Dinge tun										
den Ausgleich suchen zwischen den Interessen der anderen und meinen eigenen										
kompetent sein										
Erfolg haben										
mit Kollegen, Vorgesetzten und Mitarbeitern gut auskommen										
meinen Horizont erweitern										
das Leben verstehen										
neue Kenntnisse und Fähigkeiten erwerben										

Werte[45]	Ihre Einschätzung									
	Wie wichtig ist dieser Wert für Sie?					Wie stark leben Sie diesen Wert in Ihrem gegenwärtigen Alltag?				
	sehr unwichtig	eher unwichtig	teils teils	eher wichtig	sehr wichtig	gar nicht stark	eher wenig stark	teils teils	eher stark	sehr stark
die Welt kennenlernen										
kreativ sein										
meine Interessensgebiete pflegen										
unterhaltsamen Aktivitäten nachgehen										
in Einklang mit meinem Glauben leben										
meine Spiritualität entfalten										
mich als Mensch weiterentwickeln										
mich in einer Glaubensgemeinschaft einbringen										
in Einklang mit der Natur leben										
mich für Schwächere einsetzen										
mich für gesellschaftliche Belange einsetzen										
gut informiert sein über das Weltgeschehen										
für meine körperliche Fitness sorgen										
mich gut ernähren										

Werte[45]	Ihre Einschätzung									
	Wie wichtig ist dieser Wert für Sie?					Wie stark leben Sie diesen Wert in Ihrem gegenwärtigen Alltag?				
	sehr unwichtig	eher unwichtig	teils teils	eher wichtig	sehr wichtig	gar nicht stark	eher wenig stark	teils teils	eher stark	sehr stark
Platz für eigene Formulierungen/ Werte:										

Die Werte stammen aus: Wengenroth M. Therapie-Tools Akzeptanz- und Commitmenttherapie. 2. aktualisierte und erweiterte Auflage. Weinheim: Beltz; 2017.

Wir befinden uns nun schon auf der gemeinsamen Heimreise. In unserem Zugabteil sitzen wir noch einmal mit Ihnen zusammen. Wir zeigen uns gegenseitig unsere Fotos, und wir erzählen uns die wichtigsten Erlebnisse aus unseren eigenen Perspektiven. Wir haben Freude, sind manchmal etwas nachdenklich und zeitweise auch traurig. Wir sprechen über die Dinge, die waren, und das, was sein wird. Wir nehmen an, was auf der Reise anders lief, als wir geplant hatten, und sind bereit, diese Erfahrungen in unseren Erinnerungen aufzuheben. Wir werden sie immer wieder aufleben lassen, sie werden uns noch eine ganze Weile begleiten und diese Erfahrungen werden uns, wie alle früheren, prägen und bereichern.

Auch wenn wir uns jetzt von Ihnen als unmittelbare Begleiter*innen verabschieden, das Buch ist noch nicht zu Ende! Wir übergeben an Sie zurück, in der Hoffnung, Ihnen ausreichend Anregungen mitgegeben zu haben. Dass es weitergeht, sehen Sie an den folgenden Kapiteln, wo Betroffene von sich erzählen. Und wo Betroffene Sie willkommen heißen mit ihren persönlichen Lebenserfahrungen. Denn wir dürfen nie vergessen: Das Leben findet vor allem außerhalb von Behandlung und Therapie statt.

Lebenssinn (neu) entdecken

Nun geht es um Ihren persönlichen Sinn Ihres Lebens. Diese Phase findet sehr häufig nach der Therapie statt (oder auch von ganz allein!).

Sie kommt schleichend und ist die Folge der Erfahrungen aus den vorhergehenden Phasen, wenn diese Erfahrungen fruchtbar in das Leben integriert werden. Dabei sind die Lösungen in dieser Phase so individuell wie die Menschen selbst. Deshalb haben wir uns entschieden, Betroffene an dieser Stelle sprechen zu lassen.

Vorbemerkung von einer Therapeutin

Ich erinnere mich noch gut an eine Gruppentherapiesitzung mit Betroffenen mit chronischen Schmerzen. Die Wut im Raum war greifbar und groß. Wir waren in der letzten Woche der tagesklinischen Behandlung und dabei, zusammen zu sammeln, was die Patient*innen für zu Hause mitnehmen und umsetzen wollten. Einigen von ihnen wurde jetzt deutlich, dass wir als Therapeut*innen das Zepter an sie zurückgaben. Dass wir uns, wie sie es formulierten, aus der Verantwortung stahlen. Denn in den vorherigen drei Wochen hatte sich am Schmerz bei ihnen wenig bis fast nichts verändert. Wir hatten ihnen keine Tricks und Kniffe genannt, die sie schnell umsetzen und dann schmerzfrei sein könnten. Wie gesagt, die Wut war groß.

Die Diskussion darüber, ob die drei Wochen nun unnütz und vergeudet gewesen waren oder nicht, ging bereits seit einiger Zeit und ich stand versunken am Flipchart, hörte zu und überlegte, wie ich diese Diskussion auf eine konstruktive Bahn lenken könnte. Ebenso versunken schrieb ich: »Leben mit dem Schmerz«, das hatte ich aus der Diskussion aufgegriffen, darum ging es immer wieder und immer wieder neu.

Plötzlich stand eine Patientin auf, kam zu mir, nahm mir den Stift aus der Hand und wandte sich an den Mitpatienten, der die Diskussion begonnen hatte. Er war aus meiner Sicht am meisten betroffen und wütend darüber, dass die Schmerzen durch die Therapie nicht besser geworden waren.

Sie unterstrich energisch den Satz »Leben mit dem Schmerz«, schaute ihn an und sagte: »Du hast doch die Wahl. Wohin legst du die Betonung: auf Schmerz oder auf Leben?« In diesem Moment fand die Gruppe aus der zähen Diskussion heraus in eine konstruktive Diskussion darüber, warum jemand die Betonung auf den Schmerz legt und dabei vergisst zu leben. Sie sprachen nun darüber, was helfen könnte, trotz Schmerz zufriedenstellend zu leben. Es war eine sehr schöne, sehr berührende Diskussion.

Der Patient kam am Ende zu mir, um sich bei mir zu bedanken. Aber ich hatte nichts dazu beigetragen; ich hatte ja nur versunken am Flipchart gestanden und den Satz aufgeschrieben, eher aus Hilflosigkeit, denn mit Plan. Die Lösung fanden die Patient*innen der Gruppe ausschließlich selbst. Und genau darum geht es: dass Sie Ihre eigene Lösung finden.

Was erleben Betroffene?

Chronische Schmerzen können sehr unterschiedliche Ursachen und Folgen haben, und ebenso viele Möglichkeiten gibt es, mit ihnen umzugehen und sie zu mildern. Lesen Sie die Berichte von zwei Personen, die von ihren Erfahrungen und ihren Umgangsweisen mit dem Schmerz erzählen. Da jeder Mensch individuell ist, werden Sie sich, Ihre Fragen und Ihre Geschichte nicht in allem wiederfinden. Die Berichte sind von zwei langjährigen Schmerzpatient*innen geschrieben worden, die damit auch die Auseinandersetzung mit ihren eigenen chronischen Schmerzen ein Stückchen besser verstehen und managen konnten. Ursprünglich wurden beide Geschichten für die Website von UVSD SchmerzLOS e. V. geschrieben[46,47].

Eine Schmerzpatientin erzählt

Meine Geschichte beginnt mit einem Fahrradunfall, den ich als Studentin auf dem Heimweg von der Universität hatte. Auf dem Fahrradweg, den ich vorschriftsmäßig befuhr, wurde ich an einem ampelgesicherten Überweg von einer Autofahrerin angefahren, die mich zunächst überholte und mich dann beim Abbiegen nach rechts als geradeaus fahrende Radfahrerin nicht sah. So kam es zu einem heftigen Anprall hauptsächlich meines linken Beins. Die Autofahrerin kurbelte das Fenster herunter – und gab Gas. Ein Mann drückte mir einen Zettel mit dem Autokennzeichen in die Hand. Plötzlich floss der Verkehr wieder. Ich fühlte mich verlassen und war geschockt.

Dass mit meinem Bein etwas nicht in Ordnung war, merkte ich am Rande, aber es erschien mir zunächst nicht so wichtig zu sein. Richtige Schmerzen verspürte ich erst am nächsten Tag. Dann begab ich mich in die Behandlung eines Orthopäden. Der erkannte die Schwere der Verletzung nicht und meinte, ich solle mich einige Tage ins Bett legen, dann würde es schon wieder gehen. Es besserte sich aber nicht so, wie er es vorhergesagt hatte. So wurde ich in den nächsten Monaten mehrfach arthroskopiert, d. h., die Ärzte schauten durch einen kleinen Schnitt mit einer Optik in das Kniegelenk hinein. Es gab widersprüchliche Befunde, die von Operateur zu Operateur variierten. Dann stand es fest, dass der Innen-Meniskus abgerissen war, außerdem sollte es Schäden an den Bändern geben, die man aber nicht operieren konnte. Auch der Knorpel war beschädigt. Der Innen-Meniskus sollte in einer offenen Operation wieder angenäht werden.

Eine der OP-Wunden begann zu eitern, und ich bekam plötzlich hohes Fieber. Die entstandene Fistel an der Innenseite des Knies wurde herausoperiert. Großes Glück war es, dass das Kniegelenk durch die Entzündung keinen zusätzlichen Schaden genommen hatte. Nach der Fisteloperation hatte ich »seltsame Schmerzen«, nämlich an der anderen Seite des operierten Knies, also an der Außenseite. Als ich das den Ärzten im Krankenhaus sagte, taten sie meine Schmerzen ab. Sie teilten mir mit, dass das gar nicht sein kann. Ich verspürte aber ganz sicher diese Schmerzen, die sich im Lauf der nächsten Monate noch intensivierten und manchmal auch blitzartig mit einer hohen Intensität in das Bein hineinschossen, sodass ich oft zurückzuckte. Hinzu kamen weitere Symptome, wie z. B. das Gefühl, dass Tropfen an dem betroffenen Bein herunterlaufen, eine Art »schmerzhaftes Jucken« sowie Farbveränderungen in dem betroffenen Gebiet, die mal die Haut rot, manchmal auch blau aussehen ließen. Auch eine erhebliche Berührungsempfindlichkeit stellte sich ein. Teilweise konnte ich nicht mal den Stoff der Hose über der Stelle ertragen. Nachts wachte ich bis zu 50-mal auf, wenn ich im Schlaf unabsichtlich an diese Stelle kam.

In der kommenden Zeit machte ich das, was man »Ärzte-Hopping« nennt. Ich suchte viele Ärzte verschiedener Fachrichtungen auf. Von manchen wurde ich mit meinen Beschwerden nicht mal ernst genommen. In dieser Zeit verschlechterte sich mein psychischer Zustand. Ich haderte mit dem Unfallereignis: »Warum gerade ich? Warum konnte ich nicht zu einer anderen Zeit diesen Weg befahren? Wieso habe ich Schmerzen, die die meisten Ärzte nicht mal behandeln?«

Ein gewaltiges Selbstmitleid baute sich auf. Ich kapselte mich immer weiter von Freunden ab. Große Sorgen machte ich mir auch um meine berufliche Zukunft. Ich stand vor einer wichtigen Laufbahnprüfung. Wenn ich diese nicht bestehen würde, war mein Studienabschluss wertlos. Mein Halt in dieser Zeit war mein damaliger Hausarzt, der mich mit großem Engagement auch psychisch aufbaute. Er gab zur Schmerzlinderung Spritzen mit einem örtlich betäubenden Mittel an den Nerven.

In der Folgezeit begab ich mich zu einem Schmerztherapeuten. Dieser nahm mich nicht nur ernst, sondern erklärte mir auch, dass ich unter Nervenschmerzen leide, die durch die Verletzung eines Nervs bei der Operation entstanden sind. Er schaffte es aber auch »nur«, die Schmerzen zu lindern und schickte mich zu einem Neurochirurgen in eine weiter entfernte Stadt. Dieser zerstörte den geschädigten Nerv teilweise, indem er durch eine Sonde, die er an den Nerv führte, flüssigen Stickstoff leitete, der etwa minus 100 Grad kalt ist. Diese Methode war bei mir insofern erfolgreich, als dass die Schmerzen für bis zu drei Monate gelindert waren. Nach dieser kurzen Zeitspanne erholte sich der Nerv immer wieder. Er durfte aber nicht komplett zerstört werden. So wurde diese kleine Operation etwa alle drei Monate wiederholt. Insgesamt etwa 60- bis 70-mal wurde sie von verschiedenen Ärzten durchgeführt. Dies führte natürlich immer wieder zu Fehlzeiten in meinem Beruf und somit auch zu unguten Reaktionen beim Chef und einigen Kollegen.

Nach einiger Zeit las ich eine Anzeige von einer Schmerzklinik. Dort stellte ich mich ambulant vor. Während dieser Konsultation fühlte ich mich sehr gut aufgehoben und ließ mich dort stationär behandeln. Zu meiner großen Überraschung half mir dieser

Aufenthalt, bei dem ich eine multimodale Schmerztherapie erhielt, entscheidend. Die Behandlung umfasste eine medizinische Behandlung mit Schmerzmitteln aber auch eine Kältetherapie, psychologische Einzeltherapiestunden, Physiotherapie und Bewegungseinheiten nach genauer Anleitung. Dort bekam ich so viele Anregungen, anders mit meinem Schmerz umzugehen, nämlich beispielsweise ihn zu akzeptieren, was ja eine Linderung keineswegs ausschließt.

Wichtig war es für mich, dass mir von allen Berufsgruppen der Schmerz »geglaubt« wurde, was ich vorher so bei vielen Behandlern nicht erlebt hatte. Der Chefarzt hatte ein großes Schild in seinem Zimmer, auf dem stand: »Schmerz ist immer das, was der Patient sagt.« Dieser Spruch hing so, dass sowohl der Patient als auch der Arzt ihn immer sehen konnten. Ich wollte, dass sich meine Schmerzen bessern würden, und ich verstand, dass ich selbst den größten Anteil daran trage, indem auch ich meine Schmerzen ernst nehme und mich auch nicht überfordere, sondern mir auch zugestehen darf, dass ich an einem Tag, wenn die Beschwerden schlimm sind, mal nicht funktioniere. Bisher dachte ich, ich müsse immer alles gut machen. Dies bestand für mich darin, dass ich »funktionierte«.

Ein Arzt sagte mir in der Schmerzklinik einmal, dass ich wohl immer Schmerzen haben werde. Ich sollte aber versuchen, mich nicht vom Schmerz beherrschen zu lassen, sondern meine eigene Schmerzmanagerin zu werden. Das war mein erstes großes »Aha-Erlebnis«. In der folgenden Zeit begann ich zu lernen, dass ich mich nicht von meinen Schmerzen regieren lasse, sondern auch eine Verantwortung für meine Befindlichkeit trage. Heute bin ich darin ein großes Stück weitergekommen, aber ich arbeite immer noch daran. Mir wurde auch nahegebracht, dass ich das tun solle, was mir Spaß macht. Erst viel später habe ich verstanden, dass sich dadurch auch meine Einstellung zu den Schmerzen verbessert, indem ich meine Aufmerksamkeit auf etwas Positives richte und so aus den negativen Gedanken hinauskomme. In der Schmerzklinik erfuhr ich auch, dass es hilft, sich zu bewegen. Bisher wurde mir immer geraten, mich zu schonen, wenn es weh tut. Nun lernte ich, dass jeder Mensch Bewegung braucht und dass eine dosierte Bewegung sich sogar positiv auf meine Schmerzen auswirkte. Bei der Wassergymnastik während der stationären Therapie lachten wir sogar viel. Diese »positive« Bewegung (wenn ich es so nennen darf) tat mir so gut, dass ich heute immer noch begeistert Wassergymnastik mache. In der Zeit nach dem ersten Schmerzklinikaufenthalt wurde ich als Patientin immer selbstständiger.

Wenn die Schmerzen stark sind, kann ich auch heute noch nicht richtig das Bein belasten und auch nicht komplett bewegen. Wenn mir der Schmerz mal wieder heftig blitzartig ins Bein schießt, bin ich auch schon gestürzt. Vor einigen Jahren habe ich mir deswegen mal den Fuß gebrochen. Teilweise habe ich auch das Gefühl, dass ich mit meinen Mitmenschen während der Schmerzattacken ungeduldiger bin. Dieses Problem konnte ich aber ausführlich mit meinen Freunden besprechen, sodass dies nun für mich keine so große Belastung mehr darstellt. Und ich habe ja auch erfahren, dass ich nicht immer funktionieren muss.

Bei einem zweiten Aufenthalt in dieser Klinik nach etwa einem Jahr, nahm ich an Treffen einer Schmerz-Selbsthilfegruppe teil, die sich in dieser Klinik traf. Dort hatte ich ein weiteres »Aha-Erlebnis«, denn es entstand ein Austausch mit einer Frau, die dasselbe Problem hatte wie ich: Wenn sie sich an ihrer Arbeitsstelle wegen der Schmerzen krank meldete, befürchtete sie, dass ihre Kollegen hinter ihrem Rücken schlecht über sie redeten. Dies hatte ich auch schon erlebt, denn meine und auch ihre Schmerzen sieht man nicht. Bisher konnte ich so etwas nur mit den Ärzten besprechen, die mir zwar professionellen Rat geben konnten. Aber ein Austausch mit einer anderen Betroffenen war für mich viel wertvoller, denn wir sprachen gemeinsam darüber, dass wir unsere Mitmenschen viel mehr über unsere Einschränkungen aufklären sollten, damit sie ein Mindestmaß an Verständnis entwickeln.

Als ich nach Hause kam, beschloss ich, in meiner Stadt eine Selbsthilfegruppe zu gründen. Dazu nahm ich Kontakt mit der örtlichen Selbsthilfeberatungsstelle auf. Daraus entwickelte sich eine bis heute sehr gute Zusammenarbeit. Die geschulten Mitarbeiterinnen konnten der neuen Gruppe einen Raum kostenfrei zur Verfügung stellen, beim Formulieren einer Pressemitteilung wurde geholfen, auf Wunsch hätten wir für die ersten Sitzungen Hilfe bei der Moderation erhalten können. Wenn es Probleme in der Selbsthilfegruppe gibt, können wir uns auch heute noch jederzeit an die Beratungsstelle wenden. In den bis jetzt zwölf Jahren, die unsere Selbsthilfegruppe besteht, habe ich gelernt, was meine Situation als Schmerzpatientin verbessert. Einerseits werden wir immer mehr zu »Experten unserer eigenen Erkrankung« und können dadurch mehr auf Augenhöhe mit unseren Behandlern sprechen. Mit am wichtigsten ist mir jedoch, dass wir durch unsere Gespräche, die absolut vertraulich sind, ein größeres Selbstbewusstsein als Schmerzpatienten aufbauen. Mir passiert es nicht mehr, dass ich von einem Arzt nicht ernst genommen werde! Das hat auch damit zu tun, dass ich meine Beschwerden nun ganz anders, mit mehr Selbstsicherheit, vortragen kann. Sollte es ein Arzt sein, der so etwas nicht ernst nehmen sollte, würde ich auch diesen nicht weiter aufsuchen. Es freut mich auch, wenn ich Teilnehmer unserer Selbsthilfegruppe dabei beobachten kann, wie diese andere Menschen aufklären und ihr inzwischen großes Patientenwissen weitergeben, beispielsweise, wenn unsere Selbsthilfegruppe einen Informationsstand hat, wie beim Tag der offenen Tür in unserem Krankenhaus oder beim Aktionstag gegen den Schmerz.

Ich merke, dass sich meine Sichtweise auf mein Leben, so wie es mit den Schmerzen ist, positiv verändert hat. Ich kämpfe nicht länger gegen die Tatsache an, dass ich Schmerzpatientin bin, sondern kann das akzeptieren. Dadurch sind viele Energien bei mir frei geworden, die ich in die Selbsthilfearbeit stecken kann und oft als Freude zurückbekomme. Dadurch ist mein Glas Wasser nicht mehr halb leer, sondern halb voll.

Ein Schmerzpatient erzählt

Der Schmerz, der mich seit Jahren begleitet, kam mit der Zeit in mein Leben. Erst tat nur ein Gelenk in der Hand weh. Der Schmerz war mein ständiger Begleiter bei jeder Bewegung. Erst jetzt weiß ich, wie oft »man« die Hand benötigt – bei fast allen Bewegungen. Ich konnte nachts nicht mehr schlafen, meine Hand wurde immer kraftloser. Mit der Zeit tat die ganze Hand und später der ganze Arm weh. Sogar in die Schulter strahlten die Schmerzen später dann aus. So gut es ging, vermied ich es, den Arm zu bewegen.

Ich entschloss mich, den Schmerz mit Medikamenten zu vertreiben. Aber die frei verkäuflichen Medikamente halfen mir bald nicht mehr. Ich hatte auch Angst vor den im Beipackzettel genannten Nebenwirkungen, auch weil ich nicht mehr jung bin, und mehrere Organsysteme durch die Medikamente, die ich in immer höheren Dosen einnahm, geschädigt werden können. So begann eine Odyssee durch verschiedene Arztpraxen. Meine Wege führten vom Hausarzt, über den Orthopäden zum Chirurgen, dann erfolgte eine mehrmonatige Behandlung bei einem Facharzt für Physikalische und Rehabilitative Medizin. Dieser spritzte Cortison in einige Gelenke. Verschiedene Diagnosen wurden mir genannt: Sehnenriss, Sehnenscheidenentzündung, Karpaltunnelsyndrom, Arthrose, Fibromyalgie und weitere. Je nach der genannten Diagnose wurden mir auch diverse Behandlungsmöglichkeiten angeboten. Aber nichts half dauerhaft!

Dann schlugen mir die Ärzte verschiedene Operationen vor. Man könnte fast sagen, dass jeder Arzt eine andere Operation vornehmen wollte. Das kam mir seltsam vor, denn die genaue Diagnose stand ja noch nicht fest. Deswegen ließ ich mich nicht operieren. Ich erhielt sogar Opioide, die zwar halfen, mich aber müde machten. Kaum noch traute ich mich, Auto zu fahren. Auch an meiner Arbeitsstelle musste ich mich immer öfter krank melden. Nun verschlechterte sich auch noch mein psychisches Befinden. Mein Leben war fast nur noch auf den Schmerz reduziert. Die Opioide musste ich steigern, wollte das aber nicht mit dem Arzt besprechen, weil ich mich dort nicht immer ernst genommen fühlte. Ich dachte, dass der Arzt mir schon glaubt, dass ich Schmerzen habe, aber nicht die von mir angegebene Schmerzstärke. Bald zog ich mich fast komplett aus meinem Bekanntenkreis und von jeglichen Aktivitäten zurück. Die depressiven Phasen wurden länger. Mir wurde klar, dass ich schnell etwas unternehmen musste, wenn ich nicht ganz die Kontrolle über mein Leben verlieren wollte.

Da las ich im Internet von einer Schmerzklinik. Mit dieser nahm ich Kontakt auf, und nach einigen Monaten Wartezeit konnte ich endlich zu der Therapie anreisen. Vorher war ich zwar – ich gebe es zu – recht misstrauisch, weil ich schon öfter die Erfahrung gemacht hatte, dass ein neuer Behandler mein Vertrauen bekam, mich aber für mein Gefühl nicht ernst nahm oder mit mir Geld durch Operationen oder Spritzen verdienen wollte. In dieser Klinik war das anders: Alle glaubten mir, die Ärzte, die Psychologin, die Physiotherapeuten, das Pflegepersonal! Ich fühlte mich »angekommen«. Zu meiner Überraschung wurde ich nach verschiedenen Untersuchungen und Gesprächen mit den unterschiedlichen Therapeuten zu einer »Schmerzkonferenz« eingeladen, in der alle miteinander und mit mir über meine Schmerzen und das mögliche Behandlungskonzept sprechen sollten. Ich ging etwas unsicher in diese Konferenz, aber alle waren nett zu mir. Ich wurde sogar gefragt, ob es weitere Belastungsfaktoren in meinem Leben gibt. Am Ende waren wir uns alle einig, welches Behandlungskonzept nun angewendet werden sollte.

Dieses »wir« hatte ich noch nie erlebt, ich war ein Teil des Teams! Ich schöpfte wieder Hoffnung und war bereit, bei allem mitzuarbeiten. Es gab Physiotherapie und viele Bewegungsangebote. Dazu kam eine Gesprächsgruppe von Betroffenen, die alle ganz verschiedene Arten von Schmerzen hatten. Hier erfuhr ich, dass die anderen ähnliche Probleme im Leben durch die Schmerzen hatten. Aber es tat so gut, sich mit anderen Leidensgenossen auszutauschen. Bisher hatte ich auch noch nie so offen mit Fremden über meine Gefühle gesprochen. Die Psychologin erzählte uns, dass wir den Schmerz vielleicht nie wieder ganz loswerden würden, dass man aber damit ein ganz großartiges Leben führen kann. Wir bekamen in der Gruppe Besuch von einer Patientin, die früher hier behandelt worden war und jetzt, wie sie sagte, ein positives und erfülltes Leben führt, obwohl sie noch Schmerzen hat. Sie hatte in der Schmerztherapie verschiedene Methoden kennengelernt, wie Entspannungsübungen oder bestimmte Bewegungen. Wir lernten auch mehrere Methoden zur Entspannung kennen. Mir gefiel besonders die Fantasiereise. Dabei stelle ich mir vor, dass ich an einem schönen Strand liege, die Wellen rauschen höre und der warme Wind über meinen Körper streicht, der keine Schmerzen spürt. Ich lernte auch verschiedene Bewegungsarten kennen. Manche helfen mir tatsächlich. Vor dem Aufenthalt in der Schmerzklinik dachte ich, dass ich dort vielleicht auf andere Medikamente eingestellt werden würde. Aber die Ärzte reduzierten in Absprache mit mir die Medikation, sodass ich am Ende gar keine Opiate mehr brauchte. Ich weiß heute, durch welche Aktivitäten ich meine Schmerzen lindern kann. Nur noch selten brauche ich ein Medikament, aber kein Opioid mehr. Übrigens wurde die Diagnose für meine Schmerzen auch in dieser Klinik nicht vollständig geklärt. Aber mittlerweile ist es mir wichtig, dass ich mit den Schmerzen gut umgehen kann und nicht, wie die genaue Diagnose lautet. Als ich entlassen war, fehlte mir der Austausch mit anderen Betroffenen. In der Klinik lagen Flyer der Patientenorganisation SchmerzLOS aus. Also nahm ich mit der Geschäftsstelle Kontakt auf, die stellte den Kontakt her zu einer Selbsthilfegruppe, in der ich jetzt festes Mitglied bin.

Die Patientin als mündige Partnerin

Dies möchte ein Arbeitsbuch zum Thema Schmerzen sein und sicherlich haben Sie schon Arbeitsblätter ausgefüllt, neue Erkenntnisse gewonnen und möglicherweise Veränderungen in Ihrem Alltag vorgenommen.

Die Suche nach der Schmerzursache kann ein zweischneidiges Schwert sein: Einerseits ist es natürlich wichtig und richtig, bei Schmerzen von entsprechenden Experten nach der Ursache und einer möglichen Behandlung suchen zu lassen. Aber das gilt vor allem für neu auftretende Schmerzen oder solche, die sich über die Zeit verändern/verstärken/ausbreiten. Bei chronischen Schmerzen und nach diversen erfolglosen Behandlungen kommt ein Punkt, an dem der Betroffene selbst erkennen muss, dass die ärztlichen Bemühungen ihn nicht weiterbringen.

Wann dieser Punkt gekommen ist, kann jeder Betroffene nur selbst für sich herausfinden. An dieser Stelle sind die Ärzte selbst meist keine Hilfe, sondern bieten Ihnen auch nach Jahren noch neue diagnostische Verfahren und weitere Behandlungen an; dieses Rad der Hoffnungen und Enttäuschungen, wenn es wieder nichts gebracht hat, kann sich endlos drehen.

» *Wichtiger ist es, mit den Schmerzen leben zu lernen und gewissermaßen sein eigener Schmerzmanager zu werden. Von zentraler Bedeutung ist an dieser Stelle, dass Sie die Zusammenhänge zwischen Ihrem Schmerz, Ihrem Körper, Ihrer Psyche und Ihrem sozialen Umfeld verstehen.*

Dann können Sie auch erkennen, welche möglichen Ursachen eine Schmerzverschlechterung haben kann. Durch die in diesem Ratgeber dargestellten Übungen können Sie üben, bei sich selbst Veränderungen zu erkennen und durchzuführen.

Wobei kann eine ärztliche Behandlung helfen?

Zu einer Schmerztherapie gehört eine adäquate ärztliche Behandlung. Nachdem Ärzt*innen eine Facharztausbildung absolviert haben, können sie eine Zusatzausbildung in »spezieller Schmerztherapie« anschließen. Durch die lange Ausbildungszeit gibt es bisher relativ wenige Schmerztherapeut*innen. Sie müssen daher mit langen Wartezeiten bei niedergelassenen Schmerztherapeut*innen und in spezialisierten Kliniken rechnen. Am besten ist es, wenn die Hausärzt*in entsprechende Kontakte pflegt und ihre Schmerzpatient*innen dorthin »empfehlen« kann. Sollten Sie »selbst« suchen (müssen), rufen Sie bei möglichst vielen Schmerztherapeut*innen an und lassen Sie sich auf die Wartelisten setzen.

Was zeichnet eine gute Schmerztherapeut*in aus?

Sie nimmt Patient*innen ernst, ist empathisch und gibt gute Erklärungen in allgemein verständlicher Sprache (nicht in »Fachchinesisch«) zu den Zusammenhängen. Im Idealfall stellt sie mehrere Therapiemöglichkeiten vor und entscheidet gemeinsam mit der Patient*in über die geeignete Therapie. Dazu gehört, dass sich eine Schmerztherapeut*in ausreichend Zeit nimmt. Sie behält auch komplementärmedizinische Therapien im Blick und empfiehlt nicht nur Medikamente, sondern auch nichtmedikamentöse Maßnahmen. Sie arbeitet mit anderen Behandlern zusammen und ist gut vernetzt. Über die örtlichen Möglichkeiten der Selbsthilfe ist sie informiert.

Als Patient*in können Sie sich selbst auf den Arztbesuch vorbereiten. Notieren Sie sich alles, was mit Ihren Beschwerden zusammenhängt. In welchen Zusammenhängen treten diese auf? Spielt psychische oder körperliche Überforderung eine Rolle? Wann traten die Schmerzen zum ersten Mal auf?

Zu viele apparative Untersuchungen, die unnötig sind, können auch zu negativen Erwartungen führen. Es kommt vor, dass bei solchen Untersuchungen ein Befund festgestellt wird. Möglicherweise hat aber diese Abweichung von den Normwerten gar keine Auswirkung auf Ihre Schmerzen. Oder schlimmer: Man findet einen Befund und rät der Patient*in zur Operation. Danach stellt sich heraus, dass diese Abweichung nicht ursächlich für ihre Schmerzen war. Deswegen bitte immer eine Zweitmeinung zu einer geplanten Operation einholen, außer in Notfällen.

Wie schlau ist »Dr. Google«?

Nicht alles, was Sie im Internet finden, sind vertrauenswürdige Informationen! Prüfen Sie die Websites darauf, welche Interessen möglicherweise dahinterstehen. Nähere Angaben dazu finden Sie im jeweiligen Impressum. Auch Meinungen, die in Foren angeblich Betroffener geäußert werden, sollten Sie kritisch werten. Es gibt Fälle, in denen sich Mitarbeiter einer Firma als Betroffene ausgeben und angebliche »Wundermittel«, die meist nicht billig sind, anpreisen. Vorsicht auch, wenn ein Produkt gegen »fast alles« helfen soll.

Versuchen Sie auch nicht, schlauer zu sein als der Arzt. Gehen Sie unbefangen mit Ihrem Behandler um, auch wenn Sie – wie viele andere Betroffene – schon schlechte Erfahrungen mit Behandlern gemacht haben. Ein Gespräch mit einem Arzt lebt von der Kommunikation, auf beiden Seiten. Bedenken Sie, dass der andere Kommunikationspartner auch ein gutes Gefühl bei der Kommunikation haben sollte. Dazu gehört, dass Sie ehrlich sind, auch im Verlauf der Behandlung. Wenn Ihnen nach der Verordnung eines Medikaments der Beipackzettel Sorgen bereitet, gehört es zu einer funktionierenden Kommunikation, dass Sie diese Bedenken mit Ihrem Arzt besprechen, aber nicht ohne Wissen des Arztes die verschriebenen Medikamente gar nicht oder nicht bestimmungsgemäß einnehmen. Sicher erfordert das Zeit. Es wird Ärzt*innen immer unterstellt, dass sie sich zu wenig Zeit für die Patient*innen nehmen würden, auch weil Gesprächsleistungen schlechter vergütet werden als invasive Maßnahmen, wie z.B. Spritzen. Ob dies so stimmt, müssen Sie bei Ihrem Arzt selbst erfahren. Gerade Schmerztherapeut*innen legen viel Wert darauf, dass ihre Patient*innen über die Zusammenhänge und damit auch mögliche Nebenwirkungen gut informiert sind.

Wobei kann eine psychologische Behandlung helfen?

Eine Psycholog*in kann Ihnen helfen, wenn Sie allein nicht weiterkommen und im negativen Gedankenkarussell gefangen sind. Im Idealfall hat die Psycholog*in eine Zusatzausbildung in »spezieller Schmerzpsychotherapie«. Die Wartezeiten auf einen Platz für eine Psychotherapie sind teilweise enorm. Lassen Sie sich nicht entmutigen und melden Sie sich bei mehreren Praxen an. Manchmal kann es auch sinnvoll sein, Listen von Psycholog*innen, die Sie z.B. von der Krankenkasse bekommen haben, nicht von »oben«, sondern vom Ende her abzutelefonieren, also entgegen dem Alphabet. In der Zwischenzeit können Sie prüfen lassen, ob in Ihrem Fall eine psychisch-funktionelle Ergotherapie verordnet werden kann. So können Sie bereits einige psychologische Techniken kennenlernen. Oder Sie setzen sich mit Ihren eigenen Zielen auseinander.

Meist ist es auch schwierig, die andauernden Schmerzen und die damit verbundenen Einschränkungen der Familie, den Freunden oder den Kolleg*innen am Arbeitsplatz zu erklären. Einerseits kann es schwerfallen und müßig sein, sich ständig erklären zu müssen, andererseits, tut es möglicherweise nicht gut, immer wieder mit dem Mitleid(en) der anderen konfrontiert zu werden. Gleichzeitig gibt es Verhaltensweisen, die unsere Mitmenschen ohne Erklärungen nicht verstehen würden. Manche Schmerzpatient*innen haben bisher zu oft »ja« gesagt, haben zu viele Aufgaben übernommen. Wenn Sie nun erkennen, dass Ihnen das nicht guttut und jetzt auch mal »nein« sagen, ist es angebracht, das den anderen zu erklären.

Mögliche Einschränkungen sollten Freunde, Familie und Kolleg*innen natürlich auch kennen. Hier reicht es meist, diese einmal klar zu benennen. Hilfreich können auch allgemeine Informationen über chronische Schmerzen sein, die die Betroffenen ihren An- und Zugehörigen in gedruckter Form oder als Video zur Verfügung stellen.

Wichtig für Schmerzpatient*innen: eine gute Physiotherapie

Zum einen gibt es Probleme, wenn man sich schmerzbedingt zu wenig bewegt oder eine ungesunde Schonhaltung einnimmt. Zum anderen ist es wegweisend, wenn man als Betroffener Anleitungen für eigenständige Übungen bekommt und diese auch immer wieder korrigiert werden. Deswegen bringt es wenig, wenn man nur ein Rezept mit vielleicht 6 oder 8 Physiotherapieeinheiten erhält. Effektiver ist es, wenn man in Abständen immer wieder die Physiotherapeut*in aufsuchen kann, damit diese sich die durchgeführten Übungen zeigen lassen kann, weiter anleiten bzw. fehlerhafte Ausführung der Übungen korrigieren kann. Möglich sind auch Online-Therapie-Stunden in der Physiotherapie.

Eine gute Physiotherapeut*in erkennen Sie daran, dass sie sich viel Zeit für die erste Untersuchung nimmt und gemeinsam mit Ihnen Ziele aufstellt und bespricht. Sie geht auf Ihre individuellen Möglichkeiten ein. Auch eine Physiotherapeut*in zeigt Zusammenhänge auf, sodass Sie Ihre Schmerzerkrankung viel besser verstehen. Eine gute Physiotherapeut*in arbeitet auch nicht nur mit passiven Maßnahmen. Idealerweise empfiehlt sie Ihnen auch gut für Sie und Ihre Schmerzproblematik geeignete Sportarten.

Bleiben Sie bzw. kommen Sie wieder in Bewegung

Zum »guten Schmerz-Selbstmanagement« gehört es auch, dass man weiter in Bewegung bleibt, so wie es persönlich möglich ist. Entweder sucht man sich einen Sport aus, den man mag und bei dem der »innere Schweinehund« (den Sie ja in diesem Buch schon kennengelernt haben) möglichst klein ist. Das könnte Radfahren oder Walken sein, denn hier bewegt man sich in frischer Luft und kann auch die Jahreszeiten mit allen Sinnen (achtsam) wahrnehmen. Ich habe beispielsweise Wassergymnastik bei einem Schmerzklinikaufenthalt kennengelernt und führe diese mit viel Freude in einer netten Gruppe schon lange zu Hause fort. Hier bewege ich mich zwar nicht in frischer Luft, aber das warme Wasser erleichtert viele Bewegungen.

Oft beklagen Schmerzpatient*innen, dass ihre Ärzt*innen sich scheuen, immer wieder Physiotherapie-Verordnungen auszustellen. Es gibt noch die Möglichkeit der Verordnung von Rehabilitationssport bzw. Funktionstraining. Menschen, die behindert sind oder von einer Behinderung bedroht sind, steht der sogenannte Rehasport zu. Die Kosten müssen dabei von den Kostenträgern so lange getragen werden, bis die Behandlung abgeschlossen ist. Grundsätzlich kommt die gesetzliche Krankenkasse als Kostenträger zum Einsatz. Rehasport fördert die Ausdauer, Kraft, Koordination und das Selbstbewusstsein, z. B. durch Gymnastik, Leichtathletik, Schwimmen oder Bewegungsspiele in Gruppen. Die Übungen werden durch qualifizierte Übungsleiter überwacht. Rehasport wird ärztlich verordnet. Die gesetzliche Krankenversicherung genehmigt die Dauer des Rehabilitationssports danach, wie diese im Einzelfall notwendig, geeignet und wirtschaftlich ist. Die Richtwerte liegen bei 50 Übungseinheiten, welche auf 18 Monate verteilt werden. An manchen Rehasport-Gruppen können auch beispielsweise Rollstuhlfahrer teilnehmen. Dadurch, dass dieser Sport in einer Gruppe stattfindet, ergeben sich weitere positive Aspekte wie Gruppendynamik oder einfach nur Spaß. Es darf auch mal gelacht werden!

Weitere Therapien: Je nach den individuellen Erfordernissen gibt es weitere nützliche Therapieformen, wie beispielsweise die Ergotherapie und andere.

Patientenrechte

Unter diesem Begriff werden die Rechte jedes Einzelnen verstanden, die ihnen in einem Behandlungsverhältnis zustehen. Dies gilt nicht nur für die ärztliche Behandlung, sondern auch die physiotherapeutische, die psychotherapeutische usw. Zu den Patientenrechten zählen:

- das Recht auf Information und Aufklärung
- das Recht auf Selbstbestimmung (jede Behandlungsmaßnahme bedarf Ihrer Zustimmung)
- das Einsichtsrecht in die Unterlagen

Schmerz und Beruf

Menschen, die schon lange Schmerzen haben, geraten oft auch in berufliche Schwierigkeiten. Eine negative Spirale entwickelt sich, wenn lange Arbeitsunfähigkeitszeiten entstehen. Nicht nur, dass vielfach die Tagesstruktur verloren geht, sondern auch der fehlende Kontakt zu Kolleg*innen lässt soziale Probleme entstehen.

Finanziell können Einbußen entstehen, denn der Arbeitgeber bezahlt nur sechs Wochen den Lohn weiter. Danach tritt das Krankengeld der gesetzlichen Krankenkasse ein, das etwa 70 % des Bruttogehalts beträgt. Nach 78 Wochen Krankengeldbezug wegen einer Krankheit mit derselben Diagnose innerhalb von drei Jahren läuft die Krankengeldzahlung aus. Besteht weiterhin Arbeitsunfähigkeit, erhalten Versicherte automatisch einen Rentenantrag zugeschickt.

Arbeitnehmer*innen sollten sich rechtzeitig gemeinsam mit dem Arbeitgeber darüber einigen, wie der Arbeitsplatz erhalten oder möglicherweise ungestaltet werden kann. Auf den Internetseiten des Portals REHADAT, ins Leben gerufen vom Institut der deutschen Wirtschaft und gefördert durch das Bundesministerium für Arbeit und Soziales, finden Sie eine umfangreiche Sammlung von Ansprechpartnern und themensortierten Informationen.

Schmerz und Schwerbehinderung

Eine Behinderung im Sinne des Gesetzes liegt vor, wenn die Gesundheitsstörung (körperlich, geistig und/oder seelisch) seit mindestens sechs Monaten besteht und von dem für das Lebensalter typischen Zustand abweicht. Dadurch entstehen Beeinträchtigungen der Teilhabe an der Gesellschaft. Auf Antrag des behinderten Menschen stellt die für die Durchführung des Bundesversorgungsgesetzes zuständige Behörde (Versorgungsamt bzw. Amt für soziale Dienste) das Vorliegen und den Grad der Behinderung fest.

Den gesetzlichen Rahmen für die Zuerkennung eines Grades der Behinderung (GdB) bzw. Grades der Schädigung (GdS) bildet die Versorgungsmedizin-Verordnung. Der GdB legt fest, wie stark sich die Behinderung des Einzelnen auf die Teilhabe am Leben in der Gesellschaft auswirkt, unabhängig von einer beruflichen Tätigkeit und Ursache der gesundheitlichen Beeinträchtigung. Der GdB wird in Zehnerschritten von 10 bis 100 festgestellt. Durch die Verwaltung wird erst ab einem GdB ab 20 eine Bewertung getroffen. Es werden im Wesentlichen Funktionsbeeinträchtigungen bewertet, die sich auf alle Lebensbereiche (Alltag) und nicht speziell auf das Erwerbsleben beziehen. Der Maßstab für die Bewertung dieser Funktionsbeeinträchtigungen ist der gesunde, gleichaltrige Mensch.

Bei mehreren Funktionsbeeinträchtigungen werden die Einzel-GdB nicht rechnerisch addiert, sondern die Funktionsbeeinträchtigung mit dem höchsten Einzel-GdB setzt den Maßstab. Bei allen weiteren Funktionsbeeinträchtigungen wird geprüft, ob sie das

Ausmaß der Behinderung erhöhen, also eine Erhöhung des GdB von 10–20 bedingen. Maßgebend sind die Auswirkungen der einzelnen Funktionsbeeinträchtigungen in ihrer Gesamtheit unter Berücksichtigung ihrer wechselseitigen Beziehungen zueinander.

Für die Zuerkennung der Schwerbehinderteneigenschaft ist ein GdB von 50 erforderlich. Ab einem GdB von 30 bis unter 50 ist auf Antrag bei der Arbeitsagentur eine Gleichstellung mit Schwerbehinderten unter bestimmten Voraussetzungen möglich. Diese wirkt sich nur auf den beruflichen Bereich aus und umfasst nicht alle Nachteilsausgleiche, die Schwerbehinderten zustehen.

Antragsverfahren

Der Antrag für die Zuerkennung eines GdB wird bei der zuständigen Behörde (Versorgungsamt bzw. Amt für soziale Dienste) gestellt. Darin sollten alle Funktionsstörungen nachvollziehbar angegeben werden. Es können auf einem formlosen Ergänzungsblatt Notizen, wie z. B. der Tagesablauf mit den durch den chronischen Schmerz bedingten Einschränkungen oder ein längerfristiges Schmerztagebuch mit eingereicht werden. Antragsteller*innen sollten sich von allen eingereichten Unterlagen Kopien anfertigen und alle im Antrag genannten Ärzt*innen über den Antrag informieren.

Die Behörde führt eine Sachaufklärung und medizinische Prüfung durch. Dabei besteht für den Antragstellenden eine Mitwirkungspflicht. Dieser muss alle Tatsachen angeben, die für die Leistung erforderlich sind. Der Erteilung der erforderlichen Auskünfte durch Dritte muss zugestimmt werden. Die behandelnden Ärzt*innen und Dritte sind von der Schweigepflicht zu entbinden. Der Antragstellende muss der Aufforderung zur Untersuchung nachkommen und gutachterliche Termine wahrnehmen.

Im Anschluss erhält der Antragstellende einen Bescheid. Ab einem GdB von 50 wird ein Schwerbehindertenausweis (befristet oder unbefristet) ausgestellt. Es besteht keine Verpflichtung, anderen Personen Einsicht in diesen Bescheid zu gewähren.

Nach einem negativen Bescheid ist innerhalb einer Frist von vier Wochen ein Widerspruch möglich. Empfehlenswert ist es, den Widerspruch zunächst fristgerecht abzugeben und diesen nach Akteneinsicht zu begründen. Nach Erteilung eines Widerspruchsbescheids ist innerhalb einer Frist von ebenfalls vier Wochen eine gebührenfreie Klage vor dem zuständigen Sozialgericht möglich. Dafür wird bisher keine anwaltliche Vertretung benötigt. Hilfreich ist es, sich an die großen Sozialverbände, z. B. den Sozialverband VdK Deutschland e. V. (VdK) oder den Sozialverband Deutschland e. V. (SoVD), zu wenden.

Patient*innen in der Selbsthilfe

Bis hierhin haben Sie schon viel gelesen über individuelle Selbsthilfe. Dies beinhaltet alles, was Sie selbst für sich tun können. Es gibt aber genauso die gemeinschaftliche Selbsthilfe. Damit gemeint sind Selbsthilfegruppen. In einer Selbsthilfegruppe finden sich Betroffene, manchmal auch Angehörige, zusammen. Eine Selbsthilfegruppe ist eher weniger eine »Jammergruppe«, obwohl das Jammern natürlich erlaubt ist. Die Teilnehmenden stützen sich gegenseitig durch den Austausch und das Teilen des gemeinsamen

Schicksals. Dieser Austausch ist etwas völlig anderes als ein Gespräch mit einem beruflichen Behandler. Es erfolgt ein Austausch »auf Augenhöhe«. Von anderen Betroffenen Tipps zu erhalten und zu sehen, dass es anderen ähnlich geht, verbindet die Teilnehmenden.

In einer Selbsthilfegruppe gibt es verschiedene Ziele, die denen einer interdisziplinären multimodalen Schmerztherapie durchaus ähnlich sein können. Auch in der Selbsthilfegruppe geht es um das Finden und die Festigung der eigenen Ziele, um das Verstehen der Lebenssituation, um die Akzeptanz der Krankheit und vieles mehr. Hier lernen die Teilnehmenden gemeinsam und werden zu »mündigen Patient*innen«.

In einer Selbsthilfegruppe kann es auch weitere Aktivitäten geben, wie z. B. Ausflüge, die der sozialen Isolierung, unter der manche langjährige Schmerzpatient*innen leiden, entgegenwirken. Mit den anderen Betroffenen ist ebenfalls gemeinsame Bewegung möglich. Das können Spaziergänge sein oder möglicherweise gemeinsames Schwimmen oder andere Unternehmungen. In einigen Selbsthilfegruppen gibt es auch politische Aktivitäten, die dazu dienen sollen, die Situation von Schmerzpatient*innen zu erleichtern. So »kämpfen« manche für eine adäquate Schmerztherapie vor Ort. Bei anderen Gelegenheiten wird auch die Selbsthilfegruppe in der Öffentlichkeit vorgestellt, z. B. bei einem Tag der Offenen Tür im örtlichen Krankenhaus oder bei einem Selbsthilfetag.

Sollten Kosten für die Selbsthilfegruppe anfallen, wie z. B. Raummiete, Teilnahme an Fortbildungsveranstaltungen oder der Druck von eigenen Flyern, kann ein Antrag auf Kostenübernahme bei den gesetzlichen Krankenkassen gestellt werden. Diese sind verpflichtet, einen bestimmten Betrag pro Versichertem für die Selbsthilfe auszuschütten. Diese Gelder gehen an Selbsthilfeorganisationen, Selbsthilfekontaktstellen und Selbsthilfegruppen. Die Antragstellung ist je nach Bundesland verschieden.

Die »Nationale Kontakt- und Informationsstelle zur Anregung und Unterstützung von Selbsthilfegruppen (NAKOS)« ist die bundesweite Informations- und Vermittlungsinstanz im Feld der Selbsthilfe in Deutschland. Sie arbeitet zu grundsätzlichen Fragen der Selbsthilfearbeit, der Selbsthilfeunterstützung und -förderung. Vor Ort gibt es in größeren Städten oder den Landkreisen Selbsthilfe-Kontakt- und -beratungsstellen. Diese stellen teilweise sogar Räumlichkeiten für die Treffen der Selbsthilfegruppen zur Verfügung. Die Hauptamtlichen, die hier tätig sind, bieten jegliche Art von Hilfen und Unterstützung für die Selbsthilfearbeit und verfügen über Informationen zu den Selbsthilfegruppen, die in der Umgebung existieren.

Patient*innen in der Politik

Die Gründe, weshalb sich Betroffene einer chronischen Erkrankung öffentlich äußern und ihre Interessen in der Politik vertreten, sind vielfältig. Oft ist ein Mangel, z. B. ein mangelndes Versorgungsangebot (z. B. keine Schmerztherapeut*innen vor Ort), der Anstoß, in die Öffentlichkeit zu gehen. Betroffene können Unterstützung für ihre Anliegen bei den großen Patientenorganisationen finden. Es kann für engagierte Betroffene ein höheres Selbstwertgefühl entstehen, wenn diese mit ihren Anliegen Gehör finden. Damit kann »unbemerkt« die Auseinandersetzung mit der eigenen Erkrankung gefördert werden. Daher möchte ich Sie ermutigen, sich zu engagieren.

Weitere Möglichkeiten »sich einzumischen« und die Interessen der Betroffenen zu vertreten, gibt es viele. In vielen Bereichen der Selbstverwaltung, z. B. bei den kassenärztlichen Vereinigungen, gibt es Ausschüsse, in denen beispielsweise die ärztliche Versorgung für das jeweilige Bundesland geplant wird. In solchen Ausschüssen sind Patientenvertreter beteiligt, allerdings meist in beratender Funktion und nicht mit eigenem Stimmrecht.

Auch im Rahmen der Erstellung von Leitlinien fordern Fachgesellschaften den regelhaften Einbezug von Betroffenen. Eine medizinische Leitlinie ist eine systematisch entwickelte Handlungsanleitung, die Ärzt*innen und andere im Gesundheitswesen tätige Personen bei der Entscheidungsfindung in der Diagnostik und/oder Therapie unterstützen soll. Sie soll eine angemessene gesundheitsbezogene Versorgung in spezifischen klinischen Situationen gewährleisten und die Transparenz medizinischer Entscheidungen fördern. Leitlinien fassen das aktuelle medizinische Wissen zusammen, wägen Nutzen und Schaden von Untersuchungen und Behandlungen ab und geben auf dieser Basis konkrete Empfehlungen zum Vorgehen. Leitlinien müssen regelmäßig aktualisiert werden. Um Leitlinien an den Bedarfen der Betroffenen zu orientieren, ist der Einbezug der Perspektive von Patient*innen und Angehörigen von hoher Bedeutung (Patientenorientierung). Bei den Leitlinien der AWMF (Arbeitsgemeinschaft der wissenschaftlichen medizinischen Fachgesellschaften) sind heutzutage Weiterentwicklungen ohne die Einbeziehung von Patientenvertretungen nicht mehr vorstellbar bzw. ist die Einbindung von Patient*innenvertretungen sogar im Regelwerk der AWMF fest verankert.

Beim Gemeinsamen Bundesausschuss (G-BA), dem wichtigsten Gremium im deutschen Gesundheitswesen, gibt es ebenfalls eine Patientenbank, allerdings ebenfalls noch ohne Stimmrecht. Der G-BA entscheidet u. a. darüber, welche Behandlungen bei welchen Diagnosen von den gesetzlichen Krankenkassen bezahlt werden.

Patient*innen in der Wissenschaft

Wissenschaftliche Studien wurden früher mehrheitlich ohne die Beteiligung von Patienteninteressen geplant. Seit einiger Zeit beziehen viele Forschende schon bei der Planung von Studien die Meinung von Patienteninteressen mit ein. Auch bei der Beantragung von öffentlichen Geldern für Forschungsvorhaben werden Patientenorganisationen zur Unterstützung der Anträge angefragt, im besten Fall auch inhaltlich – soweit es möglich ist – eingebunden. Wünschenswert ist es, wenn Patienteninteressen die Forschungsfragen (mit-)bestimmen können.

Ein wichtiger Grund ist, dass die Beteiligung von Patient*innen und Öffentlichkeit dazu beitragen kann, die Qualität und Relevanz der Forschungsergebnisse zu verbessern. Eine weitere wichtige Rolle ist die Förderung der Gesundheitskompetenz und Patientenorientierung. Die Teilnahme an Forschungsprojekten kann für Patient*innen viele Vorteile haben. Zum Beispiel können

Patient*innen durch die Teilnahme an klinischen Studien Zugang zu neuen Behandlungsmöglichkeiten erhalten. Die Teilnahme an Forschungsprojekten kann auch dazu beitragen, dass Patient*innen besser über ihre Erkrankung informiert sind und ein besseres Verständnis für ihre Erkrankung entwickeln.

Es gibt verschiedene Möglichkeiten für Patient*innen, an Forschungsprojekten teilzunehmen. Eine Möglichkeit ist die Teilnahme an klinischen Studien als Studienteilnehmende. Eine andere Möglichkeit ist die Beteiligung von Patientenorganisationen bei der Gestaltung von Forschung. Citizen-Science-Projekte stellen dabei eine aktive Möglichkeit dar, Gruppen von Bürgerinnen und Bürgern bereits in die Entwicklung von Forschungsprojekten zu involvieren.

Das nennt man »Patient and Public Involvement« (PPI) und bedeutet etwa Beteiligung von Patient*innen und der Öffentlichkeit an der Forschung. So können Forschungsprioritäten mithilfe von Patient*innen gesetzt, patientenrelevante Erfolgskriterien für eine neue Therapie bestimmt, Betroffenenvertretungen in Entscheidungsgremien von Forschungsprojekten berufen werden sowie eine Mitgestaltung von Materialien bzw. Unterstützung durch Betroffene bei der Verbreitung von Forschungsergebnissen in der Öffentlichkeit erfolgen. Patient*innen und Vertreter*innen der Öffentlichkeit wirken aktiv und gleichberechtigt an der Forschung mit. Dagegen stellt eine Teilnahme als »Teilnehmer*in« an einer Studie kein PPI dar. »Nichts über uns ohne uns« stellt einen wichtigen Satz dar, nicht nur im Zusammenhang mit PPI, sondern auch in der Teilhabeplanung der UN-Behindertenrechtskonvention.

Danksagung

Ein wesentlicher Teil dieses Buches beinhaltet unsere therapeutischen Erfahrungen, die wir im Laufe der vielen Jahre in der Arbeit mit Betroffenen und Patient*innen gesammelt haben. Der erste und wichtigste Dank gilt daher ihnen. Ihre Fragen, Betrachtungen, ihr Mut zur Auseinandersetzung mit ihren Schmerzen und Lebensumständen haben dazu geführt, dass wir selbst einen tiefen Einblick in die Zusammenhänge und ein breites Wissen erhalten haben. Im Bemühen, hilfreiche Antworten, Bilder und ein Verständnis zu entwickeln, sind wir menschlich und therapeutisch an unseren Patient*innen und mit ihnen zusammen gewachsen. Wir als Therapeutinnen danken Heike Norda dafür, dass sie sich mit uns auf diesen langen und intensiven Weg gemacht und Betroffene gewonnen hat, um für uns Arbeitsblätter und Manuskript auf Lesbarkeit und Vollständigkeit zu prüfen.

Bei diesen Betroffenen bedanken wir uns herzlich für die Hilfe und Kommentierung von Arbeitsblättern: Dagmar Ewert, Bärbel Fritz, Martina Hübner, Helge Libera, Katrin Meyer, Sabine Pump, Julia Skibba, Marianne Sonntag und Ute Warnken. Sollten Sie als Leser*in dieses Buch, oder wenigstens Teile von ihm, als gut verständlich erleben – allen Beteiligten gebührt der Dank genau dafür.

Viele der Arbeitsblätter wurden für ein Projekt im Innovationsfonds (Patientenorientiert.Abgestuft.Interdisziplinär.Netzwerk/Therapie, PAIN2.0; 01NVF20023) in Zusammenarbeit mit vielen erfahrenen Kolleg*innen aus Wissenschaft und Therapie entwickelt. Wir danken der Deutschen Schmerzgesellschaft e.V. für die Erlaubnis, sie für dieses Buch in ausgewählter Form zu verwenden. Wir danken unseren Teammitgliedern Leonie Schouten, Karin Deppe, Bernd Nagel, Beatrice Metz-Oster, Lena Milch, Julia Ruff, Katja Schwenk, Frank Petzke und Gabriele Lindena für die intensiven Diskussionen, kritischen Würdigungen und Rückmeldungen. Ihre Hinweise haben uns aus der ein oder anderen vorschnellen Selbstzufriedenheit herausgeholt und damit zu einem hoffentlich guten Ergebnis geführt.

Einige Inhalte und Arbeitsblätter haben wir mit freundlicher Genehmigung von anderen Kolleg*innen aus der Schmerztherapie verwenden dürfen. Insbesondere danken wir hier Anke Diezemann, Dieter Küch und Dagmar Seeger für ihre Unterstützung und inhaltlichen Impulse. Ihre Herangehensweise, auf den Körper und unsere psychischen Prozesse im Sinne von Ressourcen zu vertrauen (anstatt, wie oft im Gesundheitswesen üblich, auf Defizite und Probleme zu achten) haben wir hoffentlich über alle Kapitel hinweg transportiert.

Wir danken Frau Prof. Dr. Gabriele Oettingen und Herrn Prof. Walach für die Genehmigung, ihre Arbeit durch uns verwenden zu lassen. Wir sind überzeugt, dass die WOOPs und der Achtsamkeitsfragebogen unseren thematischen Bogen geschlossen und unserem Anliegen wesentlich gedient haben.

Wir danken dem TRIAS Verlag und unseren Betreuerinnen Celestina Filbrandt, Elisa Salemi und Anne Bleick für ihre Geduld, ihr Verständnis und ihre Begleitung. Wir hoffen, dass aus ihrer Sicht das vorliegende Buch ganz im Sinne des Sprichwortes zu werten ist: Was lange währt, wird gut.

Wir möchten uns nun noch erlauben, unseren ganz persönlichen Dank auszudrücken:

Greta Hoffmann: Ich möchte mich von Herzen für diese einzigartige Erfahrung bedanken! Es war mir eine große Freude, mit so wunderbaren Menschen gemeinsam an diesem Werk zu arbeiten, den wertvollen Austausch zu erleben, uns gegenseitig zu motivieren und stets inspiriert zu werden. Liebe Ulrike, Anne, Anke und Heike – es war mir ein Fest! Ein besonderer Dank gilt auch Leonie Schouten, meiner Kollegin und Freundin, deren Mitwirken viele Grundpfeiler und Ideen der aktivitätsbezogenen Ansätze geprägt hat. Danke, dass du mich immer unterstützt! Außerdem danke ich all den großartigen Menschen in meinem Umfeld für ihre Inspiration, ihre Hilfe und Unterstützung. Ihr seid ein Geschenk. Und ein ganz besonderer Dank geht an dich, mein Herzensmensch!

Heike Norda: Ich bedanke mich bei Ulrike, Anne, Greta und Anke für die Geduld und die tollen Ideen. Ich habe eine Menge lernen dürfen. Die Arbeit mit euch war sehr inspirierend.

Anke Preißler: Mein Dank gilt ganz besonders meinen Kindern, durch deren Zeit und Unterstützung es mir möglich war, an diesem wundervollen Buch mitzuwirken. Bedanken möchte ich mich auch für den Austausch mit meinen lieben Kollegen und Freunden: Anke Boden, Manuela Selin, Manja Wenzel, Frank Petzke und Christian Geber, wodurch wertvolle Anregungen mit in dieses Buch einfließen konnten.

Anne Gärtner: Allem voran möchte ich mich bei Ulrike Kaiser für ihre scheinbar unermüdliche Kraft und Motivation, Ideen und Visionen zum Leben erwecken zu lassen, bedanken. Danke, dass ich Teil dieser Vision sein konnte und mit euch, Greta, Anke und Heike, zusammenarbeiten durfte!

Mein weiterer Dank gilt dem Team aus PAIN2020 und PAIN2.0, die beim Entwickeln und Ausgestalten der Arbeitsblätter maßgeblich beteiligt waren und ohne die wir nicht auf einen solch reichen Fundus hätten zurückgreifen können!

Ulrike Kaiser: Ich danke meiner Familie – es ist das eine, das Angebot, ein Buch zu schreiben, anzunehmen – das andere ist es, tatsächlich eines zu verfassen. Die viele Zeit, die ich in der Bibliothek oder in Gedanken am Text gebunden war, fehlte meinem Mann und meinen Kindern. Ihre Großzügigkeit, Gelassenheit und klare Adressierung ihrer Wünsche an mich lassen solche Projekte überhaupt nur zu. Ich danke dem Autorinnenteam für die ungewöhnlich konstruktive, inspirative und kritische Zusammenarbeit – und dem großen Team aus unseren Projekten, zuallererst und von Herzen sehr verbunden Leonie Schouten, in kollegialer Freundschaft zudem Frank Petzke, Bernd Nagel und Gabriele Lindena. Niemand kann bei geistiger Bereicherung und Austausch am Ende noch sagen, was durch wen oder welchen Impuls entstanden, gewachsen ist oder überhaupt Eingang in das eigene Denken gefunden hat. Es ist immer Schwarmintelligenz.

Zusatzinhalte

Die Arbeitsblätter und Entspannungsübungen können hier heruntergeladen und ausgedruckt werden: extras.thieme.de/trias.htm

Quellenangaben und Anmerkungen

1 Definition der Internationalen Gesellschaft zum Studium des Schmerzes (International Association for the Study of Pain, IASP), 2022. Aufgerufen unter: https://www.iasp-pain.org/publications/iasp-news/iasp-announces-revised-definition-of-pain/ (letzter Zugriff 24.06.2024)

2 Diese Tabelle beinhaltet eine Zusammenfassung von Risikofaktoren für eine Schmerzchronifizierung, die durch die Nationale Versorgungsleitlinie Kreuzschmerz erarbeitet wurde: www.patienten-information.de/patientenleitlinien/kreuzschmerz (letzter Zugriff 27.10.2023)

3 Diese Tabelle beinhaltet eine Zusammenfassung von Risikofaktoren für eine Schmerzchronifizierung, die durch die Nationale Versorgungsleitlinie Kreuzschmerz erarbeitet wurde: www.patienten-information.de/patientenleitlinien/kreuzschmerz (letzter Zugriff 27.10.2023)

4 Feldman Barrett L. Siebeneinhalb Lektionen über das Gehirn. Rowohlt Taschenbuch; 2023.

5 Eine Anamnese ist eine Erhebung Ihrer Beschwerden, der Entwicklung dieser Beschwerden und der Folgen durch Ihre Beschwerden. Bei einer psychologischen Anamnese werden diese drei Bereiche erfragt, zusätzlich fragen Psychotherapeut*innen im Wesentlichen auch nach Ihren aktuellen und früheren Beziehungen, Ihren Lernerfahrungen, Ihrer aktuellen und früheren beruflichen und ausbildungsbezogenen Situation. Eine Anamnese steht am Anfang einer Therapie und gibt den Behandelnden, neben den Untersuchungen und den Vorbefunden aus früheren Behandlungen, die Informationen für die Planung einer Therapie.

6 Mohr B et al. Debora – Trainingsmanual Rückenschmerzkompetenz und Depressionsprävention. 1. Aufl. Berlin, Heidelberg: Springer; 2017.

7 Die Agranulozytose ist eine Blutbildungsstörung, von der die roten und/oder die weißen Blutzellen und/oder die Blutplättchen betroffen sind. Je nachdem, welcher Blutbestandteil nicht ausreichend gebildet wird, kommt es zu entsprechenden Symptomen.

8 Krumm C. Medikamente & Nebenwirkungen: Was Sie wissen sollten. 30.11.2020. Apotheken Umschau. Aufgerufen unter: https://www.apotheken-umschau.de/medikamente/basiswissen/nebenwirkungen-was-sie-wissen-sollten-719591.html (Zugriffsdatum 17.07.2023)

9 vfa. patientenportal. Was steht im Beipackzettel? 27.08.2020. Aufgerufen unter: https://www.vfa-patientenportal.de/arzneimittel/nutzen-und-risiken/was-steht-im-beipackzettel.html (Zugriffsdatum 19.07.2023)

10 Eine Zulassungsstudie ist eine klinische, wissenschaftliche Studie, die erforderlich ist, um die Zulassung für ein Medikament zu erwirken. Mit dieser Studie werden die Sicherheit und die Wirksamkeit des Arzneimittels geprüft bzw. eingeschätzt. Sie unterliegt strengen Vorgaben.

11 Einen Opioidpass kann man übrigens auch bei UVSD SchmerzLOS e. V. bestellen (siehe Autorenkasten)

12 Kaluza G. Stressbewältigung. Trainingsmanual zur psychologischen Gesundheitsförderung. Berlin: Springer; 4. Auflage; 2018

13 Basiert auf König V. Bin ich traumatisiert? Wie wir die immer gleichen Problemschleifen verlassen. Gräfe und Unzer, 2021.

14 Froböse I, Fiehn R. Das Training in der Therapie – Grundlage in: Froböse I et al. Training in der Therapie. Grundlagen und Praxis. München: Elsevier GmbH; 2010

15 Basiert auf Grosser M et al. Das neue Konditionstraining für alle Sportarten, für Kinder, Jugendliche und Aktive. BLV Sportwissen; 2001

16 Mohr B et al. Debora – Trainingsmanual Rückenschmerzkompetenz und Depressionsprävention. 1. Aufl. Berlin, Heidelberg: Springer; 2017

17 Basiert auf König V. Bin ich traumatisiert? Wie wir die immer gleichen Problemschleifen verlassen. Gräfe und Unzer: 2021.

18 Die Liste stammt aus »1 Listen zur gewaltfreien Kommunikation«, K. J. Becker, Seefeld

19 Marshall Rosenberg. Gewaltfreie Kommunikation. Paderborn: Junfermann; 2001, Seite 57f; und Ingrid Holler. Trainingsbuch Gewaltfreie Kommunikation, Paderborn: Junfermann; 2003, Seite 65.

20 Anderssen-Reuster U: Achtsamkeit in Psychotherapie und Psychosomatik – Haltung und Methode. Stuttgart: Schattauer; 2007.

21 Hayes SC, Smith S. In Abstand zur inneren Wortmaschine: Ein Selbsthilfe- und Therapiebegleitbuch auf der Grundlage der Akzeptanz- und Commitment-Therapie (ACT). Tübingen: dgvt; 2022.

22 Hayes SC, Smith S. In Abstand zur inneren Wortmaschine: Ein Selbsthilfe- und Therapiebegleitbuch auf der Grundlage der Akzeptanz- und Commitment-Therapie (ACT). Tübingen: dgvt; 2022.

23 Nicholas M et al. Den Schmerz in den Griff bekommen. 2. Aufl. Bern: Hans Huber; 2014; S. 137.

24 Von Wachter M. Chronische Schmerzen. Heidelberg: Springer; 2014.

25 Oettingen G. Die Psychologie des Gelingens. München: Pattloch; 2015

26 WOOP. Was ist WOOP? Aufgerufen unter: https://woopmylife.org/de/home (Zugriff 21.01.2025). Auf dieser Homepage finden Sie eine einfache Einführung und die erforderlichen Materialien, die Sie kostenlos jederzeit anfordern können. Neben dem WOOPen Ihrer Wünsche erhalten Sie hier auch Anleitungen, wie Sie Pläne verfeinern und Ihre WOOPs überprüfen können.

27 Mohr B et al. Debora – Trainingsmanual Rückenschmerzkompetenz und Depressionsprävention. 1. Aufl. Berlin, Heidelberg: Springer; 2017

28 Hayes: Im Abstand zur Inneren Wortmaschine (S. 125 ff.)

29 Mohr B et al. Debora – Trainingsmanual Rückenschmerzkompetenz und Depressionsprävention. 1. Aufl. Berlin, Heidelberg: Springer; 2017

30 Storch M, Tschacher W. Embodied Communication: Kommunikation beginnt im Körper, nicht im Kopf. Göttingen: Hogrefe; 2015

31 Walach H. Brücken zwischen Psychotherapie und Spiritualität. Stuttgart: Klett-Cotta; 2021

32 Mohr B et al. Debora – Trainingsmanual Rückenschmerzkompetenz und Depressionsprävention. 1. Aufl. Berlin, Heidelberg: Springer; 2017

33 Angelehnt an: Müller & Paterok. Schlaftraining. Ein Therapiemanual zur Behandlung von Schlafstörungen. © Göttingen: Hogrefe

34 Mohr B et al. Debora – Trainingsmanual Rückenschmerzkompetenz und Depressionsprävention. 1. Aufl. Berlin, Heidelberg: Springer; 2017

35 Dieses Arbeitsblatt haben wir aus dem Buch Hayes SC, Smith S. In Abstand zur inneren Wortmaschine: Ein Selbsthilfe- und Therapiebegleitbuch auf der Grundlage der Akzeptanz- und Commitment-Therapie (ACT). Tübingen: dgvt; 2022 übernommen und auf unser Thema angepasst.

36 Mohr B et al. Debora – Trainingsmanual Rückenschmerzkompetenz und Depressionsprävention. 1. Aufl. Berlin, Heidelberg: Springer; 2017

37 Mohr B et al. Debora – Trainingsmanual Rückenschmerzkompetenz und Depressionsprävention. 1. Aufl. Berlin, Heidelberg: Springer; 2017

38 Dieses Kapitel geht auf die Motivierende Gesprächsführung und deren Grundhaltung zur Veränderung zurück: Miller WR, Rollnick S. (2015). Motivierende Gesprächsführung: Motivational Interviewing: 3. Aufl. Freiburg: Lambertus; 2015

39 Das folgende Kapitel folgt den Impulsen und Vorschlägen aus diesem Buch: Hayes SC, Smith S. In Abstand zur inneren Wortmaschine: Ein Selbsthilfe- und Therapiebegleitbuch auf der Grundlage der Akzeptanz- und Commitment-Therapie (ACT). Tübingen: dgvt; 2022

40 Hayes SC, Smith S. In Abstand zur inneren Wortmaschine: Ein Selbsthilfe- und Therapiebegleitbuch auf der Grundlage der Akzeptanz- und Commitment-Therapie (ACT). Tübingen: dgvt; 2022

41 Hayes SC, Smith S. In Abstand zur inneren Wortmaschine: Ein Selbsthilfe- und Therapiebegleitbuch auf der Grundlage der Akzeptanz- und Commitment-Therapie (ACT). Tübingen: dgvt; 2022

42 Das Beispiel stammt auch aus dem Buch: Hayes SC, Smith S. In Abstand zur inneren Wortmaschine: Ein Selbsthilfe- und Therapiebegleitbuch auf der Grundlage der Akzeptanz- und Commitment-Therapie (ACT). Tübingen: dgvt; 2022

43 Hayes SC, Smith S. In Abstand zur inneren Wortmaschine: Ein Selbsthilfe- und Therapiebegleitbuch auf der Grundlage der Akzeptanz- und Commitment-Therapie (ACT). Tübingen: dgvt; 2022

44 Hayes SC, Smith S. In Abstand zur inneren Wortmaschine: Ein Selbsthilfe- und Therapiebegleitbuch auf der Grundlage der Akzeptanz- und Commitment-Therapie (ACT). Tübingen: dgvt; 2022

45 angelehnt an © Wengenroth: Therapie-Tools Akzeptanz- und Commitmenttherapie (ACT). Weinheim: Beltz, 2017

46 Weitere Informationen zum Projekt »Schreibwerkstatt« finden Sie hier: https://www.uvsd-schmerzlos.de/wissen-infos-bei-schmerzen/erfahrungsberichte-schmerzpatienten/ (Zugriff 27.01.2023)

47 Weitere Patientengeschichten finden Sie hier: https://www.schmerzgesellschaft.de/topnavi/patienteninformationen/schmerzpatienten-und-ihre-geschichte/manfred-findet-die-sprache-wieder (Zugriff 27.01.2023)

48 WHO. Leitlinien der WHO zu körperlicher Aktivität und sitzendem Verhalten. Global recommendations on physical activity and health. Geneva: WHO

49 Rütten A, Pfeifer K. Nationale Empfehlungen für Bewegung und Bewegungsförderung. Köln: Bundeszentrale für gesundheitliche Aufklärung; 2016

Stichwortverzeichnis

Empfehlungen von Dr. rer. nat. Ulrike Kaiser, Anne Gärtner, Dr. med. Anke Preißler, Greta Hoffmann und Heike Norda

Kapitelweise sortierte Buchempfehlungen und Links

(Stand aller Links: 23.07.2025)

Ein eigenes Schmerzmodell entwickeln

Nobis HG, Rolke R, Graf-Baumann T. Schmerz – eine Herausforderung. Informationen für Betroffene und Angehörige. Springer Medizin; 2020

Tölle TR, Schiessl C: Das Handbuch gegen den Schmerz. ZS; 2019

Westermann H. Der Fibromyalgie-Ratgeber. Humbold; 2022

www.retrainpain.org/languages/german

www.schmerzpsychoedukation.de

Ordnung in den Umgang mit Schmerzen bringen

Butler D, Moseley LG. Schmerzen verstehen. Springer; 2009

Seemann H. Freundschaft mit dem eigenen Körper schließen: Über den Umgang mit psychosomatischen Schmerzen. Klett Cotta; 2015

Opioidpass: Einen Opioidpass kann man bei UVSD SchmerzLOS e. V. bestellen unter www.uvsd-schmerzlos.de/verein/mini-shop

Balance entwickeln

Croos-Müller, C: Kopf hoch. Das kleine Überlebensbuch. Soforthilfe bei Stress, Ärger und anderen Durchhängern. Kösel; 2011 (Es gibt weitere Bücher aus dieser Reihe, z. B. Schlaf gut, Alles Liebe, Nur Mut, Bleib cool. Dazu gibt es auch die App »Body2Brain«)

Derra C, Schilling C. Achtsamkeit und Schmerz. Stress, Schlafstörungen, Stimmungsschwankungen und Schmerz wirksam lindern. Mit Hör-CD. Klett-Cotta; 2017

Engels S. Resilienz – Die 7 Säulen zur mentalen Stärke: Wie du Stress abbaust und Depressionen vorbeugst. Für mehr Gelassenheit und innere Stärke in Alltag und Beruf. Bucheiche; 2022

Fritsch GR. Der Gefühls- und Bedürfnisnavigator. Gefühle und Bedürfnisse wahrnehmen. Eine Orientierungshilfe für Psychosomatik- und Psychotherapiepatienten. Paderborn: Junfermann 2012

Giger-Bütler J. Stärker als der Schmerz: Mit chronischen Schmerzen selbstbestimmt leben. Patmos; 2021

Göbel H. Erfolgreich gegen Kopfschmerzen und Migräne. Springer; 2020

Heinrich M et al. Ihr Weg aus den Rückenschmerzen: Multimodale Schmerztherapie: Wie sich Orthopädie, Physiotherapie, Psychologie ideal ergänzen. Ursachen, Therapie, Übungen. TRIAS; 2022

Huppertz M. Achtsamkeitsübungen: Experimente mit einem anderen Lebensgefühl. Neuaufl. Paderborn: Junfermann; 2015

Iding, D. Achtsamkeit: Mein Übungsbuch für mehr Balance und Harmonie. GU; 2015

Kaluza G. Gelassen und sicher im Stress. Das Stresskompetenz-Buch: Stress erkennen, verstehen, bewältigen. Berlin/Heidelberg: Springer; 2012

Küstenmacher WT, Seiwert L. Simplify your life: einfacher und glücklicher leben. Campus; 2016

Laux G, Dietmaier O. Psychopharmaka: Ratgeber für Patienten und Angehörige; Springer 2018

Seemann H. Freundschaft mit dem eigenen Körper schließen: Über den Umgang mit psychosomatischen Schmerzen. Klett-Cotta 2015

Seiwert L. Wenn du es eilig hast, gehe langsam: mehr Zeit in einer beschleunigten Welt. Campus; 2005

Stahl B, Goldstein E. Stressbewältigung durch Achtsamkeit. Das MBSR-Praxisbuch. Arbor; 2010

Storch M, Schacher W. Embodied Communication: Kommunikation beginnt im Körper, nicht im Kopf. Hogrefe; 2015

Wilker J. Das Einmaleins der Achtsamkeit. Vom täglichen Umgang mit alltäglichen Gefühlen. Theseus; 2010

Was verändert werden kann und was akzeptiert werden will

Barrett LF. Siebeneinhalb Lektionen über das Gehirn. Rowohlt; 2023

Barrett LF. Wie Gefühle entstehen: eine neue Sicht auf unsere Emotionen. Rowohlt; 2023

Katz D. Angst kocht auch nur mit Wasser. Mvg; 2023

Hayes S C, Smith S. In Abstand zur inneren Wortmaschine: Ein Selbsthilfe- und Therapiebegleitbuch auf der Grundlage der Akzeptanz- und Commitment-Therapie (ACT). Tübingen: dgvt: 2022

Körner J. Die Kraft der Gefühle. Beltz; 2025

Alles zum WOOPen finden Sie unter: https://woopmylife.org

Eine Vertiefung zu Zeit- und Energiemanagement finden Sie im Internet unter dem Begriff »Pacing« oder ganz konkret und sehr empfehlenswert hier: www.me-cfs.net/blog/item/160-pacing-und-coping-energiemanagement

und hier:
www.mecfs.de/was-ist-me-cfs/pacing

Die Patientin als mündige Partnerin

Ausgebildete Schmerzpsychotherapeut*innen finden Sie unter:
www.schmerzpsychotherapie.de/therapeuten

Hier können Sie sich informieren, wenn Sie chronisch erkrankt und berufstätig sind: https://sag-ichs.de/start

Hier finden Sie eine Frageliste zur Vorbereitung auf Ihren Arztbesuch: www.gesundheitsinformation.de/frageliste

Ein Übermaß an apparativen Untersuchungen kann zu negativen Erwartungen führen: https://treatment-expectation.de/entdecken-mitmachen/medienberichte/79-voreiliges-mrt-kann-nocebo-effekt-verursachen

Wie man Beipackzettel richtig liest und versteht, steht unter: www.vfa.de/de/patienten/arzneimittelsicherheit/packungsbeilagen-lesen-lernen.html

Eine sehr gute Übersicht zu Fragen wie »Kann ich selbst den Arztbesuch, die Therapie und meine Heilung günstig beeinflussen?« finden Sie unter: https://treatment-expectation.de/entdecken-mitmachen/erwartungen-nutzen

Dass wahlloses Surfen im Internet kein guter Ratgeber ist, steht fest. Seriöse Informationen bekommen Sie von Organisationen, die ausdrücklich nicht mit der Pharma- oder Medizingeräte-Industrie zusammenarbeiten, also unabhängig sind, z. B. unter:
www.uvsd-schmerzlos.de
www.schmerzgesellschaft.de/patienteninformationen
www.podcast.de/podcast/2574503/schmerz-to-go
www.dgpsf.de/fuer-patientinnen

Es gibt auch Listen für gute Medien für Schmerzpatient*innen, z. B.:
www.schmerzgesellschaft.de/topnavi/patienteninformationen/nuetzliche-links-und-literatur/buchempfehlungen
www.uvsd-schmerzlos.de/wissen-infos-bei-schmerzen/schmerz-lexikon/b%C3%BCcher-und-filme

Informationen zu Patientenrechten finden Sie unter: www.bundesgesundheitsministerium.de/themen/praevention/patientenrechte/patientenrechte.html

Auf den Internetseiten des Portals REHADAT finden Sie eine umfangreiche Sammlung von Ansprechpartnern und themensortierten Informationen: www.rehadat.de

Den gesetzlichen Rahmen für die Zuerkennung eines Grades der Behinderung (GdB) bzw. Grades der Schädigung (GdS) bildet die Versorgungsmedizin-Verordnung: www.bmas.de/SharedDocs/Downloads/DE/Publikationen/k710-versorgungsmed-verordnung.pdf?_blob=publicationFile&v=1

Die »Nationale Kontakt- und Informationsstelle zur Anregung und Unterstützung von Selbsthilfegruppen (NAKOS)« ist die bundesweite Informations- und Vermittlungsinstanz im Feld der Selbsthilfe in Deutschland. Sie arbeitet zu grundsätzlichen Fragen der Selbsthilfearbeit, der Selbsthilfeunterstützung und -förderung: www.nakos.de

Wenn Sie ambulant tätige Psychotherapeutinnen und Psychotherapeuten in Ihrer Nähe suchen, finden Sie auf den Seiten der für Ihr Bundesland zuständigen Kassenärztlichen Vereinigung eine Liste entsprechende Adressen in Ihrer Nähe.

Bibliografische Information der Deutschen Nationalbibliothek: Die Deutsche Nationalbibliothek verzeichnet diese Publikation in der Deutschen Nationalbibliografie; detaillierte bibliografische Daten sind im Internet über http://dnb.d-nb.de abrufbar.

Programmplanung: Celestina Filbrandt
Projektmanagement: Elisa Salemi
Redaktion: Anne Bleick
Bildredaktion: Marie Crämer
Umschlaggestaltung: © Thieme
Innen-Layout: CYCLUS · Visuelle Kommunikation, Stuttgart

Bildnachweis
Umschlagmotiv und Abbildungen S. 3, 4, 10: © Thieme
Autorinnenfotos: Cornelia Hager-Mühle/Lichtbildmanie.de; Norda: Privat
Fischernetz S. 44, 112, 165, 174, 184, 205, 214, 222: © Alisa/stock.adobe.com
Zeichnungen: Christine Lackner, Ittlingen

1. Auflage 2026

TRIAS Verlag in Georg Thieme Verlag KG
Oswald-Hesse-Straße 50, 70469 Stuttgart
Satz: CYCLUS · Media Produktion, Stuttgart
Druck: AZ Druck und Datentechnik GmbH, Kempten

Gedruckt auf chlorfrei gebleichtem Papier

Printed in Germany

ISBN 978-3-432-11545-0
eISBN (ePub) 978-3-432-11546-7

1 2 3 4 5 6

MIX
Papier | Fördert gute Waldnutzung
FSC® C008457
FSC www.fsc.org